亚健康灸疗调理

主　编　周运峰　胡木明

副主编　严晓慧　杨　涛

　　　　周海丰　董晓兵

中国中医药出版社

·北　京·

图书在版编目（CIP）数据

亚健康灸疗调理 / 周运峰，胡木明主编 . —北京：中国中医药出版社，2016.3（2021.8 重印）

亚健康专业系列教材

ISBN 978–7–5132–3100–8

Ⅰ . ①亚… Ⅱ . ①周… ②胡… Ⅲ . ①灸法—医学院校—教材

Ⅳ . ① R245.8

中国版本图书馆 CIP 数据核字（2016）第 010026 号

中国中医药出版社出版

北京经济技术开发区科创十三街 31 号院二区 8 号楼

邮政编码 100176

传真 010–64405721

廊坊市晶艺印务有限公司印刷

各地新华书店经销

*

开本 787×1092 1/16 印张 18.25 字数 385 千字

2016 年 3 月第 1 版 2021 年 8 月第 2 次印刷

书号 ISBN 978–7–5132–3100–8

*

定价 55.00 元

网址 www.cptcm.com

《亚健康专业系列教材》
丛书编委会

《亚健康灸疗调理》编委会

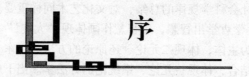

序

　　医学朝向健康已是不争的事实了，健康是人全面发展的基础。在我国为实现"人人享有基本医疗卫生服务"的目标，提高国民健康水平，促进社会和谐发展，必须建立比较完善的覆盖城乡居民的基本医疗卫生制度和服务网络，推动卫生服务利用的均等化，逐步缩小因经济社会发展水平差异造成的健康服务不平等现象。有鉴于我们是发展中的人口大国，是穷国办大卫生，长期存在着有限的卫生资源与人民群众日益增长的医疗保健需求之间的矛盾，医疗卫生体系面临着沉重的压力。为了缓解这种矛盾和压力，国家提出了医疗卫生保健工作"重点前移"和"重心下移"的发展战略，以适应新时期大卫生的根本要求。中医药是整体医学，重视天人相应、形神一体，以辨证论治为主体，以治未病为核心，在医疗卫生保健过程中发挥着重大的作用。毋庸置疑，亚健康是健康医学的主题之一，致力于亚健康专门学问的系统研究，厘定亚健康的概念，规范亚健康防治措施与评价体系，编写系列教材培育人才，对于弘扬中医药学原创思维与原创优势具有重要的现实意义，确实是一项功在千秋的大事业，对卫生工作重点移向维护健康，重心移向广大民众，尤其是九亿农民，从而大幅提高全民健康水平也有积极的作用。

　　回顾上个世纪西学东渐，知识界的先驱高举科学民主的旗帜，破除三纲五常，推进社会改革，无疑对国家民族的繁荣具有积极意义。然而二元论与还原论的盛行也冲击着传统的优秀的中华文化，致使独具深厚文化底蕴的中医药学随之停滞不前，甚而有弃而废之的噪声。幸然，清华大学与西南联大王国维、陈寅恪、梁启超、赵元任与吴宓等著名学者大师虽留学西洋，然专心研究哲学文史，大兴国学之风，弘扬中华文化之精髓，其功德至高至尚，真可谓"与天壤同久，共三光而永光"，令吾辈永远铭记。中医中药切合国情之需，民众渴望传承发扬。当今进入新世纪已是东学西渐，渗透融合儒释道精神，以整体论为指导的中医药学，其深化研究虽不排斥还原分析，然而提倡系统论与还原论的整合，将综合与分析、宏观与微观、实体本体论与关系本体论链接，共同推动生物医药科学的发展，为建立统一的新医学、新药学奠定基础。晚近，医界学人与管理者共识：治中医之学，必当遵循中医自身的规律，然则中医自身规律是什么？宜广开言路，做深入思考与讨论。我认为中医学是自然哲学引领下的整体医学，其自身规律是自适应、自组织、自调节、自稳态的目标动力系统，其生长发育、维护健康与防治疾病均顺应自然。中国古代自然哲学可用太极图表达，其平面是阴阳鱼的示意图。其阐释生命科学原理是动态时空、混沌一气、高速运动着的球体，边界不清，色泽黑白不明。人身三宝精、气、神体现"大一"，蛋白质组学、基因组学对生命本质的研究体现"小一"，论大一而无外，小一而无内；大一寓有小一，小一蕴育大一；做大一拆分为小一分析，做小一容汇为大一综合。学习运用"大一"与"小一"的宇宙观，联系人体健康的维护和疾病的防治，尤其对多因素多变量的现代难治病进行辨证论治的复杂性干预的方案制定、疗效评价与机理发现具有指导作用。

哲学是自然科学与社会科学规律的总结，对文化艺术同样重要。当代著名画家范曾先生讲，"中国画是哲学，学哲学出智慧，用智慧作画体现'大美'"。推而广之，西方科学来自实验，以逻辑思维为主体，体现二元论、还原论的方法学；东方科学观察自然，重视形象思维与逻辑思维相结合，体现一元论、系统论的方法学。当下中医药的科学研究是从整体出发的拆分，拆分后的微观分析，再做实验数据的整合，可称作系统论引导下的还原分析。诚然时代进步了，牛顿力学赋予科学的概念，到量子力学的时代不可测量也涵盖在"科学"之中了。同样中医临证诊断治疗的个体化，理法方药属性的不确定性，正是今天创新方法学研究的课题。中医学人必须树立信心，弘扬原创的思维。显而易见，既往笼罩在中医学人头上"不科学"的阴霾今天正在消散，中医药学的特色优势渐成为科技界的共识，政府积极扶持，百姓企盼爱戴，在全民医疗卫生保健事业中，中医药将发挥无可替代的作用。

《亚健康专业系列教材》编委会致力于亚健康领域学术体系的深化研究，从理念到技术，从基础到临床，从预防干预到治疗措施，从学术研究到产业管理等不同层面进行全方位的设计，突出人才培养，编写了本套系列教材。丛书即将付梓，邀我作序实为对我的信任。感佩编著者群体辛勤耕耘，开拓创新的精神，让中医学人互相勉励，共同创造美好的未来。谨志数语，爱为之序。

王永炎
2009年2月

（王永炎 中国工程院院士 中国中医科学院名誉院长）

前　言

亚健康状态是一种人体生命活力和功能的异常状态，不仅表现在生理功能或代谢功能的异常，也包含了心理状态的不适应和社会适应能力的异常，其最大的特点就是尚无确切的病变客观指征，但却有明显的临床症状。这种处于健康和疾病之间的状态，自20世纪80年代被前苏联学者称为"第三状态"这个新概念以来，得到国内越来越多学者的认同与重视，并将其称为"亚健康状态"。亚健康主要表现在三个方面，即身体亚健康、心理亚健康和社会适应能力亚健康。亚健康是一个新概念，"亚健康"不等于"未病"，是随着医学模式与健康概念的转变而产生的，而"未病"的概念是与"已病"的概念相对而言的，既非已具有明显症状或体征的疾病，亦非无病，而是指机体的阴阳气血、脏腑功能失调所导致的疾病前态或征兆。未病学主要讨论的是疾病的潜伏期、前驱期及疾病的转变或转归期等的机体变化，其宗旨可概括为"未病先防，既病防变"，从这一点上看可以说中医"未病"的内涵应当是包括了亚健康状态在内的所有机体阴阳失调但尚未致病的状态。总体上讲，亚健康学是运用中医学及现代医学与其他学科的理论知识与技能研究亚健康领域的理论知识、人群状态表现、保健预防及干预技术的一门以自然科学属性为主，涉及心理学、社会学、哲学、人文科学等多个领域的综合学科。

随着社会的发展和科学技术的进步，人们完全突破了原来的思维模式。医学模式也发生了转变，从原来的纯"生物医学模式"转变为"社会-心理-生物医学模式"，使得西医学从传统的"治疗型模式"转变为"预防、保健、群体和主动参与模式"；另外，世界卫生组织对健康提出了全面而明确的定义："健康不仅是没有疾病和虚弱，而且是身体上、心理上和社会适应能力上三方面的完美状态。"从而使对健康的评价不仅基于医学和生物学的范畴，而且扩大到心理和社会学的领域。由此可见，一个人只有在身体和心理上保持健康的状态，并具有良好的社会适应能力，才算得上是真正的健康。随着人们的观念进一步更新，"亚健康"这个名词已经越来越流行，你有时感觉心慌、气短、浑身乏力，但心电图却显示正常；不时头痛、头晕，可血压和脑电图却没有什么问题，这时你很可能已经处于"亚健康"状态。

据中国国际亚健康学术成果研讨会公布的数据：我国人口15%属于健康，15%属于非健康，70%属于亚健康，亚健康人数超过9亿。中国保健科技学会国际传统医药保健研究会对全国16个省、直辖市辖区内各百万人口以上的城市调查发现，平均亚健康率是64%，其中北京是75.31%，上海是73.49%，广东是73.41%，经济发达地区的亚健康率明显高于其他地区。面对亚健康状态，一般西医的建议都是以改善生活方式或工作环境为主，如合理膳食、均衡营养以达到缓解症状的目的，但是需要的时间比较长，且依赖个人的自律。而中医的特色在于可以不依赖西方医学的检测，只根据症状来调整。它的理念是"整体观念，辨证论治"，随着被治疗者的年龄、性别、症状等的不同，调理和干预的方法也各不相同。中医更强调把人当作一个整体，而不是"头痛医头，脚痛医脚"。因为亚健康状态本身就是一种整体功能失调的表现，所以中医有其独到之处。中医理论认为，健康的状态就是"阴平阳秘，精神乃治"，早在《内经》中就有"不治已病治未病"的论述，因此调整阴阳平衡是让人摆脱亚健康状态的总体大法。

社会需求是任何学科和产业发展的第一推动力，因此，近几年来亚健康研究机构和相关服务机构应运而生，蓬勃发展。但由于亚健康学科总体发展水平还处于起步阶段，目前的客观现状还是亚健康服务水平整体低下，亚健康服务手段缺乏规范，亚健康服务管理总体混乱，亚健康专业人才严重匮乏，尤其是亚健康专业人才的数量匮乏和质量低下已成为制约亚健康事业发展的瓶颈。突出中医特色，科学构建亚健康学科体系，加强亚健康专业人才的培养，是促进亚健康事业发展的一项重要工作。由此，我们在得到国家中医药管理局的专题立项后，在中和亚健康服务中心和中国中医药出版社的支持下，以中华中医药学会亚健康分会、湖南中医药大学为主，组织百余名专家、学者致力于亚健康学学科体系构建的研究，并着手编纂亚健康专业系列教材，以便于亚健康人才的培养。该套教材围绕亚健康的中心主题，以中医学为主要理论基础，结合现代亚健康检测技术和干预手段设置课程，以构筑亚健康师所必备的基础知识与能力为主要目的，重在提升亚健康师的服务水平，侧重培训教材的基础性、实用性和全面性。读者对象主要为亚健康师学员和教师；从事公共健康的专业咨询管理人员；健康诊所经营管理人员；从事医疗、护理及保健工作人员；从事保健产品的生产及销售工作人员；从事公共健康教学、食品教学的研究与宣教人员；大专院校学生及相关人员；有志于亚健康事业的相关人员。

亚健康专业系列教材第一批包括10门课程，具体为：

（1）《亚健康学基础》，为亚健康学科体系的主干内容之一。系统介绍健康与亚健康的概念、亚健康概念的形成和发展、亚健康的范畴、亚健康的流行病学调查、未病学与亚健康、亚健康的中医辨证、中医保健养生的基本知识、亚健康的检测与评估、健康管理与亚健康、亚健康的综合干预、亚健康的研究展望等亚健康相关基础理论。

（2）《亚健康临床指南》，为亚健康学科体系的主干内容之一。针对亚健康人群常见症状、各种证候群和某些疾病倾向，介绍相对完善的干预方案，包括中药调理、饮食调理、针灸调理、推拿按摩、运动调理、心理调理、音乐调理等。

（3）《亚健康诊疗技能》，为亚健康学科体系的主干内容之一。介绍临床实用的亚健康诊疗技能，如各种中医常见诊断方法、常用心理咨询的一般理论与方法技巧、各种检测仪器与干预设备、针灸、火罐、水疗、推拿按摩、刮痧、整脊疗法、气功等。

（4）《中医学基础》，为亚健康学科体系的辅修内容之一。系统介绍中医的阴阳学说、五行学说、气血津液学说、脏象学说、病因病机学说、体质学说、经络学说、治则与治法、预防和养生学说、诊法、辨证等中医基础理论。

（5）《中医方药学》，为亚健康学科体系的辅修内容之一。着重介绍与亚健康干预关系密切的常用中药和常用方剂的功效、主治、适应证及注意事项等。

（6）《中医药膳与食疗》，为亚健康学科体系的辅修内容之一。以中医药膳学为基础，重点介绍常见亚健康状态人群宜用的药膳或食疗方法及禁忌事项。

（7）《保健品与亚健康》，为亚健康学科体系的辅修内容之一。介绍亚健康保健品的研发思路及目前市场常用的与亚健康相关的保健品。

（8）《足疗与亚健康》，为亚健康学科体系的辅修内容之一。着重介绍亚健康足疗的基本概念、机理、穴位、操作手法及适应的亚健康状况。

（9）《亚健康产品营销》，为亚健康学科体系的辅修内容之一。介绍一般的营销学原理、方法与语言沟通技巧，在此基础上详细介绍亚健康产品营销技巧。

（10）《亚健康管理》，为亚健康学科体系的辅修内容之一。包括国家的政策法规，亚健康服务机构的行政管理，亚健康服务的健康档案管理等。

在第一批 10 本教材编写基本完成的基础上，编委会陆续启动了第二批教材的编写，内容主要涉及应用方面。第二批教材计划包括《亚健康经络调理》《亚健康芳香调理》《亚健康音乐调理基础》《少儿亚健康推拿调理》《亚健康整脊调理》《亚健康刮痧调理》《亚健康中医体质辨识与调理》《扶阳调理与扶阳罐》《中医儿科学基础与亚健康》《亚健康灸疗调理》等。

在亚健康学学科体系构建的研究和亚健康专业系列教材的编纂过程中，得到了王永炎院士的悉心指导，在此表示衷心感谢！由于亚健康学科体系的研究与教材的编写是一项全新而且涉及多学科知识的艰难工作，加上我们的水平与知识所限，时间匆促，其中定有不如人意之处，好在任何事情均有从无到有，从不成熟、不完善到逐渐成熟和完善的过程，真诚希望各位专家、读者多提宝贵意见，权当"射矢之的"，以便第二版修订时不断进步。

何清湖

2009 年 9 月于湖南中医药大学

编写说明

健康是人类社会生存发展的一个基本要素，没有健康就一事无成，因此健康问题既属于个人问题又属于社会问题。健康是人们共同追求的目标。传统的健康观是"无病即健康"，人们普遍认为健康就是没有疾病，有病就不是健康；现代人们衡量健康的标准不仅仅是指四肢健全无病，还要求精神处于一个完好状态。

当今的社会发展迅速，竞争日益激烈，人们承受的压力巨大，越来越多的人处于亚健康状态。亚健康是介于健康与疾病之间的一种中间状态，是人们在身心、情感方面处于健康与疾病之间的一种低质量状态，是身体出现功能上的变化，但是以目前的诊疗手段未能检查出异常的状态。

灸疗又称灸法，是最古老的中医疗法之一，是历代医家和养生家非常重视的治病方法和养生大法，是现代人调理亚健康、养生保健、延年益寿的好方法。本书根据前人的认识和经验，结合灸疗在保健养生方面的优势，以灸疗调理亚健康为中心介绍了相关的知识。全书分为总论和各论两部分，共9章。总论部分重点介绍了健康与亚健康的概念及相关知识，灸疗的相关知识及常用方法，灸疗对亚健康的作用及影响等；各论部分重点介绍了亚健康常见症状、常见体质、常见中医证候的灸疗调理，以及亚健康之特色灸疗和常用保健穴位灸。

本书第一章由王光安编写，第二章由周运峰、严晓慧编写，第三章由杨涛、牛红社编写，第四章由姚静静编写，第五、七章由严晓慧编写，第六章由雷洋、王金淼、焦凡编写，第八、九章由杨涛编写。本书的编写得到了所有参编人员及所在单位的大力支持，他们付出了辛勤的劳动，在此表示衷心的感谢！

由于编写亚健康灸疗调理教材尚属首次，可供参考的资料较少。虽然我们尽了最大的努力，但水平有限，疏漏和不当之处在所难免，敬请专家、读者提出宝贵意见，以便再版时修订提高。

本书编委会
2016年1月

目 录

总　论

第一章　健康与亚健康

　　身体健康是人与人之间最衷心的祝愿，也是人类永恒不变的话题。长期以来，人们对于健康的把握主要来自对疾病的观察、认识、诊断和治疗，而对疾病的社会文化属性及从人的健康状态出发来研究和判断疾病的发生发展趋势，则不太重视。

　　"生""老""病""死"是自然界的法则，也是人类生存的规律。疾病既是一件单纯的生物学事件，能导致身体的损伤和功能紊乱，又能带来精神上的改变，所以目前的医学模式由过去的生物医学模式逐渐向身心医学模式过渡。由于身体的疾病必然影响到精神状态，进而影响到家庭、社会生活，因此对健康的全面认识和健康状态的研究具有非常重要的现实意义。

第一节　健康与亚健康的概念

一、健康的概念

（一）健康概念的提出

　　健康是人的基本权利，是人类的第一宝贵财富，是人类社会生存发展的一个基本要素，没有健康就一事无成，因此健康问题既属于个人问题，又属于社会问题。健康是人们共同追求的目标。因为历史条件的限制，所以不同时代人们对健康的认识不同。传统的健康观是"无病即健康"，人们对健康的理解仅仅局限于"不生病"的生理概念上，人们普遍认为健康就是没有疾病，有病就不是健康；其后对健康概念的理解越来越深入，现代人们衡量健康的标准不仅仅是指四肢健全无病，还要求精神处于一个完好状态。

1946 年世界卫生组织（WHO）成立时在它的宪章中提到了健康的概念，那就是："健康乃是一种在身体上、心理上和社会上的完满状态，而不仅仅是没有疾病和虚弱的状态（Health is a state of complete physical mental and social well–being and not merely the absence of disease or infirmity）。" 1978 年的《阿拉木图宣言》指出："健康不仅仅是指没有疾病或病痛，而是一种身体上、精神上和社会上的完全良好状态。"也就是说健康的人要有强壮的体魄和乐观向上的精神状态，并能与其所处的社会及自然环境保持协调的关系和有良好的心理素质。

达到尽可能高的健康水平是世界范围的一项重要的社会性目标。《渥太华宪章》认为：良好的健康是社会、经济和个人发展的主要资源，也是生活质量的重要部分。1984 年世界卫生组织在制定的《健康大宪章》中指出："健康不仅是没有疾病和虚弱症状，而且包括身体、心理和社会适应能力的完整状态（Health is a state of complete physical mental and social well-being and not merely the absence or disease or infirmity）。"

1992 年世界卫生组织在《维多利亚宣言》中提出了健康的四大基石——合理膳食、适当运动、良好的生活习惯、平衡心理。

因此，健康是指一个人在身体、精神和社会等方面都处于良好的状态。

（二）健康概念的内涵

现代健康的含义是多元的、广泛的，包括生理、心理和社会适应性等多个方面，其中社会适应性归根结底取决于生理和心理的素质状况。心理健康是身体健康的精神支柱，身体健康又是心理健康的物质基础。良好的情绪状态可以使生理功能处于最佳状态，反之则会降低或破坏某种功能而引起疾病。身体状况的改变可能带来相应的心理问题，生理上的缺陷、疾病，特别是痼疾，往往会使人产生烦恼、焦躁、忧虑、抑郁等不良情绪，导致各种不正常的心理状态。

因此，目前多数学者同意世界卫生组织的观点，认为一个人只有在躯体健康、心理健康、社会适应良好和道德健康四个方面都健康，才是完全健康的人。其中躯体健康指人体生理功能正常。心理健康的标志是人格完整，自我感觉良好，情绪稳定，积极情绪多于消极情绪，有良好的自控能力，能保持心理上的平衡，有自尊心，自爱自信而且有自知之明，在所处的环境中有充分的安全感，能保持正常的人际关系，能受到别人的欢迎和信任；对未来有明确的生活目标，切合实际地不断进取，有理想和事业上的追求。社会适应良好是指一个人心理活动和行为能适应当时复杂的环境变化，为他人所理解，为大家所接受。道德健康最主要的是不以损害他人利益来满足自己的需求，有辨别真伪、善恶、荣辱和美丑等是非观念，能按社会认为规范的准则约束支配自身行为，能为人们的幸福做贡献。

（三）健康概念的动态性

在不同的历史时期，人们对于健康的概念的认识不是一成不变的，而是不断变化、发展的。由于健康是一种理想状态，其衡量标准取决于当时的科技水平和对人体生理、病理状态的认识深度，因此，人们在努力地用主观表现和客观认识相结合的办法来综合理解健康的内涵。

同时，健康是一个动态的概念，是机体维持动态平衡的过程。健康和疾病同处在一个轴线上，在健康与疾病之间不存在明确的界限。医学界有人把健康称为第一状态，人们生活的目的就是维持身体健康、心理健康、社会适应良好、道德健康的和谐及健康状态。但健康状态的维持也是最难的，任何一种不良因素的干扰都会打破原有的平衡而陷入不健康的状态，因此健康是动态变化的。在人的一生当中，过去、现在或将来能够一直维持身体、精神、社会、道德的绝对完好状态是不可能的，因此完好健康状态是相对的、动态变化的。

二、亚健康概念的提出

亚健康状态是人们在身心、情感方面处于健康与疾病之间的健康低质量状态，又称"次健康""病前状态""亚临床状态""第三状态"或"灰色状态"，是身体出现功能上的变化，但是以目前的诊疗手段未能检查出异常的状态。

最早在20世纪80年代中期，前苏联学者N.布尔曼（Berkman）通过对世界卫生组织有关健康的定义和标准的研究及其他一些相关研究发现，生活中有很多人存在着一种似健康非健康、似病非病的中间状态。由于过去人们习惯把健康状态称作"第一状态"，把疾病状态称作"第二状态"，因此N.布尔曼等人把这种介于疾病和健康的中间状态称作"第三状态"，也称"灰色状态""中间状态""病前状态""亚临床状态""潜病期""前病期"等。

国内学者王育学在20世纪90年代中期首次提出了"亚健康"这个词汇。为了更准确地对这部分人群进行定位和研究，把"亚健康"初步定义为：介于健康和疾病之间的中间状态，在相当高水平的医疗机构经系统检查和单项检查，未发现有疾病，而病人自己确实感觉到了躯体和心理上的种种不适，这种情况我们称之为"亚健康"。处于亚健康状态的人主观、心理上有许多不适的体验，机体上呈现活力降低，各种反应能力和适应能力处于不同程度的减退状态，但去医院经行相关检查却没有器质性病变，现代医学没有好的办法对其进行治疗。

"亚健康"这一概念始见于1996年1月的《健康报》。在王育学撰写的"编者按"中写道：亚健康状态"是近来医学界所提出的一个新的概念……当前尚无规范性的明确定义"，可以认为"在健康和非健康二者之间，机体存在着一种非此非彼的状态，即亚健康状态"。

此后中国药学会多次召开了"亚健康学术研讨会"。1988年在"第二届亚健康学术研讨会"上提出亚健康状态的英文名为"Sub-health state（SHS）"。在2008年1月于青岛召开的"第八届亚健康学术研讨会"上，亚健康的英文名被修正为"Sub-health（SH）"，此后亚健康在社会上被各领域人们广泛引用。

目前，许多学者从医学角度对正常状态、亚健康状态进行了研究，指出正常状态指"没有明显的自觉或检查的临床症状或体征"的状态，亚健康状态是指人体的身心处于疾病与健康之间的一种健康低质量状态，是机体虽无明确的疾病，但在躯体上、心理上出现种种不适的感觉和症状，从而呈现活力和对外界适应能力下降的一种生理状态，这种状态多由于人体生理功能或代谢功能低下所致，严重影响人的工作能力和生存质量。因此，亚健康概念是现代医学对健康的界定与近代医学从局部结构与特异病因对疾病界定的结合。

亚健康是介于健康与疾病之间的一种中间状态，健康、亚健康、疾病这几个状态都是动态发展、互相转化的，不是一成不变的。关于亚健康如何与疾病及健康状态进行区分，其主要特征是什么，在时间上如何限定，其转归如何，目前尚未有统一的界定方法。虽然如此，加强亚健康概念和内涵的研究对于提高人体健康意识和防治水平已经显得非常重要和迫切。

第二节　中医对亚健康的认识

一、中医对健康的认识

《素问·上古天真论》中记载："上古之人，春秋皆度百岁而动作不衰；今时之人，年半百而动作皆衰……"在认识群体健康状态时，中医认为健康的含义是无疾病，以寿命长短和机体的活动能力来判断。中医认为人是一个有机的整体，并与社会、自然环境息息相关，人体生命活动是在内外环境的作用下，多种因素相互作用而维持的一种动态的相对平衡的过程。平衡即健康，平衡的失调即为疾病。

正常状态下，人体生理活动及其与外界环境处于相互协调的动态平衡之中，即所谓"阴平阳秘"乃是"健康"，形容为"平人"。对平人的判断是通过观察症状、舌象、脉象进行刻画的。

如《黄帝内经》对平人的描述非常详细，而且四季各有不同变化特征，尤其指出妊娠脉象特征。《素问·平人气象论》云："黄帝问曰：平人何如？岐伯对曰：人一呼脉再动，一吸脉亦再动，呼吸定息脉五动，闰以太息，命曰平人。平人者，不病也……"而且，四季的正常脉象和异常脉象各有不同特点，如《素问·平人气象论》曰："夫平心脉来，累累如连珠，如循琅玕，曰心平，夏以胃气为本。病心脉来，喘喘连属，其中微曲，曰心病。死心脉来，前曲后居，如操带钩，曰心死。平肺脉来，厌厌聂聂，如落榆荚，曰肺平，秋以胃气为本。病肺脉来，不上不下，如循鸡羽，曰肺病。死肺脉来，如物之浮，如风吹毛，曰肺死。平肝脉来，软弱招招，如揭长竿末梢，曰肝平，春以胃气为本。病肝脉来，盈实而滑，如循长竿，曰肝病。死肝脉来，急益劲，如新张弓弦，曰肝死。平脾脉来，和柔相离，如鸡践地，曰脾平，长夏以胃气为本。病脾脉来，实而盈数，如鸡举足，曰脾病。死脾脉来，锐坚如鸟之喙，如鸟之距，如屋之漏，如水之流，曰脾死。平肾脉来，喘喘累累如钩，按之而坚，曰肾平，冬以胃气为本。病肾脉来，如引葛，按之益坚，曰肾病。死肾脉来，发如夺索，辟辟如弹石，曰肾死。"详细描述了如何区别正常人脉象的特征及强调"人以胃气为本"的观点。那么如何来保持健康状态呢?

中医对健康状态的维持非常重视,《素问·上古天真论》云:"昔在黄帝,生而神灵,弱而能言,幼而徇齐,长而敦敏,成而登天。乃问于天师曰:余闻上古之人,春秋皆度百岁,而动作不衰;今时之人,年半百而动作皆衰者,时世异耶?人将失之耶?岐伯对曰:上古之人,其知道者,法于阴阳,和于术数,食饮有节,起居有常,不妄作劳,故能形与神俱,而尽终其天年,度百岁乃去……夫上古圣人之教下也,皆谓之虚邪贼风,避之有时,恬惔虚无,真气从之,精神内守,病安从来?"说明中医学对养生保健的重视。其中,中医在养生保健防病过程中运用"异法方宜论""天人相应""四时更替""五运六气"等观点,认为保持健康状态的基本方法是顺应环境气候特点,即不同地域,人健康的标准不同,维持健康状态所需的客观条件和人的饮食习惯均不同;人的健康与天气变化有关,受四季气候变化影响,所以要随四季特点采取不同的养生方法;另外,不同年份的气候变化有一定规律和特点,对人体健康有影响,与疾病发生有内在的联系,每年开始时都应了解本年度的气候特点,做好防病的准备。

在《素问·四气调神大论》中讲述了四个季节不同的养生原则:

春三月,此谓发陈,天地俱生,万物以荣,夜卧早起,广步于庭,被发缓形,以使志生,生而勿杀,予而勿夺,赏而勿罚,此春气之应,养生之道也。逆之则伤肝,夏为寒变,奉长者少。

夏三月,此谓蕃秀,天地气交,万物华实,夜卧早起,无厌于日,使志无怒,使华英成秀,使气得泄,若所爱在外,此夏气之应,养长之道也。逆之则伤心,秋为痎疟,奉收者少,冬至重病。

秋三月,此谓容平,天气以急,地气以明,早卧早起,与鸡俱兴,使志安宁,以缓秋刑,收敛神气,使秋气平,无外其志,使肺气清,此秋气之应,养收之道也,逆之则伤肺,冬为飧泄,奉藏者少。

冬三月,此谓闭藏,水冰地坼,无扰乎阳,早卧晚起,必待日光,使志若伏若匿,若有私意,若已有得,去寒就温,无泄皮肤,使气亟夺,此冬气之应,养藏之道也。逆之则伤肾,春为痿厥,奉生者少。

……

逆春气,则少阳不生,肝气内变。逆夏气,则太阳不长,心气内洞。逆秋气,则太阴不收,肺气焦满。逆冬气,则少阴不藏,肾气独沉。

夫四时阴阳者,万物之根本也,所以圣人春夏养阳,秋冬养阴,以从其根,故与万物沉浮于生长之门。逆其根,则伐其本,坏其真矣。故阴阳四时者,万物之终始也,死生之本也,逆之则灾害生,从之则苛疾不起,是谓得道。

总之,健康状态的判断还必须与个体的具体情况相结合进行考虑,如年龄、性别,以及生理状态的不同阶段,因此充分体现了动态时空的观念。保持健康状态是由于"正气存内,邪不可干",而疾病过程是由于"邪之所凑,其气必虚"。

二、中医对亚健康的认识

（一）中医的疾病观

《素问·宝命全形论》曰："人生于地，悬命于天，天地合气，命之曰人。"又曰："天覆地载，万物悉备，莫贵于人。"中医学的医学模式是天、地、人三才一体的整体医学模式。它包括天人合一、形神合一的健康观，邪正交争、阴阳失调的疾病观，以及治病求本、防重于治的防治观。

中医学认识的健康是人与自然及社会环境之间的一种动态平衡，它包括机体内部的阴阳平衡，也包括机体与外界环境的阴阳平衡。健康意味着形体、精神心理与环境适应的完好状态。阴与阳平衡是人体健康的根本，阴阳的变化是万物变化的内在动力。阴阳双方对立制约，互根互用，相互转化，消长平衡，处在永恒的运动之中。因此，健康是一个动态的概念。疾病的发生是在某种致病因素的影响下，机体"阴平阳秘"的正常生理平衡被破坏，从而发生"阴阳失调"所致。疾病是机体在致病因素（六淫、七情、遗传、饮食营养等）作用下，气血紊乱，阴阳失调，脏腑经络功能发生异常，对外界环境适应能力降低，劳动能力明显降低或丧失，并出现一系列的临床症状与体征的异常生命过程。

人体内在环境的平衡协调，以及人体与外界环境的整体统一，是人赖以生存的基础。但机体时刻受着外界因素的影响，在正常情况下人体的自身调节能力能够维持这种平衡状态；如果致病因素影响了人体的适应能力，破坏了人体的阴阳动态平衡，并且这种破坏力超越了人体自身调节能力，机体难以恢复生理上的平衡时，人体就会出现阴阳失调，从而发生疾病。疾病正是这种平衡协调遭到破坏的结果，若经过适当的治疗等使人体重新建立这种平衡，即可恢复到健康状态。所以，发病过程即是机体处于被邪气侵害与正气反侵害的斗争过程。

由上可知，相对西医理论而言，中医理论最突出的特点就在于整体观和恒动观，在于辨证论治。人体是一个有机整体，人生活在天地之间、时空之内，人的生命活动又必然受到自然环境和社会环境的影响，因此中医学强调人体内部的统一性，又重视机体与外界环境的统一性，通过整体作用于局部，达到消除病邪、治愈疾病的目的，辨证论治实质上就是整体治疗观的集中体现。同时，疾病过程是一个不断运动变化的过程，治病必求于本的根本目的就在于扶正祛邪，调整阴阳的动态平衡，体现了用对立统一的运动观指导临床治疗的特点。

基于中医理论对健康和疾病的认识可知健康是人与自然及社会环境之间的一种动态平衡，"阴平阳秘，精神乃治"，而亚健康和疾病则都属于人体的阴阳失衡。当人体内的阴阳出现轻度失衡，出现了相应的症状，产生了人体自身或人体与自然环境、社会环境相处的不协调而尚未达到西医疾病诊断的标准，就出现了现在所谓的"亚健康"状态。此时若不及时调整，阴阳偏差加剧，症状日益明显而持续，可用仪器或指标来诊断的现代西医学意义上的疾病就出现了。在中医的认识里，只要出现相应的症状，就有中医病名的诊断，这个病包括现在"亚健康"概念涉及的一部分症状和证候，也包含了西医定义的疾病。

（二）中医的亚健康观

1. 亚健康发生的常见原因

疾病的产生与多种因素有关，既有先天的因素，又有后天的因素，两者共同导致人体阴阳失衡而使人得病。亚健康状态虽然还未到疾病状态，但是人体的阴阳平衡已经被打破了。在阴阳失调的初期，各种不适症状刚出现，此时及时干预往往可以建立新的平衡，不适症状随之消失；若不然，症状就会加重或增多，进而发生疾病。

（1）先天因素

先天因素又称禀赋，是指小儿出生以前在母体内所禀受的一切特征。中医学所说的先天因素，包括父母双方赋予孩子的遗传性，也包括子代在母体内发育过程中的营养状态，以及母体在此期间所给予的种种影响。同时，父方的元气盛衰、营养状况、生活方式、精神因素等直接影响着"父精"的质量，从而也会影响子代禀赋的强弱。

先天因素是人体身心发展的前提条件，它对于人的智力和体力的发展，对于人体体质的强弱，具有重要影响。先天不足、禀赋羸弱就会对某种疾病具有易感性，就比常人容易患病，更容易处于亚健康状态。

从体质学方面去认识亚健康状态，是中医学辨证思维的集中体现。人的体质是由先天遗传和后天获得所形成的，在形态结构、功能活动和心理状态方面有固定的相对稳定的个体特征。除了健康的体质之外，尚有不健康的体质，如气虚体质、血虚体质、痰湿体质等。生理上，个体体质形成后具有相对的稳定性，但在生命进程中必将受到各种因素的影响，包括多种病理因素的作用。兼夹体质尽管包含病理变化的特点，但体质的兼夹现象毕竟不是病理过程，至多只能看作健康与疾病之间的亚健康状态。由此可见，亚健康与体质之间关系甚密。疾病的发展过程首先是从生理体质向病理体质过渡，再向中医"证"演变的过程。

（2）后天因素

后天是指人从出生到死亡之前的生命历程。后天因素是人出生之后赖以生存的各种因素的总和，可分为机体内在因素和外界因素两方面。内在因素主要指性别、年龄、心理因素，外界因素实际上就是环境因素，包括自然环境和社会环境。人从胚胎到生命终结之前，始终生活在一定的自然环境和社会环境之中，环境与健康的问题是生命科学的重大课题，已经受到全球的关注。

①感受外邪：天人相应，人与自然对立统一。春、夏、秋、冬四时依次交替变化，或者人所处的地理位置不同，都可以引起人体内阴阳的变化；当这种变化在人体的适应范围内，人体可调节自身的阴阳以适应外界的变化，达到阴阳的新平衡，保持健康的状态。而当四时变化剧烈或不合常规，以及所处地理位置大幅度变化时，都可以引起人体内的阴阳变化失衡。此时六气即六种正常的自然界气候"风、寒、暑、湿、燥、火"已经变化成"六淫"，可导致病前状态的发生。

现在社会文明高度发展的同时也伴随着环境污染、资源破坏等严重的社会环境问题，废气废水的排放、全球气候变暖等问题时刻威胁着人们的健康。为顺应环境的变化和气候的变迁，我们需要顺应自然，顺应四时气候和昼夜晨昏的变化，能动地调节衣食起居，避免邪气侵害，防止进入亚健康状态。

②情志失调：情志是人体对外界刺激的正常心理反应，情绪的变化每天都伴随着我们。一般情况下，外界刺激不会引起亚健康状态的发生，但如果刺激过度或过久，超过了正常的适应能力，就会引起亚健康状态的出现乃至造成疾病。

中医学认为，喜、怒、忧、思、悲、恐、惊七情过极或持久作用，致使脏腑功能失常，可产生七情内伤。《灵枢·百病始生》曰："喜怒不节则伤脏。"伤及所应之脏具体有"怒伤肝，喜伤心，思伤脾，悲伤肺，恐伤肾"。说明情志因素可直接作用于机体脏腑，引起人体的生理变化，导致机体稳态破坏而处于亚健康状态。

随着社会的发展，科学技术的进步，信息时代的来临，人们面对的压力、兴奋、愤怒及悲伤越来越多，越来越强烈，很多时候超出了人们的适应范围。就业的压力、家庭的变故、瞬息万变的社会、人情冷暖使人难以适应，很难迅速调节，所以情志失调可使人失去健康，更应该引起人们的重视。胸怀开阔乐观、心情舒畅、精神愉快，可以使人体气机调畅、气血和平，保持健康心态、知足常乐是防止亚健康状态的有力武器。

③饮食不节：饮食过饥过饱、暴饮暴食等饥饱失常和偏嗜（肥甘厚腻、辛辣、生冷）等，均属于饮食不节的范畴。这些因素均造成脏腑功能的损伤或偏盛偏衰，进入病前状态。

每种食物都有自己的偏性，食物也有阴阳之分。过分偏嗜某种食物容易导致机体的阴阳失衡。如《素问·生气通天论》云："是故味过于酸，肝气以津，脾气乃绝。味过于咸，大骨气劳，短肌，心气抑。味过于甘，心气喘满，色黑，肾气不衡。味过于苦，脾气不濡，胃气乃厚。味过于辛，筋脉沮弛，精神乃央。"

现代人为了减肥或所谓的高质量生活，或进行身不由己的应酬，过少、过量或过于频繁地吃一类食物，摒弃别的食物，很容易造成人体的阴阳失衡。

④劳逸失度：动静适当，劳逸有度，对保持人体阴阳平衡至关重要。过劳如体劳、神劳、房劳均可致伤，《素问·宣明五气》之"久视伤血，久卧伤气，久坐伤肉，久立伤骨，久行伤筋"，均指出了过劳对人体的损害。同时过逸也会导致人体气血运行不畅而气滞血瘀，脾胃运化功能减退而使气血不足，或脾失健运，湿痰内生，导致人体气血阴阳失调，产生亚健康状态，故过逸同样应引起人们的足够重视。

现代社会，人们的生活节奏快，生活没有规律，熬夜、日夜不分已是司空见惯。过劳或过逸都有可能造成人体阴阳失衡，所以健康的生活规律极其重要。

⑤年老体衰：衰老是一种自然规律，具体表现为脏腑功能的衰减，因而年老体衰是亚健康状态形成的重要因素。

总之，亚健康状态的发生是先天不足、后天失调共同作用的结果，是机体内在因素和外界环境因素共同作用的结果，原因多样，需要根据不同情况具体分析。要改变亚健康状态，就要改变不良生活习性，形成健康的生活习惯，以保持机体的阴阳平衡。

2. 中医对亚健康形成机制的认识

中医认为，作为内伤杂病中之证候，亚健康状态的主要病因病机是：饮食不节、起居无常、情志不遂、劳逸无度、年老体衰等因素导致脏腑气血阴阳失调，或内生五邪，或耗伤正气。其中情志失调、七情内伤是亚健康状态的主要病理环节。

亚健康状态的临床表现多种多样，但归纳其症状主要有以下三个方面：

（1）躯体性亚健康

以疲劳、睡眠紊乱或疼痛等躯体症状表现为主。

此类患者虽然从各项指标上达不到疾病的诊断标准，但是病人有与之相关的各种不适状态。如有些病人在感冒后很长一段时间内仍遗留轻度头痛、乏力、食欲不振等全身不适；有些患慢性幽门螺杆菌（Hp）相关胃炎的病人在经有效的抗 Hp 治疗后仍有一段时间纳呆、腹胀，甚至偶有腹痛，这些都应当属于亚健康的范畴。

此时无论正气虚与不虚，均应考虑有邪气客于机体的情况。邪气留于机体，影响到脏腑功能，损伤气血津液，即使未显现完全的疾病状态，至少也是疾病相关状态。故此时虽然不易给出西医学病名的诊断，但从中医角度用四诊八纲来认识人体此时的状态，察色按脉，区分阴阳，却可以给出证候的定位定性诊断，断定邪气的种类、性质和作用的部位，从而用于指导中医药干预。具体来说，如舌红苔黄者多属气分有热，舌质红绛者多属血分有热，舌苔白腻、脉滑者为痰湿，舌质紫暗、脉弦涩者为血瘀。

（2）精神性亚健康

以抑郁寡欢，或焦躁不安、急躁易怒，或恐惧胆怯，或短期记忆力下降、注意力不能集中等精神心理症状表现为主。

中医学认为，亚健康多为心因疾病，即多为情志所伤，而情志与肝的功能密切相关，持续的情绪焦虑、压抑必先影响肝之功能，导致肝气郁滞，疏泄失职，五脏气机失常，变证纷出而出现焦躁不安、急躁易怒或恐惧胆怯等症状。如果劳神过度，精血暗耗，心神失养，则会出现失眠、多梦、健忘、心神不宁、精神不振等症状。若思虑过度，损伤脾胃，脾失健运，则会出现不思饮食、倦怠、营养不良等症状。所以，情志失调，心理压力过大，超过机体的调节能力，就会导致气机逆乱、阴阳失衡、气血不和，引起脏腑功能失调，产生各种各样的临床亚健康症状。

（3）社会适应性亚健康

以人际交往频率降低或人际关系紧张等社会适应能力下降表现为主。

社会适应性亚健康从表面来看似乎是人在精神心理上出现的问题，但中医学认为往往与人体脏腑功能失调、气机郁滞有着密切的联系。

从中医学的认识来说，虽然亚健康状态表现多种多样，但总不外乎虚证、实证和虚实夹杂证。实证患者常从痰或痰火论治，痰火的产生多由肝胆、脾胃气机不畅引起，故痰火是标，而肝胆、脾胃气机郁滞为本。虚证多为气虚所致，在体质分型中最基本的是气虚型，人身体有病首先是气受损伤致气虚。气虚失于气化，则气不化津而产生痰湿；气虚失于推动，则血行不畅而成瘀；气虚失于温养，则寒从中生而见阳虚之象。

　　综上可知，对于亚健康这种无实质性器官病变的"病态"来说，中医学的认识相对西医来说更具优势。中医学从整体观念和辨证论治理论出发，对亚健康的病理机制的认识内容更加丰富、完整、系统。具体如肝郁气滞，气滞血瘀；脾失健运，痰饮中生；思虑过度，劳伤心脾；肝肾阴虚，阴虚火旺；脾肾阳虚，下焦虚寒；等等。

　　亚健康发生的关键在于阴阳失衡，所以通过调整阴阳、扶正祛邪，进行全方位的辨证施治，不仅扩大了诊察疾病的视野，克服了许多有症状而无疾病的困惑，使中医得以充分发挥治疗作用，又使中医对许多病与未病的症状有了更加深入具体的认识，导致组方用药更有针对性，大大提高了治疗效果。这充分体现了中医学侧重于功能的考察的特点，相对西医学对疾病的认识侧重于强调形态结构上的改变而言，在认识并干预亚健康方面中医更具优势。

第三节　亚健康的分类

　　亚健康状态是机体在无器质性病变情况下发生的一些功能性改变。因其主诉症状多种多样且不固定，故又称为"不定陈述综合征"。众多学者认为其分类主要有以下几种。

一、躯体亚健康

　　躯体亚健康状态总的特征是躯体出现各种不适症状但不符合疾病的诊断标准，如持续的或难以恢复的疲劳，常感体力不支，懒于运动，容易困倦疲乏。由于还伴有多种躯体表现，故分以下亚型。

1. 疲劳性亚健康

　　以持续 3 个月以上的疲乏无力为主要表现，并排除一切可能导致疲劳的疾病（如病毒性肝炎、肿瘤、糖尿病、重症抑郁等）。

2. 睡眠失调性亚健康

　　以持续 3 个月以上的失眠（入睡困难，或多梦、易惊醒，或睡眠不实，或早醒、醒后难以入睡等），或嗜睡，晨起时有明显不快感，或以不解乏的睡眠为主要表现，并排除可能导致睡眠紊乱的各种疾病（重症抑郁、睡眠呼吸暂停综合征、发作性睡眠病等）。

3. 疼痛性亚健康

　　以持续 3 个月以上的各种疼痛为主要表现，并排除可能导致这些疼痛症状的各种疾病。主要分为以下两种：

（1）头痛

　　多为全头部或额部、颞部、枕部的慢性持续性的钝痛、胀痛、压迫感、紧箍感，属于肌紧张性头痛，伴有头晕或眩晕。

（2）其他部位疼痛

　　如咽喉痛、肩颈部僵硬疼痛、背痛腰酸、肌肉酸痛、关节疼痛等。

4. 其他症状亚健康

以持续 3 个月以上的其他任何躯体症状为主要表现，并排除可能导致这些症状的各种疾病。

以上各型的症状如果同时出现，以最为严重者作为归类依据。

此外，也有根据西医生理病理特点进行分类的，如易感冒性亚健康（显著特征是抵抗力下降，容易受感染，反复感冒，易出汗，常伴咽痛、低热等）；心肺功能低下性亚健康（不明原因的胸闷气短、胸痛、喜叹气、心悸、心律失常、血压不稳，经各种检查排除器质性心、肺等疾病）；消化不良性亚健康（常见食欲不振、有饥饿感却没有胃口、腹胀、嗳气、腹泻、便秘等症状）；内分泌代谢紊乱性亚健康（性功能减低，月经紊乱、痛经，轻度的高血脂、高尿酸、糖耐量异常；腰痛、尿频、尿痛，但经各种检查排除器质性肝肾相关疾病）；等等。

种种的躯体不适严重影响着人们的生活质量，妨碍生活、学习、工作和事业，它可以长期地、潜隐地损害健康，最终走向疾病，也可因各种因素促发重症，甚至发生猝死。据统计，近几年来日本每年发生"过劳死"超过万例，我国青壮年人群猝死也明显增多。

二、心理亚健康

心理亚健康状态是由于社会竞争日趋激烈，生活节奏不断加快，人们不可避免地要面对各种矛盾和冲突，承受极大的心理压力。被压抑的情绪和心理冲突对机体的生理过程有明确的影响，可引起自主神经系统、内分泌系统和免疫系统的一系列变化，出现一系列不适感，但不符合疾病的诊断标准。最为常见的心理亚健康类型有：

1. 焦虑性亚健康

持续 3 个月以上的焦虑情绪，并且不满足焦虑症的诊断标准。

焦虑情绪是一种缺乏具体指向的心里紧张和不愉快的情绪，主要表现为精神焦虑不安，急躁易怒，恐慌，可伴有失眠、噩梦及血压增高、心率增快、口干、多汗、肌肉紧张、手抖、尿频、腹泻等自主神经症状，也可因这些躯体不适而产生疑病和忧郁。

2. 忧郁性亚健康

持续 3 个月以上的抑郁情绪，并且不满足抑郁症的诊断标准。

抑郁情绪是一种消极情绪，主要表现为情绪低落、抑郁寡欢、兴趣减低、悲观、自我感觉很差和自责，还可以伴有失眠、食欲和性欲减低、记忆力下降、体重下降、缺乏活力等，有的甚至产生自杀欲念。

3. 恐惧或嫉妒性亚健康

持续 3 个月以上的恐惧情绪，并且不满足恐惧症的诊断标准。

主要表现为恐惧胆怯等不良情绪，还伴有妒忌、神经质、疑病、精神不振、遇小事容易生气、爱钻牛角尖、过于在乎别人对自己的评价等。

4. 记忆力下降性亚健康

以持续 3 个月以上的近期记忆力下降或不能集中注意力做事情为主要表现，且排除器质性疾病或非器质性精神类疾病等。

心理亚健康状态的普遍存在，必然导致工作效率降低，人的社会适应能力下降，人际关系不和谐，以致造成认识和决策偏差，严重影响生活质量和生命价值，对个人、对家庭、对他人造成不应有的伤害，又常常不被个人所认识，不被社会所承认，不为医学所确认，因而使人感到莫名的痛苦。不良情绪持续存在可最终导致病理改变即心身疾病，如常见的高血压、冠心病、胃和十二指肠溃疡及癌症等。

三、社会交往亚健康

以持续 3 个月以上的人际交往频率减低或人际关系紧张等社会适应能力下降为主要表现。现在社会是开放和信息高度发达的社会，观念不断更新，新事物层出不穷，要求人们具备良好的社会适应能力。不能很好地处理人际关系的个体，可以出现适应不良征象。

1. 青少年社会交往亚健康

因家庭教养方式不良及个人心理发育等因素，导致社会适应困难，一旦离开家庭则独立生活能力差，难以适应新的生活环境，处理不好各种人际关系，从而阻碍了有益的信息交流，导致情绪压抑、苦闷烦恼。

2. 成年人社会交往亚健康

成年人需要面对的问题有许多，如工作环境变换、复杂的人际关系处理、建立家庭、养育子女、工作压力、知识更新等，一旦不能适应这些问题，就会陷入不良情绪当中。

3. 老年人社会交往亚健康

老年人退休后生活内容、社会地位发生改变，需要不断地调整行为方式，积极地适应。如果不能适应这种变化，必然会产生孤独、空虚、情绪压抑等各种不良感受。

社会交往的亚健康状态可明显影响人们的学习进取、生活安宁和身心健康，引起程度不等的心理障碍，如情绪压抑、苦闷、自卑、孤僻、意志脆弱，缺乏应付生活矛盾和克服困难的决心和毅力。人际关系适应不良则不能融入群体，不能获得"社会支持网"的援助，自怨自艾，无端猜疑，表现出某些偏离行为，或成为时代的落伍者，还可能诱发种种心身症状。

四、道德亚健康

指持续 3 个月以上的道德问题，直接导致行为的偏差、失范和越轨，从而使人产生一种内心深处的不安、沮丧和自我评价降低的状态。

由于思维方法不科学、错误选择接受、社会默化、从众、去个性化等心理影响，在某种特定的时空，很多人存在世界观、价值观上不利于自己和社会的偏差，表现为道德及行为的偏差，如运动场上闹事的球迷、陷入"法轮功"渊薮的练气功者，既违反了社会伦理、道德规范，又损害了自己的身心，甚至导致违法犯罪。

第二章　灸疗概论

第一节　灸疗的起源与发展

一、灸疗的起源

灸疗又称灸法，与火的关系密切。火的发现和使用对人类的生活和繁衍有着非常重大的意义，同时也为灸疗的产生创造了必要的条件。关于灸法的起源，虽然还缺少确实可靠的资料来印证，但是目前多数学者认为，这一疗法的出现不会晚于原始社会。根据近代考古学研究证明，早在距今约170万年前的"元谋人"时代，我们的祖先就已懂得用火；距今约60万年前的"北京人"则已长期用火。

"灸"，汉代许慎《说文解字》释为"灼也"，即是以火烧灼之意。原始人在烘火取暖、烧烤食物时，本身就会产生周身爽热的感觉，尤其是在寒冷的季节，这使一些因寒冷而致的痼疾得到了缓解，久之而产生了以火疗病的认识；或者我们的祖先在用火的过程中，可能发生了皮肤的灼烧伤、烫伤等现象，意外地发现原有的疾苦得到了减轻或消失，从而产生了经验，于是便主动地以烧灼之法来治疗一些病痛，因而产生了灸疗。

二、灸疗的发展

关于灸疗，考古学者在甲骨文中发现了商周时应用灸法治病的记载，现存最早的文献记载见于《左传》，它详细记载了公元前518年医缓给晋景公诊病时的一段话，医缓说："疾不可为也，在肓之上，膏之下，攻之不可，达之不及，药不至焉。"这里所讲的"攻"，即指灸法，"达"即指针砭。

"灸"字在现存文献中最早提及的是《庄子·盗跖》，曰："丘所谓无病而自灸也。"《韩诗外传》中记载医祖扁鹊在给病人诊治时已经使用了灸法。

在实践过程中，人们曾用过多种植物的枝叶作为灸疗的材料，经过大量的实践后才最终选择了易于点燃、火力温和、燃烧缓慢的艾叶。如《孟子·离娄》载："今之欲王者，犹七年之病，求三年之艾也。"可见艾灸在春秋战国时期就已广泛使用。

1973年湖南长沙马王堆汉墓出土的帛书《足臂十一脉灸经》和《阴阳十一脉灸经》中，就有灸疗的记载。《黄帝内经》对灸疗进行了更为系统的论述，如《素问·异法方宜论》曰："北方者，天地所闭藏之域也，其地高陵居，风寒冰冽，其民乐野处而乳食，脏寒生满病，其治宜灸焫。"说明寒证是灸疗的主治范围，书中还论述了施灸顺序、剂量、补泻等内容，为后世灸疗的发展奠定了基础。汉代张仲景的《伤寒论》《金匮要略》二书，不仅被后人推崇为经方鼻祖，而且也是关于灸疗的宝贵文献。书中论火灸者27条，其提出的"阳证宜针，阴证宜灸"的原则对后世医家有深远影响。

随着医疗实践的不断发展，其后历代出现了许多针灸著作。我国历史上第一部灸法专著是三国时期曹翕所撰写的《曹氏灸经》，共有7卷，可惜已失传。晋代皇甫谧的《针灸甲乙经》是我国第一部针灸学专著，该书确定了人体腧穴349个，分别记载了它们的位置、主治及操作手法，并对许多常见疾病的针灸治疗方法进行了论述。这部著作奠定了针灸学科的理论基础，也对灸疗进行了理论总结。

东晋葛洪撰《肘后备急方》，书中记载了多种灸疗方法，对危重病症施灸方法记载较详细，首创了隔物灸。葛洪是倡导灸疗的先驱，并引起人们对灸疗治急症的重视。葛洪的妻子鲍姑擅长灸法，尤以治疗赘瘤与赘疣而闻名。

唐宋时期，灸法专著大量涌现。唐代崔知悌所著的《骨蒸病灸方》，专门论述了用灸法治疗痨病。无名氏撰的《新集备急灸经》，是我国最早雕版印刷的医书之一，专论急症的灸疗法。另有《黄帝明堂灸经》，为唐代佚名氏撰，后由北宋书商改题此名刊行，至元代此书辑入《针灸四书》中。宋代灸法专著更是不断出现，如闻人耆年之《备急灸法》一卷，是我国首部灸治急性病证的专著；庄绰《灸膏肓俞穴法》一卷，则是防病保健灸法的专门典籍；另有西方子《明堂灸经》八卷；等等。这些专著在不同时代、从不同角度记载和总结了古代医家灸治的经验。

唐代不少综合性医著中有大量灸法的内容，如唐代著名医家孙思邈在其著作《备急千金要方》一书中以大量篇幅论述了针灸学，特别是灸法的理论和应用。书中指出：灸法的刺激强度，即灸之生熟，要根据部位、病情、患者体质、年龄不同而灵活掌握，灸的顺序要有先后，体位要平直，病证要有选择，温热之证不宜灸之；在用灸法防治疾病方面强调早治；同时强调灸法操作的正确性，如"炷令平正着肉，火势乃至病所也"（《备急千金要方·卷五》）。这些都对后世灸法的发展产生了深远的影响。《备急千金要方》还在灸治方法上增加多种隔物灸法，如隔豆豉饼灸、隔泥饼灸、隔附片灸及隔商陆饼灸等；在灸治范围上也有较大的扩展，增加了灸疗防病的内容，如《备急千金要方·卷二十九》指出："凡人吴蜀地游官，体上常须三两处灸之，勿令疮暂瘥，则瘴疠温疟毒气不能著人也。"

同时代的王焘更是重灸轻针，以灸法之安全、效验、易于掌握而极力推崇，提出灸为"医之大术，宜深体之，要中之要，无过此术"（《外台秘要·中风及诸风方一十四首》），认为"针能杀生人，不能起死人，若欲录之，恐伤性命，今并不录针经，唯取灸法"。他所著《外台秘要》一书中，针灸治疗部分几乎都用灸方。这种弃针重灸的观点当然属于偏见，但是说明当时对灸法的重视。

宋代窦材进一步完善灸法理论，撰《扁鹊心书》三卷。该书在理论上特别强调阳气在人体中的重要作用，提倡治病应以"保护阳气为本"；在治疗方法上则十分推崇灸法，认为"保命之法，灼艾第一"；其主张治疗施灸宜选穴少而精，灸之壮数宜多；认为温补阳气之法"灼艾第一，丹药第二，附子第三"。针灸学家王执中撰《针灸资生经》一书，对于灸疗论述甚详，记载了灸瘰法、灸痔法、灸肠风、灸发背、膏肓俞灸疗、小儿胎疝灸等灸治之法。此外，宋代的《太平圣惠方》《普济本事方》及《圣济总录》等重要医籍中亦多收载有灸法的内容。

唐宋时期随着灸法的专门化，出现了以施行灸法为业的灸师。如唐代韩愈的《谴疟鬼》诗云"灸师施艾炷，酷若猎火围"（《昌黎先生集·卷七》），生动地描绘了大炷艾灼的场面。宋代张皋《医说》中也曾有灸师之记载。

除了灸师专门掌握施灸技术外，鉴于当时盛行灸法，非医者对灸疗也加以应用。《南史·齐本纪》载，有人自北方学得灸术，因治有效验，迅速推广，一时间大为盛行，被称之为圣火，甚至诏禁不止。《备急千金要方》也提到"吴属多行灸疗"，表明此法在民间已颇为普及。另外还有记载"宋太宗病亟，帝往视之，亲为灼艾"。欧阳修写有《灼艾贴》，李唐画有《灸艾图》，更证实了灸法在唐宋流传甚广。

金元时期由于针法研究的崛起和针法应用的日益推广，灸法的发展受到一定的影响。但以金元四大家为首的不少医家，在灸法研究方面仍做出了贡献。元代罗天益为李东垣弟子，所著《卫生宝鉴》一书中主张用灸法温补中焦，取气海、中脘、足三里三穴作为"灸补脾胃之主方"施灸，认为此方多灸可"生发元气""滋荣百脉"，并成为后世治疗消化系统疾病的有效灸方。朱丹溪在《丹溪心法·拾遗杂论》中指出："灸法有补火泻火，若补火，火燔至肉；若泻火，火不要至肉便扫除之。"这是对《黄帝内经》灸法补泻的进一步阐发，也是灸法可治热证的理论依据。

明清两代以清代灸法专著为多，著作有《采艾编》《太乙神针心法》《采艾编翼》《太乙神针附方》《太乙离火感应神针》《灸法纂要》《仙传神针》《神灸经纶》《太乙神针集解》《传悟灵济录》《卷怀灸镜》《太乙神针》《松亭居士传》《灸法秘传》《灸法心传》《太乙神针十六部》《灸法集验》《经验灸法独本》《延寿针治病穴道图》等。

明清时期施灸方法不断革新。首先是对传统灸法的改革创新，产生了艾条灸、雷火神针、太乙神针、桃枝灸、桑枝灸、药锭灸等新的灸疗方法。艾条灸的创用最早记载于明初朱权之《寿域神方》，云："用纸实卷艾，以纸隔之点穴，于隔纸上用力实按之，待腹内觉热，汗出即差。"该艾条灸属于实按灸，即艾条隔纸按压于穴位。以后又改为悬灸法，即离开皮肤一定距离灸烤，该方法既弘扬了艾灸之长，又避免了烧灼之苦。凡是艾炷灸的适应证均可以使用艾条灸，其操作简便，疗效颇佳，故沿用至今。在艾条灸的基础上，医家又在艾绒内加入药物，制成卷状，用以灸疗。《神农黄帝真传针灸图》中首次提到了掺入药品的艾条灸疗，名为火雷针，后又命名为"雷火针"。除此之外，明代还有灯火灸的记载，是指用灯草蘸油点燃直接烧灼穴区肌肤的一种灸疗；也有利用铜镜集聚光作为施灸热源的"阳燧灸"等。清代《太乙神针心法》一书又在雷火针的基础上，加减了一些药物，称之为"太乙神针"。其后赵学敏又创出"百发神针"，用治偏正头风、漏肩风、鹤膝风、半身不遂、疝气等；其所撰写的《串雅外编》一书中介绍了不少民间灸法，如鸡子灸等，应视为对丰富多彩的灸法的一种补充。

另外，明清时期开始注重使用灸疗器械，初步出现了专门制作的灸器。明代龚信在《古今医鉴》中以铜钱为灸器，清代李守先在《针灸易学》中使用泥钱作为灸器。

高文晋在《外科图说》中又做了进一步的改进，使用了灸板、灸罩；叶天士先用面碗作灸器，后制成了专用的灸器"银灸盏"等，现代用的温灸杯、温灸筒、温灸盒等均是在此基础上发展而来的。温灸器的使用与改革使灸法更为安全、无痛、不会灼伤皮肤，尤其适用于老人、妇女、儿童、体弱者，成为患者乐于接受的一种治疗方法。

明代刘纯在《玉机微义》中用隔葱灸治疗疝气；龚廷贤在《寿世保元》中用隔巴豆饼灸治疗心腹诸疾、泄泻、便秘，杨继洲在《针灸大成》中记载用此法治疗阴毒结胸；李时珍在《本草纲目》中用隔甘遂灸治疗二便不通；张介宾在《类经图翼》中用隔蟾灸治疗瘰疬；楼英在《医学纲目》中用隔苍术灸治疗耳暴聋；龚信在《古今医鉴》中用隔花椒饼灸治疗心腹胸腰背痛等。清代顾世澄在《疡医大全》中用隔韭菜灸治疗疮疡；许克昌在《外科证治全书》中用隔香附饼灸治疗痰核、瘰疬，用隔木香饼灸治疗仆损闪挫、气滞血瘀；吴尚先在《理瀹骈文》中用隔槟榔灸治疗暴聋，隔核桃灸治疗风湿骨痛；吴亦鼎在《神灸经纶》中用隔矾灸治疗痔瘘。由此可见，明清两代的医家应用隔物灸所选择的间隔药物种类繁多，扩大了灸法的适应范围。明清以后的隔物灸有了更为显著的发展，又推出了大量的隔衬药物，使艾灸治疗疾病的范围更加扩大。

清代末期，由于统治阶级拘于封建礼教，于1822年竟以"针刺火灸，究非奉君所宜"的荒谬理由，下令停止太医院使用针灸，废止针灸科，导致整个针灸学的衰落，几至一蹶不振。但是由于灸疗经济有效，便于掌握，深受广大劳动人民的欢迎，因而灸疗方法仍在民间广为流传。

新中国成立以后，政府十分重视继承发扬中医学遗产，并采取了一系列措施发展中医事业，使针灸学得到了前所未有的发展和提高。自20世纪50年代起，灸法又开始引起医学界的注意，而且被用于治疗脾大、骨结核及药物毒性反应等多种疾病。灸疗法的发展表现出以下特点：

1. 灸治范围扩大

灸法防治的病种不断增多，至2000年底有关文献载述的用灸法防治的各类疾病超过200种，遍布于人体各个系统。灸法在临床上应用广泛，既可单独使用，也可与针刺或药物配合应用，能治疗多种慢性病，也可治疗一些急性病。同时，灸法防治的病种已突破灸法所防治的传统病证和一般常见病，开始用于难治性疾病的防治，如慢性淋巴细胞性甲状腺炎、溃疡性结肠炎、类风湿性关节炎、精虫减少症、肿瘤等多种疑难病症，并取得较为确切的临床效果。值得一提的是，近年来应用灸法保健防病引起了人们的充分重视。

2. 灸治方法日益丰富

在灸法发展的漫长过程中，先辈们创制了各种各样的灸治方法，由于多种原因，其中不少灸治方法已经湮没不彰。近几十年来，灸治方法方面有了很大的发展。除应用传统的艾灸方法外，还继承发掘古代行之有效的灸治方法，如发掘和改进核桃壳灸（载于《理瀹骈文》）治疗眼底疾病、苇管灸治疗面神经麻痹等，均取得确切疗效。对于其他民族的灸治方法也进行了验证和推广，如应用广西壮族民间的药线灸治疗多种常见病或难治病，取得了很好的效果。同时，结合现代科技创制了新的灸治方法，如光灸、电热灸、红外线灸等。在灸疗仪的研制方面也取得了较大进展，且大多数已成为商品并应用于临床，如光灸仪、雷火灸盒、电热灸疗器、红外线灸仪等。

3. 机理研究系统开展

近10年来，在灸法机理研究方面取得了长足进展，并获得了比较系统的结果。通过研究灸法对免疫系统调节的机理，已证实艾灸对机体细胞免疫和体液免疫功能均有不同程度的影响，而且这种调节作用是双向的。通过动物实验和临床观察发现，灸后可增加血液白细胞和红细胞的数量。艾灸对微循环功能、血液流变学和血流动力学均有明显的影响，并可缩短血液凝固时间和提高血小板减少症患者的血小板计数。在对代谢作用的影响方面，动物实验发现艾灸对注入大量氢化可的松所致的核酸和蛋白质代谢混乱有改善作用，艾灸还可抑制脂肪变性的进程及调节微量元素的代谢等。

灸疗不仅惠泽了炎黄子孙，而且为世界人民的健康医疗事业做出了很大的贡献。大约在公元6世纪，针灸就传到了朝鲜和日本，并一直流传至今。公元17世纪，针灸传到了欧洲。目前，针灸疗法已传入世界许多国家和地区，得到了广泛的运用和发展。灸疗曾为中华民族的繁衍昌盛做出了贡献，在未来的岁月中，灸疗还将为保障全人类的健康发挥更多更大的作用。

第二节　灸疗的作用

灸疗是使用艾绒或其他药物放置于体表的腧穴或疼痛处进行烧灼、温熨，借灸火的温和热力及药物作用，通过经络腧穴的介导，以达到防治疾病目的的一种方法。灸疗的主要作用有温经散寒、消瘀散结、扶阳固脱、升阳举陷、拔毒泄热、防病保健等。

一、温经散寒

人体的正常生命活动有赖于气血的作用，气行则血行，气止则血止。气血在经脉中流行，完全是由于"气"的推送。各种原因，如"寒则气收，热则气疾"等，都可影响气血的运行，变生百病。气温则血滑，气寒则血涩，也就是说气血的运行有遇温则散、遇寒则凝的特点。利用灸疗对经络穴位的温热刺激，可以温经散寒，加强机体气血运行，达到防病治病的目的。所以灸疗可用于血寒运行不畅、留滞凝涩引起的痹证、腹泻等疾病，效果显著。

二、消瘀散结

经络分布于人体各部，内联脏腑，外布体表肌肉、骨骼等组织。正常机体的气血在经络中周流不息，循序运行。如果由于风、寒、暑、湿、燥、火等外因的侵袭，人体气血凝滞，经络受阻，即可出现肿胀、疼痛等症状和一系列功能障碍。此时灸治相应的穴位，可以起到调和气血、疏通经络、消瘀散结、平衡机能的作用，临床上常用于治疗疮疡疖肿、冻伤、扭挫伤等，尤以外科、伤科应用较多。

三、扶阳固脱

人生赖阳气为根本，得其所则人寿，失其所则人夭，故阴盛则阳病，阴盛则为寒、为厥，或元气虚陷，脉微欲脱。当此之时，阳气衰微则阴气独盛，阳气不通于手足则手足逆冷。凡大病危疾，阳气衰微甚至阴阳离决等证，用大炷重灸能祛除阴寒、回阳救脱。此为其他穴位刺激疗法所不及。凡出现呕吐、下利、手足厥冷、脉弱等阳气虚脱的重危患者，如用大艾炷重灸关元、神阙等穴，由于艾叶有纯阳的性质，再加上火本属阳，两阳相得，往往可以起到扶阳固脱、回阳救逆以挽救垂危之疾的作用，在临床上常用于中风脱证、急性腹痛、吐泻、痢疾等急症的急救。

四、升阳举陷

阴阳为人之本，人体阳气易衰，常多因久病体虚而卫阳不固，腠理疏松，易患感冒，甚则中气下陷而内脏下垂，出现脱肛、阴挺、久泻久利、崩漏、滑胎等。《灵枢·经脉》云"陷下则灸之"，故气虚下陷而脏器下垂之症多用灸疗。灸疗不仅可以起到益气温阳、升阳举陷、安胎固经等作用，对卫阳不固、腠理疏松者亦有效果，可使机体功能恢复正常。如脱肛、阴挺、久泻等病可用灸百会穴来提升阳气。

五、拔毒泄热

灸疗治疗痈疽的记载首见于《黄帝内经》，历代医籍均将灸疗作为痈疽的一种重要治法。唐代《备急千金要方》进一步指出灸疗对脏腑实热有宣泄的作用，该书还对热毒蕴结所致的痈疽及阴虚内热证的灸治做了论述；金元医家朱丹溪认为热证用灸乃"从治"之意；《医学入门》则阐明热证用灸的机理，曰"热者灸之，引郁热之气外发，火就燥之义也"；《医宗金鉴》指出"痈疽初起七日内，开结拔毒灸最宜，不痛灸至痛方止，疮痛灸至不痛时"。总之，灸疗能以热引热，使热外出。灸能散寒，又能清热，表明对机体原来的功能状态有双向调节作用。特别是随着灸疗临床范围的扩大，这一作用日益为人们所认识。

六、防病保健

灸疗是古代用于预防疾病、强身健体、延年益寿的保健方法之一。早在《黄帝内经》就提到灸疗可预防狂犬病；《备急千金要方》认为艾灸能预防传染病；《针灸大成》提到灸足三里可以预防中风；等等。民间俗话亦说"若要身体安，三里常不干""三里灸不绝，一切灾病息"。

灸疗用于预防保健多选取对全身有补益和调整作用的穴位，如神阙、关元、气海、命门、足三里、三阴交等。现代研究也证明灸疗在提高机体的免疫力、改善血液循环状态、调整机体内分泌、清除体内自由基等方面有着良好的作用。说明灸疗具有防病保健作用，也就是说无病施灸可以激发人体的正气，增强抗病的能力，从而使人精力充沛、健康长寿。

第三节　灸疗的特点

灸疗是一种建立在自我稳定调节基础上的自然疗法，它的作用既不是针对病源，也不是直接作用于患病器官本身，而是通过对人体体表一定腧穴的刺激，激发其本身固有的调节功能，改变患病器官或组织的病理功能状态，使之恢复正常。因此，灸疗在作用方面表现出整体性及双向性。整体性体现在灸疗刺激体表的反应点（腧穴）可以治疗内脏或体表相关部位的病变，临证选穴常常是"以表治里、以下治上、以左治右"，与"头痛医头、脚痛医脚"的局部治疗明显不同。双向性是指同一腧穴的刺激对机体各组织、器官功能状态的影响具有兴奋或抑制的双重效应，即在机体器官功能活动状态病理性减弱时，灸疗可使之增强而显示兴奋性效应；但在机体器官功能活动状态病理性增强或过度亢进时，灸疗的调整作用可使之减弱而发挥其抑制性效应。灸疗由于适应范围广而被广泛应用，并具有以下特点。

1. 擅长治疗虚寒病证和预防保健

灸疗是针灸学的重要组成部分，它与针法有着相同的理论基础，即同样以经络、脏腑、腧穴等理论为指导；其临床治疗的范围也很广泛，可应用于寒、热、虚、实多种类型的疾病。由于灸疗对穴位或患部产生的是温热性的刺激，所以一般认为其温补的作用比针法好，因此常用于寒证、虚证及预防保健。

2. 其特殊功效可补针药之不足

针法、灸疗、中药疗法各具特点，又各有其局限性。许多疾病在用针刺或中药治疗无效或疗效不明显的情况下，往往用灸疗能取得较好效果。因此古人有"针所不为，灸之所宜"和"凡病药之不及，针之不到，必须灸之"的论述。单纯采用灸疗或配合针刺等其他疗法，在治疗风湿性关节炎、风湿性肌纤维炎、类风湿关节炎、肩周炎、慢性支气管炎、支气管哮喘等方面有着显著的疗效。此外，灸疗的种类很多，每一种灸疗各具所长，有些灸疗还为专病而设，这大大地提高了临床治疗效果。

3. 易被患者接受

除化脓灸外，其他多数灸疗痛苦较小，且不容易使人产生畏惧感，很容易为患者所接受。又因其操作简便，患者容易掌握而能自我治疗，所以有利于常见病的家庭保健和治疗。

4. 毒副作用小

灸疗作用的这一特点是由于其作用机制所决定的，因为它并非针对病因进行强制性的干预，而是通过调整机体内在的"控制系统"而纠正偏差。从西医学观点来看，灸疗刺激通过激发机体内源性生物活性物质（包括神经递质、激素和免疫因子等）的释放并提高相关物质受体的反应性，从而引起内源性药物的药理作用。由于这是一种良性的生理性的调整，因此不会出现"调节过度"的现象，因而表现出作用的安全性，不会产生外源性药物治疗的毒副作用。

第四节 灸疗的适应证、禁忌证

一、灸疗的适应证

灸疗的应用范围非常广泛，可运用于各科病症的治疗与养生保健中。它既可治疗经络、体表的病症，也可以治疗脏腑的病症；既可治疗很多慢性病症，又可治疗一些急症、危重病症；既能治疗多种虚寒证，也可治疗某些实热证。尤其对风寒湿痹、寒痰喘咳、肩凝，以及脏腑虚寒、元阳虚损引起的各种病症应用较多，疗效较好。目前灸疗可治疾病达 300 种以上，其主要适应证如下：

1. 内科病症

感冒、急性细菌性痢疾、细菌性食物中毒、流行性腹泻、慢性支气管炎、支气管扩张症、肝硬化、支气管哮喘、呃逆、慢性胃炎、胃下垂、风湿性关节炎、冠心病、高血压病、流行性出血热、白细胞减少症、血小板减少性紫癜、血栓闭塞性脉管炎、肥胖病、甲状腺功能亢进症、慢性乙肝、慢性溃疡性结肠炎、糖尿病、类风湿性关节炎、艾滋病、硬皮病、中风、遗传性共济失调、急性脊髓炎、周围面神经麻痹、面肌痉挛、雷诺病、红斑性肢痛症、股外侧皮神经炎、肌萎缩性侧索硬化症、精神分裂症、癫痫、慢性肾炎、肾下垂、阳痿、功能性射精不能症、精液异常症、恶性肿瘤、放射反应等。

2. 外科、骨伤科病症

疮、疖、指（趾）感染、急性淋巴管炎、颈椎病、骨折、急性腰扭伤、急性乳腺炎、褥疮、狭窄性腱鞘炎、肱骨外上髁炎、骨关节炎、慢性前列腺炎、骨结核、血栓性浅静脉炎、腹股沟斜疝、痔、直肠脱垂、输血输液反应、乳腺增生病、前列腺肥大等。

3. 皮肤科病症

带状疱疹、白癜风、斑秃、银屑病、冻疮、神经性皮炎、寻常疣、黄褐斑、腋臭、鸡眼等。

4. 妇产科病症

子宫脱垂、习惯性流产、外阴白色病变、胎位不正、功能性子宫出血、痛经、慢性盆腔炎等。

5. 儿科病症

脑积水、流行性腮腺炎、婴幼儿腹泻、小儿厌食症、小儿遗尿症等。

6. 五官科病症

近视眼、睑腺炎、单纯性慢性青光眼、老年性白内障、过敏性鼻炎、萎缩性鼻炎、急性扁桃体炎、急性化脓性中耳炎、内耳眩晕症、颞下颌关节紊乱、复发性口疮等。

7. 保健

戒烟、抗衰老、抗疲劳等。

关于灸疗治疗热证的问题，在历代文献中有不少相关的记载，如灸疗用于痈疽的阳证、阴虚火旺的消渴都有很好的疗效。近代许多针灸医生对灸疗治疗实热证及虚热证进行了大量的观察，如用艾卷温和灸治疗急性乳腺炎、急性结膜炎、急性化脓性中耳炎；用艾炷灸治疗带状疱疹、急性睾丸炎、急性细菌性痢疾、流行性出血热、肺结核、糖尿病；用灯火灸治疗流行性腮腺炎、急性扁桃体炎等，均取得了较好的疗效，且无不良反应。这些病症从中医辨证角度来看大多属于实热证或虚热证，因此验证了灸疗可以治疗实热证或虚热证。

概言之，灸疗无论用于何种疾病，都必须详察病情，细心诊断，根据病人的年龄和体质，选择合适的穴位和施灸方法，掌握恰当的灸量，以达到预期的效果。

二、灸疗的禁忌证

艾灸是灸疗法中最常用的方法，由于它以火熏灸，稍有不慎就有可能引起局部皮肤的烫伤；另外，施灸的过程中要耗伤一些精气，所以某些部位、某些情况或某些病症是不能施灸的，下面这些就是施灸的禁忌证。

1. 凡暴露在外面的人体部位，如颜面部、眼睛、脖子、双手、耳朵等，不应采用直接灸法施灸，以防形成瘢痕而影响美观。

2. 皮薄、肌少、筋肉结聚处，如妊娠期妇女的腰骶部、下腹部，男女的乳头、阴部、睾丸等，这些部位不要施灸。另外，关节部位不要直接灸，大血管走行处、心脏部位不要施灸。

3. 极度疲劳，或过饥、过饱、酒醉、大汗淋漓、情绪不稳者忌灸，妇女经期一般不宜施灸。

4. 患某些传染病、高热、昏迷或身体极度衰竭者忌灸。如高热、高血压危象、肺结核晚期、大量咯血、呕血、严重贫血、器质性心脏病伴心功能不全、急性传染性疾病、皮肤痈疽并伴有发热者，均不宜使用艾灸疗法。

5. 无自制能力的人如精神病患者等忌灸。

第三章 亚健康与灸疗

亚健康作为一种介于"疾病"与"健康"之间的第三种状态，在人群中比重越来越大。艾灸作为一种简便、价廉、安全、疗效稳定的外治疗法，在亚健康的调理中越来越受到人们的重视。本章主要讨论灸疗对亚健康的调理原则、灸疗对亚健康的调理作用及影响。

第一节 亚健康灸疗的调理原则

亚健康灸疗调理是指通过刺激经络、穴位来调整、改善亚健康状态的方法。这种刺激可以用按摩推拿，也可用针灸等方法。作用的部位可以是十四经及十四经所属穴位或经外奇穴，也可是十二经所属的经别、经筋、皮部。亚健康灸疗调理的最终目的是使人体从亚健康状态转向健康状态；同时，灸疗调理对于疾病及病后康复期间的患者也有很好的调理、改善作用。

一、因时因地而宜

在实际应用中，灸疗应当根据时令、季节、地理环境、职业、工作环境等不同因素，选择适宜的灸法进行操作，以便取得更好的调理效果。分述如下：

1. 按时令、季节不同施灸

人生活在自然界中，自然界四时气候的变化对人体的生理功能、病理变化皆产生一定的影响。

春夏时节，气候由寒渐热，阳气升发，人体腠理疏松开泄，尤其是入夏之后天气炎热，易于出汗，加上常食生冷瓜果，易致风、寒、暑、湿、火等外邪乘肌肤腠理疏松开泄而进入，或由饮食而携邪进入胃肠。所以这一时令用灸疗的重点是肺、脾、胃，以固护肺卫而抵御外邪入侵，通调胃肠、健运脾土以减少疾病的发生。可选取呼吸系统、消化系统进行灸疗保健，或选取肺经、脾经、胃经三经常用保健穴行灸疗。同时，暑邪致病有明显的季节性，且暑多兼湿，故暑热天灸疗时可加灸脾经，以健脾化湿。

秋冬季节，气候由凉转寒，阴盛阳衰，人体腠理致密，阳气内敛。为了增强御寒能力并健固腰膝，常以养肾为主，增强体质。可以选取肾经为主施灸。秋天气候干燥，宜滋阴润燥，可灸肾经的太溪、水泉及大肠经的曲池、肺经的曲泽等穴以缓秋燥。

2. 按地理环境不同施灸

不同的地区由于地势的高低、气候条件及生活习惯各不相同，人的生理活动功能和病理变化特点也不尽相同，所以灸疗也应根据当地环境及生活习惯而有所变化。

比如我国西北高原地区气候寒冷，干燥少雨，人民群众依山而居，经常处于风寒干燥的环境之中，常食酥酪筋肉和牛羊乳汁，体质较为强壮，外邪不易侵犯，其病多属内伤。其灸疗宜以背部腧穴即足太阳膀胱经穴为主，并结合运用足阳明胃经的足三里等穴。

东南地区滨海傍水，平原沼泽、湖泊较多，地势较为低洼，湿热多雨。其人多食鱼嗜咸，大多数人肤色较黑，肌理腠疏，病多痈疡，或较易外感。灸疗多取合谷、血海、膈俞等穴，以活血解毒、行气祛瘀为治则，以促进毒物的排泄。

另外，西北方天气寒冷，所患之病多外寒而里热，治疗应散其外寒，凉其里热；东南方天气温热，易阳气外泄而生内寒，所以应收敛其外泄之阳气，温其内寒。如外感风寒证，西北严寒地区用灸量宜大，东南温热地区用灸量宜小，这也是地理气候不同而灸疗有异。

3. 按职业、工作环境不同施灸

不同的职业和工作环境常能影响人体的正常生理功能，出现各种病理变化。用灸疗调理亚健康状态时，要照顾到某些职业的特点。如体力劳动而体质强壮者，大多罹患实证，用灸多用泻法；而对于脑力劳动而体弱者，大多罹患虚衰证，此时用灸就要多用补法。又如长期在农药厂、化工厂等单位工作之人，由于长期接触有害物质，机体可产生急性中毒或慢性中毒反应，用灸疗时要注意健肺、脾，以求排毒与解毒，加强机体的抗毒能力；长期在水中作业者，由于水湿的影响，易罹患风寒湿痹，施灸时宜祛风除湿、益气生津；长期从事粉碎矿砂的工人，由于矽尘的影响，易患尘肺，施灸时宜多取肺经，以清肺化瘀；长期从事铀矿开采的工人，由于放射性物质的影响，易气血皆虚，施灸时宜气血双补；长期从事搬运工作的工人或体育活动者，易患肌肉劳损或关节疼痛，施灸时宜通经活血、化瘀止痛。对于各种不同职业和不同工作环境者，在灸疗时都应酌情选穴、选法施用。

二、按不同年龄、性别施灸

在施用灸疗的过程中，由于不同年龄、不同性别的人群有不同的生理病理特点，因而灸疗的侧重点有所不同。但是，根据不同年龄、性别的生理病理特点进行选穴时，不要过分将其拘泥为固定模式。

（一）中老年时期的灸疗

人从出生至中年是机体逐步成熟、逐渐壮实的发育阶段，至中年时已发展至最佳状态；自中年以后，机体又开始逐渐衰老、退化，此乃生命的自然规律，人们无法逆转。在调理亚健康状态时可从保健方面入手，重视中老年时期的养生保健、延缓衰老，以求延年益寿。

中年向老年过渡时期是机体功能衰退渐趋明显的时期，同样也是强身保健益寿的黄金时间。借用灸疗的独特作用，并结合自身体育锻炼活动、饮食合理搭配、劳逸适宜等综合调理措施，做到有病早治、无病早防，保持健康乐观情绪，确保晚年幸福安康，具有非常重要的意义。

1. 生理病理特点

在实际生活中，中年人与老年人的生理、病理特点有着较为明显的差异，各有所偏重。中年时期机体脏腑功能偏于健康完善、体质壮实的一面；而老年时期机体脏腑功能偏于逐渐衰退的一面。机体的发展趋势可概括为以下几个特点：

（1）功能虽完善，但衰退已出现

中老年人在健康的状况下，应当表现为脏腑各自功能完善为主，如形体健壮结实而不过于肥胖，行动敏捷，步履稳健；双目炯炯有神，神采奕奕；声音清晰洪亮，言语谈吐正常，呼吸顺畅，中气充足，肺气宣畅；牙齿坚固，肾气充沛；肢体灵便，活动自如，筋骨健壮；身躯挺直，屈伸俯仰自如；气血充盈，须发乌亮；二便通调，双耳灵敏；等等。这些都是脏腑功能健全的具体表现，也是健康中老年人应当具备的。

脏腑功能完善是人的体质的最佳状态，但也是衰退的起点。随其年龄增长，会渐趋明显，脏腑功能开始出现衰退，各种疾病开始发生。正如《素问·上古天真论》所说："女子……五七，阳明脉衰，面始焦，发始堕；六七，三阳脉衰于上，面皆焦，发始白；七七，任脉虚，太冲脉衰少，天癸竭，地道不通，故形坏而无子也。丈夫……五八，肾气衰，发堕齿槁；六八，阳气衰竭于上，面焦，发鬓颁白；七八，肝气衰，筋不能动，天癸竭，精少，肾脏衰，形体皆极；八八，则齿发去。"基本上反映了人体进入中老年时期后，脏腑功能逐渐衰退的外在表象。

（2）机体渐衰退，脾肾当先行

中老年人机体各脏腑功能逐渐衰退，为疾病的产生提供了客观条件。中医学认为，肾藏精，"其华在发"，可见头发脱落是肾精不足渐衰的外在表现。肾精不足，亦即肾阴不足，无以制约肝阳，肝阳易见偏亢。脑卒中的主要病机在于肝阳上亢，而该病又是中老年人的常见疾病。

除脑血管疾病对中老年人的生命构成威胁外，脾胃渐衰而吸收功能减退，又是加速衰老的重要因素。《养老奉亲书》说："上寿之人，气血已衰，精神减耗，危若风烛，百疾易攻。至于视听不至聪明，手足举动不随，其身体劳倦，头目昏眩，风气不顺，宿疾时发，或秘或泄，或冷或热，此皆老人常态也。"主张补脾、健脾。因五脏濡养赖于脾，如脾病不及时防治，症状为不欲饮食，食则欲吐，腹胀满、疼痛，烦渴，或便秘或泄泻，皆会影响老年人健康。年高之人真气耗竭，五脏俱衰，全仰饮食以资生气血。脾胃若伤，则四脏失其所养。脾胃衰退，运化水液功能相应减弱，因而易生痰湿而形体肥胖，且痰湿易于阻络而发中风。

（3）发病较严重，恢复较缓慢

中老年出现的疾病多表现较重，恢复缓慢，主要是相对于年轻时体质而言。因为这一时期脏腑的功能已经开始逐渐衰退，尤其是进入老年期后更为明显。脾胃功能不佳，化生气血的功能减弱，随之机体的各个脏腑及四肢百骸、皮毛筋骨皆得不到充分濡养而功能减弱，对病邪的驱逐力减弱，且修复缓慢。肺功能减弱对气的生成影响颇大，卫气生成减弱，使固护肌表的功能减弱，难以抵御寒冷外邪的侵袭，得病后机体也一时难以恢复正常。另外，中老年患者较多患的是日积月累的或反复发作的疾病，病情已经发展到了中晚期，病情较为深重，这也是中老年人患病后恢复较慢的重要原因。

2. 灸疗要点

根据中老年人的生理、病理特点，明确其灸疗要点如下：

（1）针对脏腑衰退的特点，应脾肾为先，力求增强体质，提高生活质量，延长寿命，开展长寿灸疗。

（2）针对脾胃功能减弱，运化水液作用减弱，容易导致水液、痰湿停滞而形体肥胖等特点，可开展减肥灸疗，减少或尽量避免脑卒中等疾病的发生。

（3）针对痰湿易窜阻经络而易发生脑卒中，或肝阳上亢、气血上逆、风阳内动夹痰窜阻经络，易导致发生半身不遂的特点，针对性地施行灸疗。

（二）青少年时期灸疗

青少年较小儿的脏腑功能进一步得到健全与完善，对外邪的抗御能力及对环境的适应能力有了很大程度的提高。但青少年时期机体进一步发育，性功能逐渐发育成熟，学习任务繁重，用脑强度大等，形成了这一特定时期的特点，相应的灸疗也要有所侧重。

1. 生理病理特点

青少年是心理、生理逐渐走向完善的时期，筋骨逐渐坚强，肌肉逐渐壮实、丰满，气血逐渐旺盛，精力逐渐充沛。其生理、病理特点概括为如下两个方面：

（1）*生长发育逐渐成熟，用脑强度加大*

人体发育进入青少年时期，生殖、泌尿系统有了较大的发展，内分泌功能逐渐旺盛，生殖系统逐渐发育成熟。正如《黄帝内经》所说："女子……二七而天癸至，任脉通，太冲脉盛，月事以时下，故有子……丈夫……二八，肾气盛，天癸至，精气溢泻，阴阳和，故能有子。"同时，该年龄段大多处于学生时期，用脑强度加大。如果先天不足，复加学习紧张，用脑过度，而后天又失调养，劳逸不当，常可致头痛、失眠、精神紧张、食欲缺乏、易于疲倦、常患感冒、注意力不集中、近视、精神恍惚，甚至会出现抑郁症等。

（2）*接触面渐广，易染上恶习*

青少年作为特殊群体，与社会的接触逐渐扩大起来。这些接触的事物有好的也有坏的，由于青少年分析是非的能力还不是很强，尤其对新鲜事物好奇，易染上恶习。因此，社会与家庭应多给青少年关心与爱护，发现问题要及时解决。可利用灸疗对青少年生长发育及用脑量大的特别情况予以保健，以增强体质，促进健康发育，提高学习效率；也可利用灸疗帮助青少年戒除烟、酒及毒瘾等不良恶习。

2. 灸疗要点

根据上面所概括的青少年生理、病理特点，确立青少年灸疗的要点如下：

（1）针对青少年接触面渐广，易染上恶习的不良情况，施以灸疗助其戒烟、戒毒。

（2）针对青少年生殖、泌尿系统的发育逐渐成熟，易失于后天调养，易出现梦遗失精、月经紊乱、手足逆冷、精神紧张不安的情况，重点施以灸疗。

（3）针对青少年用脑量大，失于调养易致头痛、失眠、食欲缺乏、易于疲劳、视力减退、注意力不集中，甚至会出现抑郁症或其他精神病症，重点施以灸疗。

（三）小儿时期灸疗

1. 生理病理特点

小儿时期是人生比较关键的一个时期，决定了是否能为今后的体质状况奠定基础。在这一时期，小儿无论是在生理、病理、形体及疾病传变、辨证治疗等方面都有其自身的特点，年龄越小越明显，绝不能简单地将小儿看成是成年人的缩影。

（1）脏腑娇嫩、形气未充

小儿时期机体各器官的形态发育和生理功能都是不成熟和不完善的，五脏六腑的形与气都相对不足，尤其以肺、脾、胃三脏更为明显。脾胃功能不健全，运化水谷以营养四肢百骸、筋肉骨骼及生成精血津液等也相应不足。

（2）生机蓬勃、发育迅速

小儿由于脏腑娇嫩，形气未充，所以在生长发育过程中，从体格、智力以至脏腑功能，皆不断向完善、成熟的方面发展。年龄愈小，脏腑就愈娇嫩，生长发育的潜能就愈大。

（3）发病容易、传变迅速

由于小儿内脏精气不足，形气未充，卫外功能不固，对疾病的抗御能力较差，复加寒暖不能自理，乳食不知自节，一旦调护失宜，则在外易受病邪侵袭，在内易为饮食所伤。

小儿时期不仅容易患病，且在患病以后变化也较为迅速。古人概括为："脏腑柔弱，易虚易实，易寒易热。"所以小儿寒热虚实的变化比成年人更为迅速而错综复杂，临床必须把握这一病理特点。

（4）脏气清灵、易趋康复

小儿时期生机蓬勃，活力充沛，脏气清灵，反应敏捷，且病因单纯，不足之物质渐趋得以补充，不健全的功能渐趋完善。因此，小儿在患病之后如经过及时、恰当的治疗及护理，病情的控制与好转比成年人来得快，容易恢复健康；即使出现危重证候，只要分秒必争，全力以赴采取综合性治疗措施抢救，其预后也常常是较为理想的。

2. 灸疗要点

根据小儿生理、病理特点，确立小儿灸疗的要点如下：

（1）针对小儿脏腑娇嫩的特点，灸疗立足于增强小儿整体体质，调整各脏腑生理功能。

（2）针对小儿形气未充，正气不足，尤其是肺气不足的生理特点，重点施以灸疗，促进卫气生成与运行，固护肌肤腠理，增强呼吸系统功能。

（3）针对小儿胃肠薄弱，脾胃功能尚未健全，运化水谷、输布津液、化生气血的能力不足的特点，施以灸疗增强消化系统功能，促进机体快速生长发育。

（四）妇女的灸疗

因妇女具有经、带、胎、产、乳的生理过程，相应也形成了病理上的特殊性，即具有气血不足及肝、脾、肾易于损伤的病理特点。

1. 生理病理特点

（1）经、带、胎、产、乳

这是妇女主要的生理特点。经，即月经，是指有规律的、周期性的子宫出血。一般每月例行1次，经常不变，信而有期，故又称为"月讯""月信"或"月水"。妇女月经的产生是天癸、脏腑、气血、经络协调作用于子宫的生理现象。

带，即妇女阴道内少量的白色分泌物，如涕如唾，可濡润阴窍。常见于青春期、经间期、经前期及妊娠期。由任脉主司，带脉约束，且与脾、肾相关。

胎，即妊娠。妇女从青春期发育以后，至绝经期以前，如无特殊病变，男女交媾后双方精卵结合则成胎孕。

产，即分娩。妊娠足月分娩后，有余血浊液从子宫经阴道排出，皆属正常现象。

乳，即乳汁分泌。初乳为淡黄色，随后逐渐变白。乳汁是婴儿最为理想的食物，来源于脏腑气血所化生。乳汁的分泌情况因人的体质、营养、精神因素、健康状况等影响而有所不同。

（2）气血不足、肝脾肾易损

气血津液是脏腑功能活动的物质基础，也是脏腑生理活动的产物，女子气血每月化经血应时而下，损耗量大而频繁；若得不到及时补充，易致气血不足，脏腑失养。妇女45岁以后，肝、脾、肾三脏虚弱渐趋明显，常表现为更年期综合征，呈现肝、脾、肾易损的特点。

2. 灸疗要点

（1）以其经、带、胎、产、乳的特殊的生理现象为灸疗重点。

（2）妇女重视对美的追求，对青春的向往，更渴望活力与亮丽，应施以相应灸疗以美容养颜。

（3）针对中老年妇女在更年期易出现的一系列症状、体征，在其来临之前或早期施以预防灸疗。

第二节　灸疗对亚健康的作用

亚健康的"未病"不是无病，也不是符合诊断标准的病，中医学认为是身体已经出现了阴阳、气血、脏腑经络的不平衡状态，亚健康正是机体状态失衡的表现。艾灸是通过对体表穴位施灸，并通过全身经络的传导来调整气血和脏腑的功能，达到平衡阴阳的目的，是防治亚健康的有效手段。灸疗对亚健康的作用可归纳为以下几个方面。

一、温经散寒

《素问·异法方宜论》指出："脏寒生满病，其治宜灸焫。"艾叶性温热，灸法能使灸火的热力快速透达肌层，因此灸法有熏烤、温热性能而具有温经散寒作用。中医认为寒包括外感寒邪和中焦虚寒。外感寒邪可因为感受自然界寒冷邪气所致，多见恶寒、肢体冷痛、喜暖、蜷卧等；中焦虚寒多因久病中焦阳气虚损而致，可见肢冷蜷卧、口不渴、痰涎涕清稀量多、小便清长、大便稀溏等症状。灸法可助阳散寒，使寒邪尽散、阳气恢复而肢体回暖。按照西医学观点，灸疗的热特性可使患者机体局部毛细血管扩张，组织充血，血流加速，代谢加快，从而使机体缺氧、缺血的部位得到改善，达到温经散寒的作用。可依据该作用改善亚健康阳虚体质状况。

二、通络止痛

中医认为，气血津液是人体赖以生存的基本物质，且在周身运行，其运行的通道是人体的经络系统。若经脉受阻不通或通行不畅，就会发生四肢关节疼痛或活动无力，或出现脏腑气机失调而出现各种疾病。经脉通行不畅常因寒邪侵于经脉，或气机不畅，或经脉受损所导致，可出现四肢活动障碍，关节疼痛，头痛、腰痛、腹痛、痛经，以及中风瘫痪、口眼歪斜等症状。灸疗作用于穴位，将热力、药力快速传导入十二经络，能通达诸经，升高局部温度，使气血畅行，提高气血流量，起到温通经脉的作用。西医学认为，灸疗能加速局部组织代谢，使炎症致痛物加速运转而排出体外；同时，可调节神经兴奋性，使过于兴奋的神经功能得到抑制，也可使神经功能减退得以恢复兴奋，从而起到温经止痛的作用。可用于治疗寒凝血滞、经络痹阻引起的神经麻痹、肢体瘫痪等，调节亚健康状态。

三、培补元气

元气为人体之本，可因久病体虚或气血暴脱等导致元气亏虚。轻者导致卫阳不固，腠理疏松，易伤风感冒；甚者出现中气下陷而脏器下垂；或阳衰之极而阴阳离决，出现大汗淋漓、四肢厥冷、面色苍白、血压下降等。《本草从新》记载："艾叶纯阳之性，能回垂绝之阳。"用艾灸可起到开窍醒神、回阳固脱之功效，可培补人体元气。西医学认为，灸法可以调整人体的应激性，调高耐受力，调整各种腺体功能，维护生命体征。故用灸法可以治疗脾肾阳虚所致的久泻久利、遗精、阳痿、虚脱、脏器下垂及崩漏等症。

四、行气活血

寒凝气滞或气血运行无力可导致痰湿阻滞，或为血瘀，表现为痈疽、癥瘕等。艾灸可使气机调畅，起到行气活血、化瘀散结、消炎拔毒的功效，因而对各种疮疡、痈肿、癥瘕等起到治疗效果。实验证明，艾灸可以增强肾上腺皮质激素分泌，增加胸腺细胞活力，可使中性粒细胞增多，吞噬能力增强，炎症渗出减少。

保健防病、调理亚健康是灸疗特色之一。艾叶为辛温阳热之品，以火助阳，两阳相得，可补阳壮阳，使人体真元充足，精力旺盛，人体健壮。灸疗可温通经络，平衡阴阳，促进人体气血运行，调理脏腑功能，促进机体新陈代谢，增强抵抗力，调和营卫，从而起到防病保健的作用。

因人体以脾肾为先，故防病保健多重脾肾。如《备急千金要方》记载："凡官游吴蜀，体上常须三两处灸之……"足三里穴被作为保健长寿灸疗要穴。《扁鹊心书》载："人至晚年阳气衰，故手足不温，下元虚惫，动作艰难……"并以关元、气海、命门、中脘为常灸穴，体现了重脾肾的思想。现代医学研究显示：艾灸足三里、百会穴等能降低血脂及胆固醇水平，故无病自灸可增强抗病能力，使精力充沛，长寿延年。

灸疗调理亚健康是一种综合作用，是各种因素相互影响、相互补充，共同发挥调理作用。我们可以从以下三个方面来认识：

其一，灸疗的治疗方式是综合的。如冬病夏治，以白芥子等药物贴敷膻中、肺俞、膏肓等穴治疗哮喘，以及以隔附子饼灸肾俞等穴以抗衰老等，其方式包括了局部刺激、经络腧穴、药物因素，它们相互之间是有机联系的，并不是单一孤立的，缺其一即失去了原来的治疗作用。

其二，灸疗的作用是综合的。灸疗热的刺激可调整局部气血；艾火刺激配合药物，必然增强了药物的功效，芳香药物在温热环境下特别容易吸收；艾灸施于穴位，则首先刺激穴位本身，激发了经气，调动了经脉的功能，使之更好地发挥行气血、和阴阳的整体作用。

其三，人体反应性与治疗作用是综合的。治疗手段（灸疗）是外因，只能通过内因（人体反应性）起作用。研究人员发现，相同的灸法对患相同疾病的患者，其感传不一样，疗效也不相同。究其原因，就是人体的反应性有差异。有关人员正在致力于通过改变人体反应性来增强灸疗作用的研究。

综合考虑以上诸因素，在中医整体观念和辨证论治思想指导下，临证进行合理选择、灵活运用，才能发挥灸疗最大的效能。

当今随着社会的不断进步，人民生活水平的不断提高，医疗保健事业的不断发展，对灸疗的需求日益增长。业内学者对灸疗的亚健康调理作用做了较深入的研究与探讨，灸疗在戒烟、减肥、美容、延缓衰老等方面的运用也日益受到重视。可以看出，灸疗在现代人的防病、调理亚健康、"治未病"、保健强身等方面存在着很大的潜力，有着不可忽视的作用。

第四章 灸疗与经络腧穴

第一节 经络腧穴概述

经络是经脉和络脉的总称，是人体运行气血、联络脏腑、沟通内外、贯穿上下的径路。"经"，有路径的含义，为直行的主干；"络"，有网络的含义，为侧行的分支。经脉以上下纵行为主，系经络的主体；络脉从经脉中分出侧行，系经络的细小部分。经络纵横交错，遍布于全身。

腧穴是人体脏腑经络之气输注于体表的特殊部位。腧，本写作"输"，或从简作"俞"，有转输、输注的含义，言经气转输之所；穴，即孔隙的意思，言经气所居之处。

一、经络学说的起源与发展

（一）经络学说的起源

1. 针灸等刺激的感应和感觉传导现象的观察

古代医家在长期的医疗实践中，观察到针刺腧穴和一定的部位时，患者会产生酸、麻、胀、重等感觉，称为"针感"或"得气"。这种感觉有时向某特定部位或一定的路径传导或扩散，古代称此为"气穴"，从而产生了"线"的概念。如《灵枢·九针十二原》所说："刺之要，气至而有效。"温灸时也会有热感从施灸部位向远处扩散。无论是针刺还是艾灸，这种向远处或病所传导或扩散的感觉路径，可逐渐总结为经络循行。

2. 气功与经络学说的形成

气功养生术中，当练功者意留丹田时，往往觉得体内有气沿着一定的径路流动。在我国战国时期出土的佩玉上刻有《行气玉佩铭》，描述说："深则蓄，蓄则伸，伸则下……"意为呼吸深沉使气积蓄于丹田，会出现气的上下运动，后人称之为"小周天"。因此经络可能是通过练功运气而体验出来的。在马王堆汉墓出土的帛书中，一幅画中有各种各样的"导引图"，与记载十一条脉的文字连在一起，说明导引、气功与经络的关系十分密切。

3. 腧穴主治功效的总结

古人通过长期的针灸实践，随着对穴位主治范围知识的丰富积累，将穴位的主治作用进行归纳分析，从而发现了主治范围基本相同的穴位往往有规律地排列在一条路线上，从而形成了经络的概念。

4. 体表病理现象的推理

临床实践中发现，脏腑发生疾病时会沿着一定路线有规律地发生各种病候，在体表的一定部位还往往出现一些病理现象，如压痛、皮疹、皮下硬结、色泽变化等异常反应。《灵枢·背腧》记载："欲得而验之，按其处，应在中而痛解，乃其俞也。"就是说脏腑有病，按压体表某部位出现反应点，疾病也随之缓解。又如《素问·脏气法时论》说："心病者，胸中痛，胁支满，胁下痛，膺背肩胛间痛，两臂内痛。"这一病理现象即是经络内外联系的典型反应之一。

5. 解剖知识的启发

《灵枢·经水》记载："若夫八尺之士，皮肉在此，外可度量切循而得之，其死可解剖而视之。其脏之坚脆，腑之大小，谷之多少，脉之长短，血之清浊，气之多少，十二经之多血少气，与其少血多气，与其皆多血气，与其皆少血气，皆有大数。其治以针艾，各调其经气，固其常有合乎。"此段说明古人通过度量、切循，观察人体的脏腑器官大小及经脉中血气的多少等，也有助于对经络的认识。

（二）经络学说的发展

经络学说形成以后又经历了一个漫长的发展过程，并在历代医家的医疗实践中得到不断的引申、补充而渐趋系统化、完整化。

1. 马王堆出土的帛书中有关经脉的记载

关于经络学说的内容记载，从现有的出土文献资料分析，最早见于1973年长沙马王堆汉墓出土的帛书中。其所载有关经络的内容，可反映经络学说雏形阶段的概貌。其主要特点是：

（1）只有十一条脉而无"经"字，只言灸而未言针。

（2）以足臂命名的十一条脉的循行均由四肢末端起始而止于头身；而以阴阳命名的十一条脉的循行已有分化，如肩脉（相当于手太阳脉）起于头，经上肢外侧止于手，足太阴脉起于少腹，经下肢内侧止于足。

（3）无脏腑属络、表里配合，其循行路线分支短少，未言及络脉与奇经八脉，而且也无互相衔接和全身循环流注的记载。

（4）"足臂十一脉"病候较少，且未分类；"阴阳十一脉"病候已有增加，且有"是动病""所生病"的分化，但均不及《灵枢·经脉》所载全面。

因此，可以推断这一时期的经络学说正处于从雏形趋近成熟和完善的发展阶段。

2.《黄帝内经》中经络学说的形成

《黄帝内经》的成书标志着经络学说已基本形成。在这部巨著中，有关十二经脉循行分布、脏腑属络、走向衔接、循环流注、各经病候及标本、根结已有详尽论述，而且对经别、经筋、皮部、十五络脉和奇经八脉的分布、作用，以及经络的生理功能等均有阐述。这些论述已形成了经络学说的轮廓和理论体系，对后世产生了深远的影响。

3.《难经》对经络学说的贡献

《难经》以阐发《黄帝内经》要旨为本义，阐幽发微，补充了《黄帝内经》的不足，对经络理论多有引申发挥。例如在第一难中提出了"十二经皆有动脉"的观点，二十三至二十九难论述经脉的长度、循行和十二经顺序及流注关系，并论述了十五络的作用和脉气竭绝的症状表现。此外，《难经》对奇经八脉循行分布、生理功能、临床应用的阐发和引申，以及"肾间动气"是经络脉气产生的根源的论述等，均对经络学说的发展做出了贡献。

4.《黄帝内经》《难经》以后经络学说的发展

自《黄帝内经》《难经》以后，经络学说有了新的发展。东汉张仲景总结了外感热病的发病规律，创六经辨证论治，成为经络学说在内科方面应用的典范。元代滑伯仁著《十四经发挥》，最先提出"十四经"的称谓，并详考其循行分布，补充各经腧穴，指出经脉是体表与脏腑联系的通路，络脉是本经的旁支而与他经相交，经脉之气通过"经脉传注，周流不息"，从而对气血在经络系统中的循环机理做出了新的发挥和阐释。明代李时珍著《奇经八脉考》，详考奇经八脉循行路线及有关腧穴，论奇经与十二经脉气相通径路，奇经作用与病候及其治法，突出了奇经八脉理论对临床实践的指导价值。

上述事实表明，经络学说是在历代医家的医疗实践过程中不断观察、探索、总结、积累和引申、补充而渐趋完善，逐步发展起来的。

二、经络的循行

（一）手太阴肺经

【循行路线】

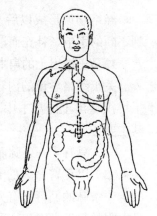

起于中焦，向下联络大肠，回绕过来沿着胃上口，通过横膈，属于肺脏。从"肺系"（气管、喉咙部）横出腋下，向下沿上臂内侧行于手少阴经和手厥阴经的前面，下行到肘窝中，沿着前臂内侧前缘，进入寸口（桡动脉搏动处），沿鱼际边缘，出拇指的内侧端。

它的分支从腕后食指内侧端与手阳明大肠经相接（见图4-1）。

图4-1　手太阴肺经

【原文】

《灵枢·经脉》曰：肺手太阴之脉，起于中焦，下络大肠，还循胃口，上膈属肺。从肺系横出腋下，下循臑内，行少阴心主之前，下肘中，循臂内上骨下廉，入寸口，上鱼，循鱼际，出大指之端。

其支者，从腕后直出次指内廉，出其端。

（二）手阳明大肠经

【循行路线】

起于食指末端，沿食指桡（内）侧向上，通过第一、二掌骨间，向上进入两筋（拇长伸肌腱与拇短伸肌腱）之间，沿前臂前方进入肘外侧，经上臂外侧前边上肩，出肩峰部前边，向上交会颈部（会大椎），下入缺盆（锁骨上窝），络于肺，通过横膈，属于大肠。

它的支脉从锁骨上窝上行颈旁，通过面颊，进入下齿槽，回绕到上唇，交会人中部（会水沟），左边的向右，右边的向左，分布在鼻孔两侧，与足阳明胃经相接（见图4-2）。

【原文】

《灵枢·经脉》曰：大肠手阳明之脉，起于大指次指之端，循指上廉，出合谷两骨之间，上入两筋之中，循臂上廉，入肘外廉，上臑外前廉，上肩，出髃骨之前廉，上出于柱骨之会上，下入缺盆，络肺，下膈，属大肠。

其支者，从缺盆上颈贯颊，入下齿中，还出夹口，交人中，左之右，右之左，上夹鼻孔。

（三）足阳明胃经

【循行路线】

起于鼻旁两侧，上行到鼻根部，与旁侧足太阳经交会，向下沿鼻外侧，进入上齿槽中，回出环绕口唇，向下交会于颏唇沟；退回来沿下颌出面动脉部，再沿下颌角，上耳前，经颧弓上，沿发际，至额颅中部。

它的支脉从大迎前向下，经颈动脉部（人迎），沿喉咙，进入缺盆（锁骨上窝部），通过膈肌，属于胃，络于脾。

外行的主干从锁骨上窝（缺盆）向下，经乳中，向下夹脐两旁，进入气街（腹股沟动脉部，气冲穴）。

它的支脉从胃口向下，沿腹里，至腹股沟动脉部与前者会合。由此下行经髋关节前，到股四头肌隆起处，下向膝髌中（犊鼻），沿胫骨外侧下行足背，进入中趾内侧趾缝，出次趾末端。

它的支脉从膝下三寸（足三里）处分出，向下进入中趾外侧趾缝，出中趾末端。

另一支脉从足背部分出，进大趾趾缝，出大趾末端，接足太阴脾经（见图4-3）。

【原文】

《灵枢·经脉》曰：胃足阳明之脉，起于鼻之交頞中，旁约太阳之脉，下循鼻外，入上齿中，还出夹口，环唇，下交承浆，却循颐后下廉，出大迎，循颊车，上

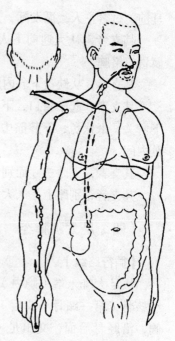

图4-2 手阳明大肠经

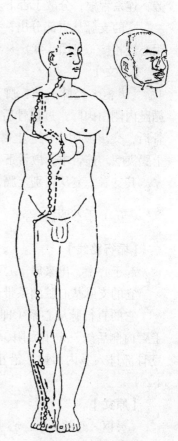

图4-3 足阳明胃经

耳前，过客主人，循发际，至额颅。

其支者，从大迎前下人迎，循喉咙，入缺盆，下膈，属胃，络脾。

其直者，从缺盆下乳内廉，下夹脐，入气街中。

其支者，起于胃口，下循腹里，下至气街中而合。以下髀关，抵伏兔，下膝髌中，下循胫外廉，下足跗，入中趾内间。

其支者，下膝三寸而别，下入中趾外间。

其支者，别跗上，入大趾间，出其端。

（四）足太阴脾经

【循行路线】

从足大趾末端（隐白）开始，沿大趾内侧赤白肉际，经核骨（第一跖骨小头后），上行至内踝前边，上小腿内侧，沿胫骨后面，交出足厥阴肝经之前，上膝股内侧前边，进入腹部，属于脾，络于胃，通过膈肌上行，夹咽部旁，连系舌根，分散于舌下。

它的支脉从胃部分出，上过膈肌，流注心中，与手少阴心经相接（见图4-4）。

【原文】

《灵枢·经脉》曰：脾足太阴之脉，起于大趾之端，循趾内侧白肉际，过核骨后，上内踝前廉，上踹内，循胫骨后，交出厥阴之前，上膝股内前廉，入腹，属脾络胃。上膈夹咽，连舌本，散舌下。

其支者，复从胃别上膈，注心中。

（五）手少阴心经

【循行路线】

起于心中，出来属于心系（即心脏与其他脏相连的系带），下过膈肌，联络小肠。

它的支脉从心脏的系带部向上夹咽喉，与眼球内连于脑的系带相联系。

它的直行脉从心系（即心脏与其他脏相连的系带）上行至肺，向下出于腋下，沿上臂内侧后缘，走手太阴、手厥阴经之后，向下至肘内，沿前臂内侧后缘，到掌后豌豆骨部进入掌内后边，沿小指的桡（内）侧出于末端，与手太阳小肠经相接（见图4-5）。

【原文】

《灵枢·经脉》曰：心手少阴之脉，起于心中，出属心系，下膈络小肠。

其支者，从心系上夹咽，系目系。

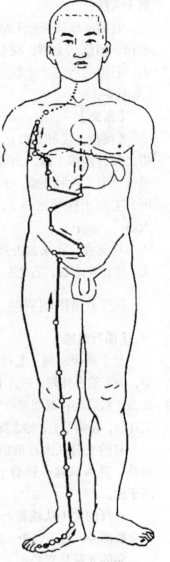

图4-4 足太阴脾经

其直者，复从心系，却上肺下出腋下，下循臑内后廉，行太阴心主之后，下肘内，循臂内后廉，抵掌后锐骨之端，入掌内后廉，循小指之内出其端。

（六）手太阳小肠经

【循行路线】

起于小指外侧末端，沿手掌尺（外）侧上腕部，出尺骨小头部，直上沿尺骨下边，出于肘内侧当肱骨内上髁和尺骨鹰嘴之间，向上沿上臂外后侧，出肩关节部，绕肩胛，交会肩上，进入缺盆（锁骨上窝），络于心，沿食管，通过膈肌，到胃，属于小肠。

它的支脉从锁骨上行，沿颈旁，上向面颊，到外眼角，折向后，进入耳中。

它的又一支脉从面颊部分出，上向颧骨，靠鼻旁到内眼角，与足太阳膀胱经相接，而又斜行络于颧骨部（见图4-6）。

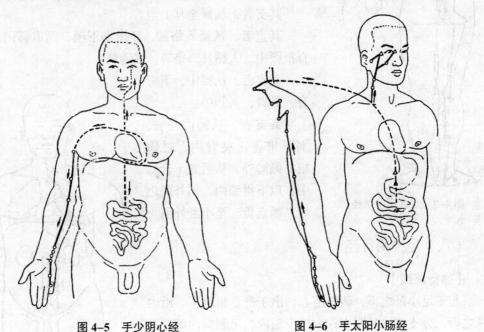

图 4-5 手少阴心经   图 4-6 手太阳小肠经

【原文】

《灵枢·经脉》曰：小肠手太阳之脉，起于小指之端，循手外侧，上腕出踝中，直上循臂骨下廉，出肘内侧两筋之间，上循臑外后廉，出肩解，绕肩胛，交肩上，入缺盆，络心，循咽下膈，抵胃，属小肠。

其支者，从缺盆循颈上颊，至目锐眦，却入耳中。

其支者，别颊上䪼，抵鼻至目内眦，斜络于颧。

（七）足太阳膀胱经

【循行路线】

起于内眼角，上行额部，交会于头顶。

它的支脉从头顶分出到耳上角。

其直行主干从头顶入内络于脑，复出项部分开下行：一支沿肩胛内侧，夹脊旁，到达腰中，进入脊旁筋肉，络于肾，属于膀胱；一支从腰中分出，夹脊旁，通过臀部，进入腘窝中。

背部另一支脉从肩胛内侧分别下行，通过肩胛，经过髋关节部，沿大腿外侧后边下行，会合于腘窝中，由此向下通过腓肠肌部，出外踝后方，沿第五跖骨粗隆，到小趾的外侧，与足少阴肾经相接（见图4-7）。

【原文】

《灵枢·经脉》曰：膀胱足太阳之脉，起于目内眦，上额交巅。

其支者，从巅至耳上角。

其直者，从巅入络脑，还出别下项，循肩髆内，夹脊抵腰中，入循膂，络肾，属膀胱。

其支者，从腰中，下夹脊，贯臀，入腘中。

其支者，从髆内左右，别下贯胛，夹脊内，过髀枢，循髀外，从后廉下合腘中，以下贯踹内，出外踝之后，循京骨，至小趾外侧。

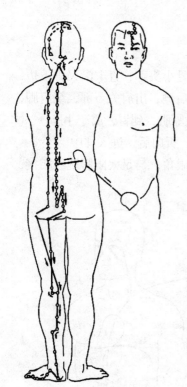

图4-7　足太阳膀胱经

（八）足少阴肾经

【循行路线】

起于足小趾之下，斜向足心，出于舟骨粗隆下，沿内踝之后，分支进入足跟中；上向小腿内，出腘窝内侧，上大腿内后侧，通过脊柱属于肾，络于膀胱。

它直行的脉从肾向上，通过肝、膈，进入肺中，沿着喉咙，夹舌根部。

它的支脉从肺出来，络于心，流注于胸中，与手厥阴心包经相接（见图4-8）。

【原文】

《灵枢·经脉》曰：肾足少阴之脉，起于小趾之下，邪走足心，出于然谷之下，循内踝之后，别入跟中，以上踹内，出腘内廉，上股内后廉，贯脊属肾，络膀胱。

其直者，从肾上贯肝膈，入肺中，循喉咙，夹舌本。

其支者，从肺出，络心，注胸中。

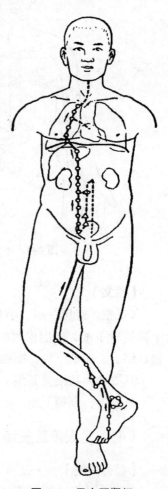

图4-8　足少阴肾经

（九）手厥阴心包经

【循行路线】

起于胸中，浅出，属于心包，向下通过膈肌，经历胸部、上腹和下腹，联络三焦。

它的支脉沿胸内出于胁部，当腋下三寸处向上到腋窝，沿上臂内侧，于手太阴、手少阴之间进入肘中，下向前臂，走两筋（桡侧腕屈肌腱与掌长肌腱）之间，进入掌中，沿中指桡侧出于末端。

它的支脉从掌中分出，沿无名指出于末端，与手少阳三焦经相接（见图4-9）。

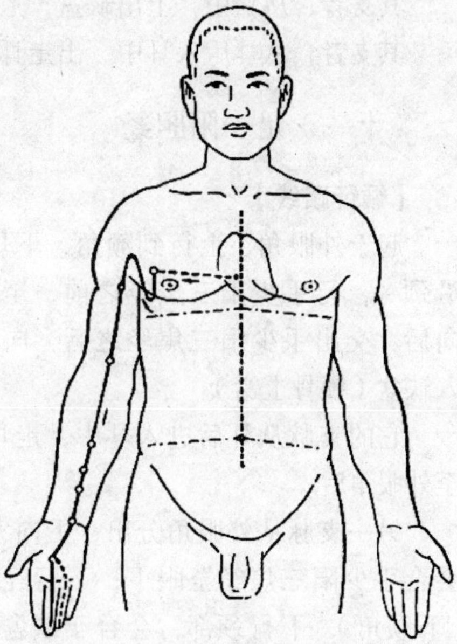

【原文】

《灵枢·经脉》曰：心主手厥阴心包络之脉，起于胸中，出属心包络，下膈，历络三焦。

其支者，循胸出胁，下腋三寸，上抵腋下，下循臑内，行太阴、少阴之间，入肘中，下臂，行两筋之间，入掌中，循中指，出其端。

其支者，别掌中，循小指次指出其端。

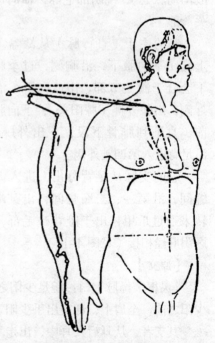

图4-9　手厥阴心包经

（十）手少阳三焦经

【循行路线】

起于无名指末端，上行小指与无名指之间，沿着手背，出于前臂伸侧两骨（尺骨、桡骨）之间，向上通过肘尖，沿上臂外侧，向上通过肩部，交出足少阳经的后面，进入缺盆（锁骨上窝），分布于胸中，散络于心包，向下通过膈肌，从胸至腹，属于上、中、下三焦。

它的支脉从胸中上行，出锁骨上窝，上向后项，连系耳后，直上出耳上方，折下向面颊，至眼下。

它的支脉从耳后进入耳中，出于耳前，经过上关穴，交面颊，到外眼角，与足少阳胆经相接（见图4-10）。

图4-10　手少阳三焦经

【原文】

《灵枢·经脉》曰：三焦手少阳之脉，起于小指次指之端，上出两指之间，循手表腕，出臂外两骨之间，上贯肘，循臑外上肩，而交出足少阳之后，入缺盆，布膻中，散络心包，下膈，循属三焦。

其支者，从膻中，上出缺盆，上项，系耳后，直上出耳上角，以屈下颊至顺。

其支者，从耳后入耳中，出走耳前，过客主人前，交颊，至目锐眦。

（十一）足少阳胆经

【循行路线】

起于外眼角，上行到额角，下耳后，沿颈旁，行手少阳三焦经之前，至肩上向后，交出手少阳三焦经之后，向下进入缺盆（锁骨上窝）。

它的支脉从耳后进入耳中，走耳前，至外眼角后。

另一支脉从外眼角分出，下向大迎，会合手少阳三焦经至眼下；下行经颊车（下颌角），下行颈部，会合于缺盆（锁骨上窝）。由此下向胸中，通过膈肌，络于肝，属于胆；沿胁里，出于气街（腹股沟动脉处），绕阴部毛际，横向进入髋关节部。

它的主干（直行脉）从缺盆（锁骨上窝）下向腋下，沿胸侧，过季胁，向下会合于髋关节部。由此向下，沿大腿外侧，出膝外侧（膝阳关），下向腓骨头前，直下到腓骨下段，下出外踝之前，沿足背进入第四趾外侧。

它的支脉从足背分出，进入大趾趾缝间，沿第一、二跖骨间，出趾端，回转来通过爪甲，出于趾背毫毛部，与足厥阴肝经相接（见图4-11）。

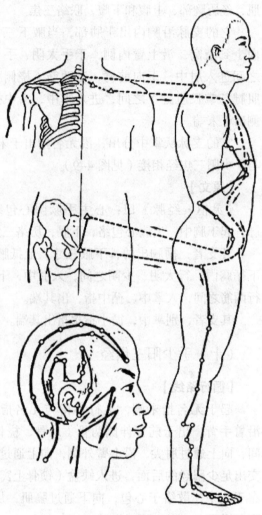

图4-11 足少阳胆经

【原文】

《灵枢·经脉》曰：胆足少阳之脉，起于目锐眦，上抵头角，下耳后，循颈，行手少阳之前，至肩上，却交出手少阳之后，入缺盆。

其支者，从耳后入耳中，出走耳前，至目锐眦后。

其支者，别锐眦，下大迎，合于手少阳，抵于顺，下加颊车，下颈，合缺盆，以下胸中，贯膈，络肝，属胆，循胁里，出气街，绕毛际，横入髀厌中。

其直者，从缺盆下腋，循胸，过季胁，下合髀厌中。以下循髀阳，出膝外廉，下外辅骨之前，直下抵绝骨之端，下出外踝之前，循足跗上，入小趾次趾之间。

其支者，别跗上，入大趾之间，循大趾歧骨内出其端，还贯爪甲，出三毛。

（十二）足厥阴肝经

【循行路线】

起于大趾背毫毛部，向上沿着足背内侧，离内踝一寸，向上行小腿内侧，至内踝八寸处交出足太阴脾经之后，上行腘内侧，沿着大腿内侧，进入阴毛中，环绕阴部，至小腹，夹胃旁，属于肝，络于胆；向上通过膈肌，分布于胁肋部，沿气管之后，向上进入颃颡（喉头部），连接目系（眼球后的脉络联系），上行出于额部，与督脉交会于头顶。

它的支脉从"目系"下向颊里，环绕唇内。

它的支脉从肝分出，通过膈肌，向上流注于肺，与手太阴肺经相接（见图4-12）。

【原文】

《灵枢·经脉》曰：肝足厥阴之脉，起于大趾丛毛之际，上循足跗上廉，去内踝一寸，上踝八寸，交出太阴之后，上腘内廉，循股阴，入毛中，环阴器，抵小腹，夹胃，属肝，络胆，上贯膈，布胁肋，循喉咙之后，上入颃颡，连目系，上出额，与督脉会于巅。

其支者，从目系下颊里，环唇内。

其支者，复从肝别贯膈，上注肺。

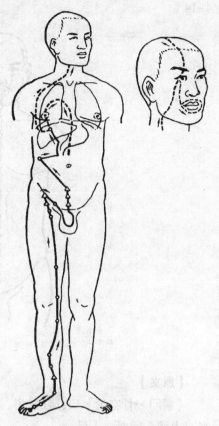

图4-12 足厥阴肝经

（十三）督脉

【循行路线】

起于小腹内，下出于会阴部，向后、向上行于脊柱的内部，上达项后风府，进入脑内，上行巅顶，沿前额下行鼻柱，止于上唇内龈交穴（见图4-13）。

【原文】

《难经·二十八难》曰：督脉者，起于下极之俞，并于脊里，上至风府，入属于脑。

（十四）任脉

【循行路线】

任脉起于小腹内，下出会阴，向前上行于阴毛部，在腹内沿前正中线上行，经

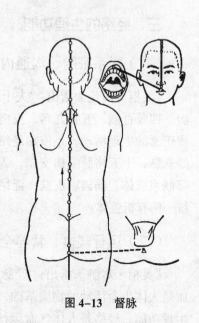

图4-13 督脉

关元等穴至咽喉部，再上行环绕口唇，经过面部，进入目眶下，联系于目（见图4-14）。

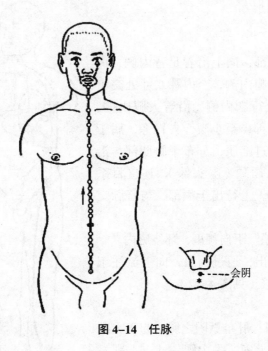

图4-14 任脉

【原文】

《素问·骨空论》曰：任脉者，起于中极之下，以上毛际，循腹里，上关元，至咽喉，上颐，循面，入目。

三、经络的生理功能

（一）联系脏腑、沟通内外

《灵枢·海论》指出："夫十二经脉者，内属于腑脏，外络于肢节。"人体的五脏六腑、四肢百骸、五官九窍、皮肉筋骨等组织器官之所以能保持相对的协调与统一，完成正常的生理活动，是依靠经络系统的联络沟通而实现的。经络中的经脉、经别与奇经八脉、十五络脉纵横交错、入里出表、通上达下，联系人体各脏腑组织；经筋、皮部联系肢体、筋肉、皮肤；浮络和孙络联系人体各细微部分。这样，人体形成了一个统一的有机整体。

（二）运行气血、营养全身

《灵枢·本脏》指出："经脉者，所以行血气而营阴阳，濡筋骨，利关节者也。"气血是人体生命活动的物质基础，全身各组织器官只有得到气血的营养才能完成正常的生理功能。经络是人体气血运行的通道，能将营养物质输布到全身各组织脏器，使脏腑组织得以营养，筋骨得以濡润，关节得以通利。

（三）抗御病邪、保卫机体

营气行于脉中，卫气行于脉外。经络"行血气"而使营卫之气密布周身，在内和调于五脏、洒陈于六腑，在外抗御病邪。外邪侵犯人体由表及里，先从皮毛开始。卫气充实于络脉，络脉散布于全身、密布于皮部。当外邪侵犯机体时，卫气首当其冲，发挥其抗御外邪、保卫机体的屏障作用。

四、经络的病理变化

（一）经络的病候及其机制

当经络的生理功能失调时，就会产生一些病理变化。实证由病邪壅阻或气血不畅而致，多见沿经脉所过处发生的肿痛，即"血伤为肿""不通则痛"，如手阳明经病的齿痛、上肢外侧前肿痛；虚证多为经气虚弱、气血不足而成，往往局部会出现不仁、不用等痿废现象，即气血不能荣于经脉，如大指、次指不用等。

十二经脉中的经气变动失常往往还能循经厥逆而上，导致出现"厥"证，如《灵枢·经脉》记载的"臂厥""踝厥""骨厥"等。

十二经脉中的经气衰竭时，经脉所联系的器官功能也必然呈现衰竭。如《灵枢·经脉》所载："手太阴气绝，则皮毛焦。太阴者，行气温于皮毛者也，故气不荣，则皮毛焦。"说明当经络功能失常时，则循行所过之处与其所联器官即会出现病理变化。

（二）传注病邪、反映病候

由于经络有"内属于腑脏，外络于肢节"的生理功能，当机体处在正虚邪盛的情况下，经络则是病邪传注的途径。如《素问·缪刺论》说："夫邪之客于形也，必先舍于皮毛，留而不去，入舍于孙脉，留而不去，入舍于络脉，留而不去，入舍于经脉，内连五脏，散于肠胃。"指出外邪侵犯人体时，可以借经络通路由浅入深、由表及里传变。再如《素问·皮部论》曰："百病之始生也，必先于皮毛……邪客于皮则腠理开，开则邪入客于络脉，络脉满则注于经脉，经脉满则入舍于腑脏也。"如风寒之邪侵犯肌表，初见恶寒、发热、头身疼痛，继而入合于肺而咳嗽、胸闷、气促等。

由于经络在人体内有多种联系途径，故又为病变互相影响的渠道。如肝脉夹胃上行，若肝气失于疏泄，则脾胃不和而出现嗳气、吞酸、呃逆、呕吐等；又如肾脉从肾上贯肝，若肾阴亏损可致肝阳上亢，出现烦躁易怒、头痛、失眠、潮热盗汗等。

由于经络在人体有内外相联的特点，故内脏发生病变时亦可通过经络由里达表，从而在其相应的体表部位出现不同的症状和体征。故在病理情况下，经络又是病理变化的反映通路。如肝病出现胁痛、目赤肿痛，肾病出现腰痛、耳聋，心火上炎致口舌生疮等。

五、经络学说的临床应用

（一）说明病理变化

经络是人体通内达外的一个联络系统；在生理功能失调时，又是病邪传注的途径，具有反映病候的特点。如在有些疾病的病理过程中，常可在经络循行通路上出现明显的压痛，或结节、条索状物等反应物，以及相应的部位皮肤色泽、形态、温度等变化。通过望色、循经触摸反应物和按压等，可推断疾病的病理状况。

（二）指导辨证归经

辨证归经，是指通过辨析患者的症状、体征及相关部位发生的病理变化，以确定疾病所在的经脉。辨证归经在经络学说指导下进行。如头痛一症，痛在前额者多与阳明经有关，痛在两侧者多与少阳经有关，痛在后项者多与太阳经有关，痛在巅顶者多与督脉、足厥阴经有关。这是根据头部经脉分布特点辨证归经。

临床上还可根据所出现的证候，结合其所联系的脏腑进行辨证归经。如咳嗽、鼻流清涕、胸闷，或胸外上方、上肢内侧前缘疼痛等，与手太阴肺经有关；脘腹胀满、胁肋疼痛、食欲不振、嗳气吞酸等，与足阳明胃经和足厥阴肝经有关。

（三）指导针灸治疗

针灸治病是通过针刺和艾灸等刺激体表经络腧穴，以疏通经气，调节人体脏腑气血功能，从而达到治疗疾病的目的。腧穴的选取、针灸方法的选用是针灸治疗的两大关键，均依靠经络学说的指导。

针灸在临床通常根据经脉循行和主治特点进行循经取穴。如《四总穴歌》所载："肚腹三里留，腰背委中求，头项寻列缺，面口合谷收。"这就是循经取穴的具体体现。

由于经络、脏腑与皮部有密切联系，故经络、脏腑的疾患可以用皮肤针叩刺皮部或皮内埋针进行治疗。如胃脘痛可用皮肤针叩刺中脘、胃俞穴，也可在该穴皮内埋针。经络瘀滞、气血痹阻者可以刺其络脉出血进行治疗，如目赤肿痛刺太阳穴出血，软组织挫伤在其损伤局部刺络拔罐等。经筋疾患多因疾病在筋膜、肌肉，表现为拘挛、强直、弛缓，可以按"以痛为输"的原则取其局部痛点或穴位进行针灸治疗。

六、腧穴概述

（一）腧穴的发展

腧穴是人们在长期的医疗实践中发现的治病部位。远古时代，我们的祖先在身体某一部位或脏器发生疾病时，在病痛局部进行砭刺、叩击、按摩、针刺、火灸，发现可减轻或消除病痛。这种"以痛为输"所认识的腧穴，既无定位，又无定名，是认识腧穴的最初阶段。

在医疗实践中，古人对体表施术部位及其治疗作用的了解逐步深入，积累了较多的经验，认识到有些腧穴有确定的位置和主治的病证，并给以位置的描述和命名。这是认识腧穴发展的第二阶段，即定位、定名阶段。

随着对经络及腧穴主治作用认识的不断深化，古代医家对腧穴的主治作用进行了归类，并与经络相联系，说明腧穴不是体表孤立的点，而是与经络脏腑相通。通过不断总结、分析归纳，逐步将腧穴分别归属各经。这是认识腧穴发展的成熟阶段，即定位、定名、归经阶段。

（二）腧穴的分类

人体的腧穴大体上可归纳为十四经穴、奇穴、阿是穴三类。

1. 十四经穴

指具有固定的名称和位置，且归属于十二经和任脉、督脉的腧穴。它们有固定的名称、固定的位置和归经，且有主治本经病证的共同作用，是腧穴的主要部分。

2. 奇穴

又称"经外奇穴"，是指既有一定的名称，又有明确的位置，但尚未归入或不便归入十四经系统的腧穴。这类腧穴的主治范围比较单纯，多数对某些病证有特殊疗效，如四缝穴治小儿疳积、定喘治哮喘等。

3. 阿是穴

又称"天应穴""不定穴""压痛点"等。这类腧穴既无固定名称，亦无固定位置，而是以压痛点或其他反应点作为针灸施术部位。"阿是"之称始见于唐代孙思邈《备急千金要方》中。

（三）腧穴的命名

腧穴的名称均有一定的含义，《千金翼方》指出："凡诸孔穴，名不徒设，皆有深意。"历代医家以腧穴所居部位和作用为基础，结合自然界现象和医学理论等，采用取类比象的方法对腧穴命名。了解腧穴命名的含义可帮助我们熟悉、记忆腧穴的部位和治疗作用。兹将腧穴命名规律择要分类说明如下：

1. 根据所在部位命名

即根据腧穴所在的人体解剖部位而命名。如腕旁的腕骨，乳下的乳根，面部颧骨下的颧髎，第 7 颈椎棘突下的大椎等。

2. 根据治疗作用命名

即根据腧穴对某种病证的特殊治疗作用命名。如治目疾的睛明、光明，治水肿的水分、水道，治面瘫的牵正等。

3. 利用天体地貌命名

即根据自然界的天体名称如日、月、星、辰等，以及地貌名称如山、陵、丘、墟、溪、谷、沟、泽、池、泉、海、渎等，结合腧穴所在部位的形态或气血流注的状况而命名。如日月、上星、太乙、承山、大陵、商丘、丘墟、太溪、合谷、水沟、曲泽、涌泉、小海、四渎等。

4. 参照动植物命名

即根据动植物的名称，以形容腧穴所在部位的形象而命名。如伏兔、鱼际、犊鼻、鹤顶、攒竹、口禾髎等。

5. 借助建筑物命名

即根据建筑物来形容某些腧穴所在部位的形态或作用特点而命名。如天井、印堂、巨阙、脑户、屋翳、膺窗、库房、地仓、气户、梁门等。

6. 结合中医学理论命名

即根据腧穴部位或治疗作用，结合阴阳、脏腑、经络、气血等中医学理论命名。如阴陵泉、阳陵泉、心俞、三阴交、三阳络、百会、气海、血海、神堂、魄户等。

（四）腧穴的作用

1. 近治作用

近治作用是一切腧穴主治作用所具有的共同特点。如所有腧穴均能治疗该穴所在部位及邻近组织、器官的局部病症。

2. 远治作用

远治作用是十四经腧穴主治作用的基本规律。在十四经穴中，尤其是十二经脉在四肢肘、膝关节以下的腧穴，不仅能治疗局部病症，还可治疗本经循行所及的远隔部位的组织器官及脏腑的病症，有的甚至可影响全身的功能。如合谷穴不仅可治上肢病，还可治颈部及头面部疾患，同时还可治疗外感发热病；足三里不仅可治疗下肢病，而且对调整消化系统功能，甚至对人体免疫反应等方面都具有一定的作用。

3. 特殊作用

指某些腧穴所具有的双重性良性调整作用和相对特异性作用。如天枢可治泄泻，又可治便秘；内关在心动过速时可减慢心率，心动过缓时又可提高心率。特异性作用如大椎穴可退热、至阴穴可矫正胎位等。

总之，十四经穴的主治作用归纳起来大体是：本经腧穴可治本经病，表里经腧穴能互相治疗表里两经病，邻近经穴能配合治疗局部病。各经主治既有其特殊性，又有其共同性。

第二节　灸疗调理常用的腧穴

一、腧穴的定位方法

（一）骨度折量定位法

骨度折量定位法是指主要以体表骨节为主要标志，折量全身的长度和宽度，定出分寸，用以确定腧穴位置的方法。不论男女、老少、高矮、胖瘦，均可按一定的骨度分寸在其自身测量。现在采用的骨度分寸是以《灵枢·骨度》所规定的人体各部的分寸为基础,结合历代医家创用的折量分寸而确定的。即将设定的两骨节点或皮肤横纹之间的长度折量作为一定的等份,每一份即为一寸。

常用的骨度折量寸见表 4-1 和图 4-15。

表 4-1　常用"骨度"折量寸表

部位	起止点	折量寸	度量法	说明
头面部	前发际正中至后发际正中	12	直寸	用于确定头部经穴的纵向距离
	眉间(印堂)至前发际正中	3	直寸	用于确定前或后发际及其头部经穴的纵向距离
	第 7 颈椎棘突下(大椎)至后发际正中	3	直寸	
	眉间(印堂)至后发际正中第 7 颈椎棘突下(大椎)	18	直寸	
	前两额发角(头维)之间	9	横寸	用于确定头前部经穴的横向距离
	耳后两乳突(完骨)之间	9	横寸	用于确定头后部经穴的横向距离
胸腹胁部	胸骨上窝(天突)至胸剑联合中点(歧骨)	9	直寸	用于确定胸部任脉经穴的纵向距离
	胸剑联合中点(歧骨)至脐中	8	直寸	用于确定上腹部经穴的纵向距离
	脐中至耻骨联合上缘(曲骨)	5	直寸	用于确定下腹部经穴的纵向距离
	两乳头之间	8	横寸	用于确定胸腹部经穴的横向距离
	腋窝顶点至第 11 肋游离端(章门)	12	直寸	用于确定胁肋部经穴的纵向距离
背腰部	肩胛骨内缘(近脊柱侧点)至后正中线	3	横寸	用于确定背腰部经穴的横向距离
	肩峰缘至后正中线	8	横寸	用于确定肩背部经穴的横向距离
上肢部	腋前、后纹头至肘横纹(平肘尖)	9	直寸	用于确定上臂部经穴的纵向距离
	肘横纹(平肘尖)至腕掌(背)侧横纹	12	直寸	用于确定前臂部经穴的纵向距离
下肢部	耻骨联合上缘至股骨内上髁上缘	18	直寸	用于确定下肢内侧足三阴经穴的纵向距离
	胫骨内侧髁下方至内踝尖	13	直寸	
	股骨大转子至腘横纹	19	直寸	用于确定下肢外后侧足三阳经穴的纵向距离(臀沟至腘横纹相当 14 寸)
	腘横纹至外踝尖	16	直寸	用于确定下肢外后侧足三阳经穴的纵向距离

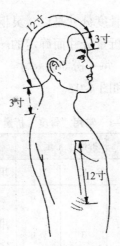

头部直寸

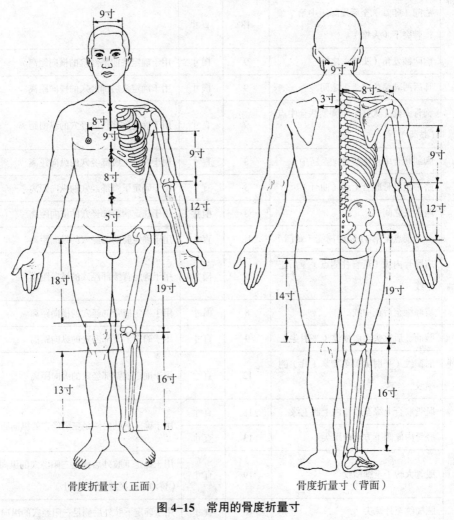

骨度折量寸（正面）　　　　骨度折量寸（背面）

图 4-15　常用的骨度折量寸

（二）体表解剖标志定位法

体表解剖标志定位法是以人体解剖学的各种体表标志为依据来确定腧穴位置的方法，俗称自然标志定位法。可分为固定的标志和活动的标志两种。

1. 固定的标志

指各部位由骨节和肌肉所形成的突起、凹陷、五官轮廓、发际、指（趾）甲、乳头、肚脐等，是在自然姿势下可见的标志。可以借助这些标志确定腧穴的位置。如腓骨小头前下方 1 寸定阳陵泉；足内踝尖上 3 寸、胫骨内侧缘后方定三阴交；眉头定攒竹；脐中旁开 2 寸定天枢；等等。

2. 活动的标志

指各部的关节、肌肉、肌腱、皮肤随着活动而出现的空隙、凹陷、皱纹、尖端等，是在活动姿势下才会出现的标志。据此亦可确定腧穴的位置。如在耳屏与下颌关节之间微张口呈凹陷处取听宫；下颌角前上方约一横指当咀嚼时咬肌隆起、按之凹陷处取颊车；等等。

（三）手指同身寸定位法

手指同身寸定位法是指依据患者本人手指所规定的分寸来量取腧穴的定位方法，又称"指寸法"。常用的手指同身寸有以下三种（见图 4-16）。

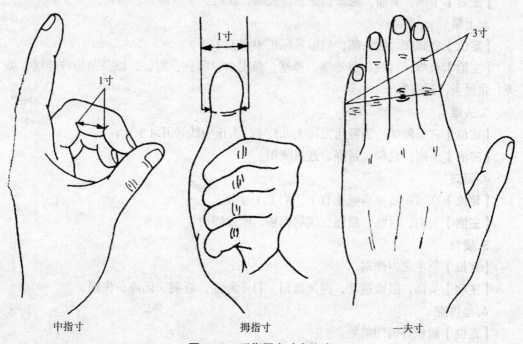

中指寸　　　　　　拇指寸　　　　　　一夫寸

图 4-16　手指同身寸定位法

1. 中指同身寸

以患者中指中节桡侧两端纹头（拇、中指屈曲成环形）之间的距离作为 1 寸。

2. 拇指同身寸

以患者拇指的指间关节的宽度作为 1 寸。

3. 横指同身寸

令患者将食指、中指、无名指和小指并拢，以中指中节横纹为标准，其四指的宽度作为 3 寸。四指相并名曰"一夫"；用横指同身寸量取腧穴，又名"一夫法"。

（四）简便定位法

简便定位法是临床上一种简便易行的腧穴定位方法。如立正姿势，手臂自然下垂，其中指端在下肢所触及处为风市；两手虎口自然平直交叉，一手食指压在另一手腕后，高骨的上方，其食指尽端到达处取列缺。此法是一种辅助取穴方法。

二、各部位常用腧穴

（一）头面部

1. 百会

【定位】督脉穴。在头部，当前发际正中直上 5 寸，或两耳尖连线的中点处。

【主治】中风，头痛，眩晕，健忘，失眠，脱肛，子宫脱垂，泄泻。

2. 上星

【定位】督脉穴。在头部，当前发际正中直上 1 寸。

【主治】头痛，目眩，目赤痛，鼻塞，鼻出血，癫狂，痫证，以及前额神经痛，鼻炎，角膜炎，近视等。

3. 头维

【定位】在头侧部，当额角发际上 0.5 寸，头正中线旁开 4.5 寸。

【主治】头痛，眩晕，目痛，迎风流泪。

4. 阳白

【定位】在前额部，当瞳孔直上，眉上 1 寸处。

【主治】头痛，目眩，目痛，视物模糊，眼睑瞤动。

5. 攒竹

【定位】眉毛之内侧端。

【主治】头痛，眼睑跳动，迎风流泪，目赤肿痛，近视，面瘫，失眠。

6. 丝竹空

【定位】眉梢外侧凹陷处。

【主治】头痛，目疾，面瘫。

7. 瞳子髎

【定位】目外眦外侧凹陷处。

【主治】头痛，目疾。

8. 四白

【定位】目平视，瞳孔直下 1 寸，当眶下孔中。

【主治】面瘫，面肌痉挛，三叉神经痛，近视，鼻炎。

9. 素髎

【定位】鼻尖端中央。

【主治】休克，鼻炎。

10. 迎香

【定位】鼻翼旁 0.5 寸，鼻唇沟中。

【主治】鼻炎，鼻窦炎，感冒鼻塞，面瘫。

11. 下关

【定位】颧弓与下颌切迹所形成的凹陷中，闭口取之。

【主治】牙痛，耳鸣耳聋，面瘫，下颌关节紊乱。

12. 颊车

【定位】下颌角前一横指，用力咬牙时咬肌隆起处。

【主治】牙痛，面瘫，腮腺炎，牙关紧闭。

13. 地仓

【定位】目平视，瞳孔直下，平口角。

【主治】面瘫，口角流涎，中风。

14. 人中

【定位】人中沟上 1/3 与下 2/3 交界处。

【主治】休克，中暑，癫狂病，急性腰扭伤。

15. 耳门

【定位】耳屏上切迹，张口呈凹陷处。

【主治】耳鸣，耳聋，中耳炎，下颌关节炎。

16. 听宫

【定位】耳屏前，张口呈凹陷处。

【主治】耳鸣，耳聋，中耳炎。

17. 听会

【定位】耳屏间切迹前，张口呈凹陷处。

【主治】耳鸣，耳聋，牙痛，面瘫。

18. 翳风

【定位】乳突前下方，平耳垂下缘凹陷中。

【主治】耳病，面瘫，感冒，腮腺炎。

19. 哑门

【定位】后发际上 0.5 寸，当第 1、第 2 颈椎棘突间。

【主治】聋哑，脑性瘫痪，癫痫，痴呆。

20. 天柱

【定位】哑门穴旁 1.3 寸。

【主治】头痛项强，落枕，腰痛，颈椎病。

21. 风府

【定位】后发际上 1 寸，枕外隆突下凹陷中。

【主治】感冒，咳嗽，头痛项强，颈椎病，偏瘫。

22. 风池

【定位】平风府穴，胸锁乳突肌与斜方肌上端之间的凹陷处。

【主治】同风府穴。

23. 角孙

【定位】折耳，耳尖上方入发际处。

【主治】腮腺炎，咽喉肿痛，目赤肿痛。

（二）颈项部

1. 扶突

【定位】在颈外侧部，喉结旁，当胸锁乳突肌的前后缘之间。

【主治】咳嗽，气喘，咽喉肿痛，暴喑，瘰疬。

2. 天鼎

【定位】在颈外侧，胸锁乳突肌后缘，当喉结旁，扶突与缺盆连线中点。

【主治】咽喉肿痛，暴喑，气梗，梅核气，瘰疬。

3. 水突

【定位】在颈部胸锁乳突肌的前缘，当人迎与气舍连线的中点。

【主治】咳逆喘息不得卧，咽喉肿痛，呃逆，瘰疬，瘿瘤。

4. 气舍

【定位】在颈部，当锁骨内侧端的上缘，胸锁乳突肌的胸骨头与锁骨头之间。

【主治】咽喉肿痛，喘息，呃逆，瘰疬，颈项强痛。

5. 天窗

【定位】在颈外侧部，胸锁乳突肌的后缘，扶突后，与喉结相平。

【主治】耳鸣，耳聋，咽喉肿痛，颈项强痛，暴喑，瘾疹，癫狂。

6. 天容

【定位】在颈外侧部，当下颌角的后方，胸锁乳突肌的前缘凹陷中。

【主治】耳鸣，耳聋，咽喉肿痛，颈项强痛。

7. 天牖

【定位】在颈侧部，当乳突的后方直下，胸锁乳突肌的后缘。

【主治】头痛，头晕，目痛，耳聋，瘰疬，项强。

（三）胸腹部

1. 天突

【定位】胸骨上窝正中处。

【主治】咳嗽，气喘，胸痛，咽喉肿痛，呃逆。

2. 璇玑

【定位】前正中线上，平第1肋上缘。

【主治】咳嗽，气喘，胸痛。

3. 中府

【定位】胸前壁外上方，前正中线旁开6寸，平第1肋间隙。

【主治】胸闷胸痛，咳嗽，气喘。

4. 膻中

【定位】两乳头之间正中。女子可在第5胸肋关节之间，胸部正中线上取穴。

【主治】咳嗽，哮喘，胸痛，乳腺炎，产后乳少。

5. 中脘

【定位】脐上4寸，前正中线上。

【主治】腹痛泄泻，便秘，胃痛，呕吐，小儿营养不良。

6. 梁门

【定位】脐上4寸，中脘穴旁2寸。

【主治】胃痛，腹胀，呕吐，消化不良，噎膈，反胃。

7. 乳根

【定位】乳头之下，平第5肋间隙。

【主治】乳腺炎，产后乳少，咳嗽，气喘。

8. 下脘

【定位】脐上2寸，前正中线上。

【主治】腹痛，腹胀，泄泻，消化不良。

9. 神阙

【定位】脐窝中。

【主治】腹痛，泄泻，昏厥，脱肛，虚脱，胃痛，妇科病。

10. 天枢

【定位】脐旁开2寸。

【主治】腹痛，腹泻，水肿，便秘。

11. 大横

【定位】脐旁开4寸。

【主治】同天枢穴。

12. 气海

【定位】脐旁开4寸。

【主治】腹痛，腹泻，便秘，遗精，月经不调，带下病，闭经，产后宫缩痛，产后小便不利，虚脱。

13. 中极

【定位】脐下 4 寸，前正中线上。

【主治】遗精，遗尿，阳痿，痛经，月经不调，崩漏，带下，小便不利，产后恶露不绝，胎衣不下。

14. 曲骨

【定位】耻骨联合上缘中点处。

【主治】小便不利，遗尿，遗精，阳痿，带下，不孕症，阴痒。

15. 水道

【定位】关元穴旁开 2 寸。

【主治】水肿，小便不利。

16. 归来

【定位】中极穴旁开 2 寸。

【主治】腹痛，疝气，闭经，月经不调，带下。

17. 带脉

【定位】第 11 肋端直下平脐孔处。

【主治】月经不调，带下，水肿。

（四）腰背部

1. 大椎

【定位】第 7 颈椎与第 1 胸椎棘突之间。

【主治】热病，感冒，咳嗽，气喘，头痛，项强，小儿惊风，癫痫。

2. 肩井

【定位】大椎穴与肩峰连线之中点。

【主治】中风偏瘫，肩周炎，乳腺炎，功能性子宫出血。

3. 大杼

【定位】第 1 胸椎棘突下旁开 1.5 寸。

【主治】感冒，咳嗽，气喘，项背痛。

4. 风门

【定位】第 2 胸椎棘突下旁开 1.5 寸。

【主治】感冒，咳嗽，气喘，发热头痛，头项背痛。

5. 身柱

【定位】第 3、第 4 胸椎棘突之间。

【主治】咳嗽，气喘，脊背强痛，癫痫，小儿发育不良。

6. 肺俞

【定位】第 3 胸椎棘突下旁开 1.5 寸。

【主治】咳嗽，哮喘，胸痛，盗汗，自汗。

7. 曲垣

【定位】肩胛冈上窝之内侧端凹陷处。

【主治】肩周炎，落枕。

8. 天宗

【定位】肩胛冈下窝的中央。

【主治】肩胛痛，乳腺炎，产后乳少。

9. 膏肓俞

【定位】第 4 胸椎棘突下旁开 3 寸。

【主治】咳嗽，气喘，肺结核，久病体虚。

10. 心俞

【定位】第 5 胸椎棘突下旁开 1.5 寸。

【主治】心悸，胸痛，心胸烦乱，健忘，梦遗，失眠，癫狂。

11. 督俞

【定位】第 6 胸椎棘突下旁开 1.5 寸。

【主治】心痛，腹胀，腹痛，肠鸣，呃逆。

12. 至阳

【定位】第 7、第 8 胸椎棘突间。

【主治】脊强背痛，黄疸，咳喘。

13. 膈俞

【定位】第 7 胸椎棘突下旁开 1.5 寸。

【主治】呕吐，呃逆，咳喘，吐血，盗汗。

14. 肝俞

【定位】第 9 胸椎棘突下旁开 1.5 寸。

【主治】胁痛，黄疸，目疾，癫痫，脊背痛。

15. 胆俞

【定位】第 10 胸椎棘突下旁开 1.5 寸。

【主治】黄疸，口苦，胁痛。

16. 脾俞

【定位】第 11 胸椎棘突下旁开 1.5 寸。

【主治】腹胀，便溏，呕吐，泄泻，痢疾，便血，水肿。

17. 胃俞

【定位】第 12 胸椎棘突下旁开 1.5 寸。

【主治】胃痛，呕吐，呃逆，失眠。

18. 三焦俞

【定位】第 1 腰椎棘突下旁开 1.5 寸。

【主治】腹胀，肠鸣，呕吐，泄泻，水肿，腰脊强痛。

19. 命门

【定位】第 2、第 3 腰椎棘突间。

【主治】遗精，阳痿，带下，月经不调，泄泻，腰脊强痛。

20. 肾俞

【定位】第 2 腰椎棘突下旁开 1.5 寸。

【主治】遗精，阳痿，遗尿，月经不调，白带，水肿，耳鸣，耳聋，腰痛。

21. 腰阳关

【定位】第 4、第 5 腰椎棘突间。

【主治】月经不调，遗精，阳痿，腰骶痛，下肢痿痹。

22. 大肠俞

【定位】第 4 腰椎棘突下旁开 1.5 寸。

【主治】腹胀，泄泻，便秘，腹痛。

23. 关元俞

【定位】第 5 腰椎棘突下旁开 1.5 寸。

【主治】腹胀，泄泻，小便不利或频数，遗尿，腰痛。

24. 小肠俞

【定位】第 1 骶椎棘突下旁开 1.5 寸。

【主治】腹痛，泄泻，痢疾，遗尿，尿血，痔疮，遗精，白带，腰痛。

25. 膀胱俞

【定位】第 2 骶椎棘突下旁开 1.5 寸。

【主治】小便不利，遗尿，泄泻，便秘，腰脊背强痛。

26. 长强

【定位】尾骨尖与肛门之间的中点。

【主治】便血，泄泻，便秘，痔疮，脱肛。

27. 八髎

【定位】八髎穴由上髎、中髎、次髎、下髎左右共八穴组成，分别位于第 1、第 2、第 3、第 4 骶后孔中。

【主治】月经不调，痛经，带下，小便不利，遗精，阳痿，腰骶痛，下肢痿痹。

（五）肩及上肢部

1. 肩髃

【定位】肩端，举臂前凹陷中。

【主治】肩周炎，偏瘫。

2. 肩髎

【定位】肩端，举臂后凹陷中。

【主治】肩周炎，中风偏瘫。

3. 肩贞

【定位】垂臂合腋，腋后皱襞上 1 寸。

【主治】肩臂疼痛，肩周炎，上肢麻木。

4. 肘髎

【定位】屈肘，曲池穴外上方 1 寸，肱骨边缘。

【主治】肘臂痛，肱骨外上髁炎。

5. 曲池

【定位】屈肘，肘横纹外端凹陷中。

【主治】中风偏瘫，上肢痿痹，高血压，高热，风疹，皮肤病。

6. 手三里

【定位】曲池穴下 2 寸。

【主治】上肢痿痹，瘫痪，腹痛，腹泻。

7. 阳溪

【定位】腕背横纹桡侧端，拇指上翘时呈现凹陷中。

【主治】头痛，目赤肿痛，咽喉肿痛，牙痛。

8. 合谷

【定位】第 1、第 2 掌骨间，平第 2 掌骨桡侧中点。

【主治】头痛，目赤肿痛，鼻炎，牙痛，牙关紧闭，面瘫，腮腺炎，咽喉肿痛，感冒，咳嗽，高热，闭经，滞产，便秘，皮肤病。

9. 天井

【定位】屈肘，当肘尖上 1 寸。

【主治】瘰疬，风疹，肘关节疾病。

10. 商阳

【定位】食指桡侧指甲角旁约 0.5 寸。

【主治】牙痛，咽喉肿痛，手指麻木，高热昏迷。

11. 三间

【定位】握拳，第 2 掌指关节桡侧后缘凹陷中。

【主治】同合谷穴。

12. 阳池

【定位】腕背横纹上，指总伸肌腱尺侧缘凹陷中。

【主治】耳聋，目赤肿痛，腕痛。

13. 外关

【定位】阳池穴上 2 寸，尺、桡骨之间。

【主治】感冒，发热，头痛，耳鸣，耳聋，上肢麻痹，中风偏瘫，胸胁疼痛。

14. 支沟

【定位】阳池穴上 3 寸，尺、桡骨之间。

【主治】胁肋痛，耳聋，耳鸣，便秘。

15. 养老

【定位】屈肘，掌心对胸，尺骨小头桡侧缘上方凹陷中。

【主治】肘臂酸痛，目视不清，远视。

16. 后溪

【定位】握拳，第 5 掌指关节后缘凹陷中。

【主治】咽喉肿痛，头项强痛，目赤肿痛，手指挛痛，腰痛。

17. 少泽

【定位】小指尺侧，指甲角旁 0.1 寸。

【主治】乳腺炎，产后乳少，头痛，咽肿。

18. 尺泽

【定位】肘横纹上，肱二头肌腱外侧缘处。

【主治】胸痛，咳嗽，哮喘，肘臂挛痛，发热，呕吐泄泻。

19. 孔最

【定位】腕横纹上 7 寸，太渊与尺泽连线上。

【主治】咳嗽，气喘，咯血，肘臂挛痛。

20. 列缺

【定位】桡骨茎突上方，腕横纹上 1.5 寸。

【主治】咳嗽，头痛项强，腕臂疼痛。

21. 鱼际

【定位】第 1 掌骨中点，赤白肉际处。

【主治】咳嗽，咯血，咽痛失音，发热。

22. 少商

【定位】拇指桡侧指甲角旁 0.1 寸。

【主治】咽喉肿痛，腮腺炎，小儿惊风。

23. 通里

【定位】腕横纹上 1 寸，尺侧腕屈肌腱桡侧。

【主治】心悸，心痛，暴喑，舌强不语。

24. 阴郄

【定位】腕横纹上 0.5 寸，尺侧腕屈肌腱桡侧。

【主治】心痛，心悸，盗汗。

25. 神门

【定位】腕横纹上，尺侧腕屈肌腱桡侧。

【主治】心烦，失眠，健忘，惊悸，癫痫。

26. 少冲

【定位】小指桡侧，指甲角旁 0.1 寸。

【主治】热病昏迷，心痛心悸，癫痫。

27. 曲泽

【定位】肘横纹上，肱二头肌腱尺侧缘。

【主治】心痛，心悸，胃痛，呕吐，泄泻，肘臂痛。

28. 间使

【定位】腕横纹上 3 寸，掌长肌腱与桡侧腕屈肌腱之间。

【主治】心痛，心悸，烦躁，癫痫。

29. 内关

【定位】腕横纹上 2 寸，掌长肌腱与桡侧腕屈肌腱之间。

【主治】心痛，心悸，胃痛，呕吐，晕车。

30. 大陵

【定位】腕横纹上，掌长肌腱与桡侧腕屈肌腱之间。

【主治】心胸疼痛，呕吐，胃痛，癫痫。

31. 劳宫

【定位】手掌心横纹中，第 2、第 3 掌骨间。

【主治】心痛，呕吐，口臭，口疮，心烦。

32. 中冲

【定位】中指尖正中。

【主治】心痛，昏厥，中风，舌强肿痛。

（六）臀及下肢穴

1. 环跳

【定位】股骨大转子与骶管裂孔连线的外 1/3 和内 2/3 交界处。

【主治】腰痛，坐骨神经痛，下肢痿痹，中风偏瘫。

2. 承扶

【定位】大腿后侧正中臀横纹上。

【主治】腰骶臀部疼痛，痔疮，坐骨神经痛。

3. 殷门

【定位】承扶穴下 6 寸，大腿后侧中央处。

【主治】腰痛，下肢痿痹。

4. 风市

【定位】大腿外侧中线，髌骨上缘上 7 寸；或直立垂手，中指尖所点处。

【主治】下肢痿痹，中风偏瘫，股外侧麻木，脚气，皮肤瘙痒。

5. 膝阳关

【定位】股骨外侧髁上方凹陷中。

【主治】膝腘肿痛挛急，小腿麻木。

6. 髀关

【定位】屈股，髂前上棘直下，平臀沟处。

【主治】下肢痿痹，腰痛，膝冷。

7. 伏兔

【定位】髌骨外上缘直上 6 寸。

【主治】下肢瘫痪，麻痹，腰腿冷。

8. 梁丘

【定位】髌骨外上缘上 2 寸。

【主治】膝肿痛，下肢瘫痪，胃痛，乳腺炎。

9. 犊鼻

【定位】髌骨下缘，髌韧带外侧凹陷中。

【主治】膝关节炎，下肢痿痹，膝屈伸不利。

10. 足三里

【定位】犊鼻穴下 3 寸，胫骨前嵴外一横指处。

【主治】胃痛，呕吐，呃逆，腹胀，泄泻，痢疾，便秘，乳痈，肠痈，下肢痹痛，水肿，癫狂，脚气，小儿营养不良，产后虚弱，强健机体。

11. 上巨虚

【定位】足三里穴下 3 寸。

【主治】腹痛，肠鸣，泄泻，便秘，阑尾炎，下肢痿痹，中风偏瘫。

12. 丰隆

【定位】外踝高点上 8 寸，条口穴外 1 寸。

【主治】头痛眩晕，痰多咳嗽，呕吐，便秘，水肿，癫狂痫，下肢痿痹。

13. 条口

【定位】上巨虚下 2 寸。

【主治】脘腹疼痛，下肢痿痹，抽筋，肩周炎。

14. 解溪

【定位】踝关节前横纹中点，两筋之间。

【主治】头痛，眩晕，癫狂，腹胀，便秘，下肢痿痹，中风偏瘫。

15. 内庭

【定位】第 2、第 3 趾缝间。

【主治】齿痛咽肿，面瘫，鼻出血，胃痛吐酸，痢疾，泄泻，便秘，热病，足背疼痛。

16. 厉兑

【定位】第 2 趾外侧趾甲角旁 0.1 寸。

【主治】鼻塞流涕，牙痛，咽喉肿痛，腹胀，癫狂，失眠，多梦。

17. 阳陵泉

【定位】腓骨小头前下方凹陷中。

【主治】胁痛，口苦，呕吐酸水，中风偏瘫，下肢痿痹，脚气。

18. 光明

【定位】在小腿外侧，当外踝尖上 5 寸，腓骨前缘。

【主治】目痛，夜盲，乳胀痛，膝痛，下肢痿痹，颊肿。

19. 悬钟

【定位】在小腿外侧，当外踝尖上 3 寸，腓骨前缘。

【主治】半身不遂，颈项强痛，胸腹胀满，胁肋疼痛，膝腿痛，脚气，腋下肿。

20. 丘墟

【定位】在外踝的前下方，当趾长伸肌腱的外侧凹陷处。

【主治】颈项痛，腋下肿，胸胁痛，下肢痿痹，外踝肿痛，疟疾，疝气，目赤肿痛，目生翳膜，中风偏瘫。

21. 足临泣

【定位】在足背外侧，当足第 4 趾关节的后方，小趾伸肌腱的外侧凹陷处。

【主治】头痛，目外眦痛，目眩，乳腺炎，胁肋痛，疟疾，中风偏瘫，痹痛不仁，足跗肿痛。

22. 委中

【定位】在腘横纹中点，当股二头肌肌腱与半腱肌肌腱的中间。

【主治】腰痛，下肢痿痹，腹痛，吐泻，小便不利，遗尿。

23. 昆仑

【定位】在足部外踝后方，当外踝尖与跟腱之间的凹陷处。

【主治】头痛，项强，目眩，癫痫，难产，腰骶疼痛，脚跟肿痛。

24. 申脉

【定位】在足外侧部，外踝直下方凹陷中。

【主治】头痛，眩晕，癫狂，腰腿酸痛，目赤痛，失眠。

25. 至阴

【定位】在足小趾末节外侧，距趾甲角 0.1 寸。

【主治】头痛，目痛，鼻塞，鼻衄，胎位不正，难产。

26. 血海

【定位】屈膝，在大腿内侧，髌底内侧端上 2 寸，当股四头肌内侧头的隆起处。

【主治】月经不调，崩漏，经闭，痛经，瘾疹，湿疹。

27. 阴陵泉

【定位】在小腿内侧，当胫骨内侧踝后下方凹陷处。

【主治】腹胀，泄泻，水肿，黄疸，小便不利或失禁，膝痛。

28. 地机

【定位】在小腿内侧，当内踝尖与阴陵泉的连线上，阴陵泉下 3 寸。

【主治】腹痛，泄泻，小便不利，水肿，月经不调，痛经，遗精。

29. 三阴交

【定位】在小腿内侧，当足内踝尖上 3 寸，胫骨内侧缘后方。

【主治】肠鸣腹胀，泄泻，月经不调，带下，阴挺，不孕，滞产，遗精，阳痿，遗尿，疝气，失眠，下肢痿痹，脚气。

30. 公孙

【定位】在足内侧缘，当第 1 跖骨基底部的前下方。

【主治】胃痛，呕吐，腹痛，泄泻，痢疾。

31. 隐白

【定位】在足大趾末节内侧，距趾甲角 0.1 寸。

【主治】腹胀，便血，尿血，月经过多，崩漏，癫狂，多梦，惊风。

32. 大敦

【定位】在足大趾末节外侧，距趾甲角 0.1 寸。

【主治】疝气，阴缩，阴中痛，月经不调，血崩，尿血，癃闭，遗尿，淋证，癫狂，痫证，少腹痛。

33. 行间

【定位】在足背侧，当第 1、第 2 趾间，趾蹼缘的后方赤白肉际处。

【主治】月经过多，痛经，闭经，白带，遗尿，胸胁满痛，呃逆，咳嗽，头痛，眩晕，目赤痛，失眠，膝肿，下肢内侧痛，足跗肿痛。

34. 太冲

【定位】在足背侧，当第 1 跖骨间隙的后方凹陷处。

【主治】头痛，眩晕，疝气，月经不调，遗尿，小儿惊风，癫狂，痫证，胁痛，腹胀，呕逆，目赤肿痛，下肢痿痹。

35. 蠡沟

【定位】在小腿内侧，当足内踝尖上 5 寸，胫骨内侧面的中央。

【主治】月经不调，带下，疝气，小便不利，下肢痿痹。

36. 曲泉

【定位】屈膝，膝内侧横纹头上方凹陷中。

【主治】子宫脱垂，阴痒，前列腺炎，遗精，阳痿，月经不调，痛经，带下。

37. 涌泉

【定位】在足底部，卷足时足前部凹陷处，约当第 2、第 3 趾缝纹头端与足跟连线的前 1/3 与后 2/3 交点上。

【主治】休克，中暑，中风，失眠，眩晕，高血压，咽喉肿痛，失音，便秘，小便不利，癫狂，痫证。

38. 然谷

【定位】在足内侧缘，足舟骨粗隆下方，赤白肉际处。

【主治】月经不调，带下，遗精，糖尿病，泄泻，咯血，咽喉肿痛，小便不利，牙关紧闭。

39. 照海

【定位】在足内侧，内踝尖下方凹陷处。

【主治】月经不调，带下，子宫脱垂，小便频数，前列腺炎，便秘，咽喉干痛，癫痫，失眠。

40. 太溪

【定位】在足内侧，内踝后方，当内踝尖与跟腱之间的凹陷处。

【主治】月经不调，遗精，阳痿，小便频数，便秘，糖尿病，咳喘，咽喉干痛，牙痛，腰痛，耳聋，耳鸣。

41. 复溜

【定位】在小腿内侧，太溪直上 2 寸，跟腱的前方。

【主治】腹胀，水肿，泄泻，盗汗，功能性子宫出血，白带过多。

（七）常用奇穴

1. 印堂

【定位】在额部，当两眉头之中间。

【主治】头痛，眩晕，鼻炎，鼻衄，失眠，小儿惊风。

2. 太阳

【定位】在颞部，当眉梢与目外眦之间，向后约一横指的凹陷处。

【主治】头痛，目疾。

3. 鱼腰

【定位】位于额部，瞳孔直上，眉毛中。

【主治】目赤肿痛，眼睑下垂，近视，面瘫。

4. 牵正

【定位】耳垂前 0.5 ～ 1 寸。

【主治】面瘫，腮腺炎，牙痛，中风。

5. 子宫

【定位】脐下 4 寸，中极穴旁开 3 寸。

【主治】子宫脱垂，痛经，闭经，月经不调，不孕症，带下病。

6. 三角灸

【定位】以患者口角的长度为一边，作等边三角形，将顶角置于患者脐心，底边呈水平线，两底角处是穴。

【主治】疝气，腹痛，痛经，不孕症。

7. 定喘

【定位】大椎穴旁开 0.5 寸。

【主治】哮喘，头项强痛，落枕。

8. 胃脘下俞

【定位】在背部，当第 8 胸椎棘突下，旁开 1.5 寸。

【主治】胃痛，腹痛，胸胁痛，消渴。

9. 腰眼

【定位】在腰部，当第 4 腰椎棘突下，旁开约 3.5 寸凹陷中。

【主治】腰痛，月经不调，带下，虚劳。

10. 十七椎下

【定位】第 5 腰椎棘突下凹陷中。

【主治】腰骶痛，功能性子宫出血，痛经，下肢痿痹。

11. 夹脊

【定位】第 1 颈椎至第 5 腰椎棘突旁开 0.5 寸，左右共 48 穴。

【主治】颈椎部夹脊穴治疗颈椎病及上肢疾患，胸 1～8 椎部夹脊穴治疗上肢及胸肺疾患，胸 6 椎至腰 5 椎部夹脊穴治疗胃肠疾患及前阴、妇科病，腰 1～5 椎部夹脊穴治疗下肢疾患。

12. 二白

【定位】在前臂掌侧，腕横纹上 4 寸，桡侧腕屈肌腱的两侧，每侧各 1 穴，左右两臂共 4 穴。

【主治】痔疾，脱肛，前臂痛，胸胁痛。

13. 中魁

【定位】在中指背侧近侧指间关节的中点处握拳取。

【主治】噎膈，呕吐，食欲不振，呃逆。

14. 腰痛点

【定位】在手背侧，当第 2、第 3 掌骨及第 4、第 5 掌骨之间，当腕横纹与掌指关节中点处，一侧 2 穴，左右共 4 穴。

【主治】急性腰扭伤。

15. 落枕穴

【定位】在手背侧，当第 2、第 3 掌骨间，指掌关节后约 0.5 寸处。

【主治】落枕，手臂痛，胃痛。

16. 八邪

【定位】在手背侧，微握拳，第 1 至第 5 指间，指蹼缘后方赤白肉际处，左右共 8 穴。

【主治】手背肿痛，手指麻木，烦热，目痛，毒蛇咬伤。

17. 四缝

【定位】在第 2 至第 5 指掌侧，近端指关节的中央，每手 4 穴，左右共 8 穴。

【主治】小儿疳积，百日咳。

18. 十宣

【定位】在手十指尖端，距指甲游离缘 0.1 寸（指寸），左右共 10 穴。

【主治】昏迷，癫痫，高热，咽喉肿痛。

19. 环中

【定位】在臀部，环跳穴与腰俞穴连线的中点。

【主治】坐骨神经痛，腰痛，腿痛。

20. 膝眼

【定位】屈膝，在髌韧带两侧凹陷处。在内侧的称内膝眼，在外侧的称外膝眼。

【主治】膝痛，腿痛，脚气。

21. 胆囊

【定位】在小腿外侧上部，当腓骨小头前下方凹陷处（阳陵泉）直下 2 寸。

【主治】急、慢性胆囊炎，胆石症，胆道蛔虫症，下肢痿痹。

22. 阑尾

【定位】在小腿前侧上部，当犊鼻下 5 寸，胫骨前缘旁开一横指。

【主治】急、慢性阑尾炎，消化不良，下肢痿痹。

23. 内踝尖

【定位】在足内侧面，内踝凸起处。

【主治】牙痛，乳蛾，小儿不语，霍乱，转筋。

24. 外踝尖

【定位】在足外侧面，外踝凸起处。

【主治】脚趾拘急，踝关节肿痛，脚气，牙痛。

25. 八风

【定位】在足背侧，第 1 至第 5 趾间，趾蹼缘后方赤白肉际处，一足 4 穴，左右共 8 穴。

【主治】足跗肿痛，趾痛，毒蛇咬伤，脚气。

第五章　常用的灸疗方法

第一节　艾　灸

艾灸是灸疗法中最常用的方法，是以艾绒为主要材料，制成艾炷或艾条，点燃后熏熨或温灼穴位，以治疗疾病和保健的一种方法。下面从灸用材料、常见的艾灸方法两方面进行介绍。

一、灸用材料

古今施灸的材料均以艾叶制成的艾绒为主，有时也需根据病情的需要采用其他的材料。

（一）艾叶

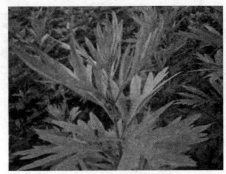

图 5-1　艾叶

别名艾蒿、灸草。为菊科植物家艾的叶，家艾是多年生草本植物，叶一至二回羽状分裂，背面覆盖有白色丝状毛，秋季开花，头状花序小而多，排成狭长的总状花丛，我国各地普遍野生，以湖北蕲州产者为佳，叶厚而绒多，称为蕲艾（见图5-1）。选用野生向阳处5月份长成的艾叶，风干后在室内放置1年后使用，此称为陈年熟艾。艾叶的性味苦、辛、温，入脾、肝、肾经。其气味芳香，干燥者易燃，用作施灸材料具有温经通络、行气活血、祛寒逐湿、消肿散结、回阳救逆等功效。

（二）艾绒

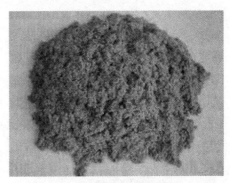

图 5-2　艾绒

艾绒是艾叶经过加工后制成的细软棉线状的艾制品（见图5-2）。取陈年熟艾去掉杂质粗梗，碾轧碎后过筛，去掉尖屑，取白纤丝再行碾轧成绒。也可取当年新艾叶充分晒干后碾轧多次，至其柔烂如棉即成艾绒。

艾绒有其他材料不可比拟的优点：其一，便于撮捏成大小不同的艾炷，易于燃烧；其二，燃烧时热力温和，能穿透皮肤，直达深部；其三，艾叶的药物功效有助于提高临床效果。因此，几千年来艾绒一直是灸疗的主要使用材料。古代医家认为艾绒以陈旧者为好，一般将采集的艾叶放置3年后再制成艾绒，或当年制好的艾绒放置3年后再用。

陈艾的优点是含挥发油少，燃烧缓慢，火力温和，燃着后烟少，艾灰不易脱落；而新艾则没有这些优点，新艾气味辛烈，含挥发油多，燃烧快，火力强，燃着后烟大，艾灰易脱落，容易伤及皮肤和血脉等。故临床上应该用陈艾而不用新艾。《本草纲目》记载："凡用艾叶需用陈久者，治令细软，谓之熟艾。若生艾灸火则易伤人肌脉。"

艾绒性善吸水，易于受潮、霉烂或虫蛀，影响燃烧。贮藏时应将艾绒置于干燥容器内，南方梅雨季节尤应防潮，晴天宜常晾晒，随用随取。

关于艾绒的选择，从时间上最好是选择3年的陈艾，颜色发土黄或金黄色，艾绒以柔软无杂质者为上品。

（三）艾炷

艾炷是用手工制成的圆锥形艾绒小团或机器制作的艾炷商品（见图5-3）。传统手工捏制艾炷是根据要制作的艾炷大小，取适量艾绒放在平板上，用拇、食、中三指边捏边转，把艾绒捏成紧实的高和底径相等的圆锥形小艾团，越紧实越好，一般随用随做。也可用艾炷器（见图5-4）制作。艾炷器由艾炷模、压棒、探针三部分

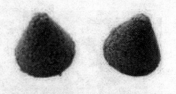

图5-3 艾炷

组成。用适量的艾绒把艾炷模上的空洞添满，并用压棒将艾绒按压紧实，然后用探针从背面的小孔将艾炷捅出来即完成。此法制作的艾炷紧实而燃烧时间长，不易脱灰。

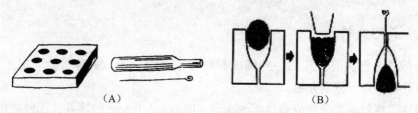

（A）　　　　　　　　　　（B）

图5-4 艾炷器

艾炷有小、中、大之分。小艾炷如麦粒大，中艾炷如半截枣核大，大艾炷如半截橄榄大。现有出售机制艾炷成品，这种艾炷形似铆钉状，上面的圆柱为用绵纸包裹的艾绒，下面的底盘为中心有孔的圆形纸板，纸板背面刷有不干胶，应用时可直接将艾炷粘贴在穴位皮肤上，更为方便、快捷。

（四）艾卷

艾卷是用绵纸包裹艾绒卷成圆柱形状的艾绒制品，也称艾条。艾卷可分为纯艾卷和药物艾卷两种。在艾绒里不掺任何药物的艾卷为纯艾卷；在艾绒里掺有多种药物粉

末的艾卷为药物艾卷。纯艾卷的制作方法是：取纯净细软的艾绒24g，平铺在长26cm、宽20cm的绵纸上，将其卷成直径约1.5cm的圆柱形艾卷，要求卷紧，外裹以质地柔软

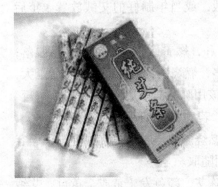

图5-5 艾卷

疏松而又坚韧的桑皮纸，用胶水或糨糊封口即可。也可在每条艾卷的艾绒中掺入肉桂、干姜、丁香、独活、细辛、白芷、雄黄各等份的细末6g，则成为药物艾卷。一般的规格为长20cm、直径1.5cm，每支重量约10g，可燃烧1小时。两种艾卷均有商品出售（见图5-5）。现在开发出了专用的药物艾条，用于专治某种病症，如骨质增生专用艾条、降压专用艾条等（见图5-6、图5-7）。

另外，近年有人还研制出无烟药灸艾条，其处方为：艾叶500g，甘松30g，白芷、细辛、羌活各6g，金粉（或铝粉）40g。

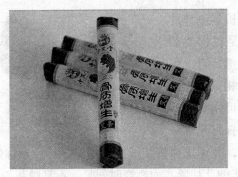

图5-6 骨质增生专用艾条

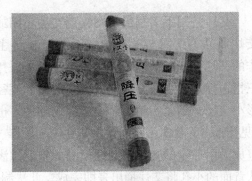

图5-7 降压专用艾条

（五）其他灸料

除艾绒外，施灸时使用的一些辅助材料还包括鲜生姜、大蒜、盐、附子、胡椒、豆豉、厚朴等，以下分别介绍。

1. 姜片 将鲜老生姜制成直径2～3cm、厚0.2～0.3cm的薄片，用针在中间扎一些小孔。用于隔物灸。有活血化瘀、助阳及温通经络之效。

2. 蒜 包括蒜片及蒜泥。用鲜蒜（独头蒜为佳）切成0.1～0.3cm厚的薄片，中间用针扎一些小孔；或将大蒜捣蒜泥，制成厚0.2～0.4cm的圆饼，大小按病灶而定。用于隔物灸。有杀菌、消炎和解毒之效。

3. 盐 用适量干燥细盐（以青盐为佳）填平脐眼，将艾炷放在盐上施灸。有回阳救逆之功。

4. 附子 包括附子片和附子饼。取熟附子用水浸透后，切片制成直径2～3cm、厚0.3～0.5cm的薄片，中间用针刺数孔；或将附子切细研末，以黄酒调和做饼，直径约3cm，厚约0.4cm，中间用针刺孔。用于隔物灸。有温肾壮阳之功。

5. 胡椒 用白胡椒研成细末，加白面及水调和，制成直径 2～3cm、厚约 0.3cm 的圆饼，中央按成凹陷，填入丁香、肉桂、麝香等药末。用于隔物灸。有祛风除湿、散寒止痛之效。

6. 豆豉 取淡豆豉适量，研成细末。用黄酒调和成直径 2～3cm、厚 0.5cm 的药饼，以粗针在饼上刺数孔。用于隔物灸。有促进疮口愈合之效。

7. 厚朴 将厚朴适量研成细末，加入生姜汁调成膏状，捏成厚约 3mm 的圆饼，用针扎一些小孔。用于隔物灸。有行气止痛、平喘之效。

二、常见的艾灸方法

艾灸根据艾绒制品的形式及操作方式的不同，又分为艾炷灸、艾卷灸、温灸器灸和温针灸等多种（见图 5-8），分述如下。

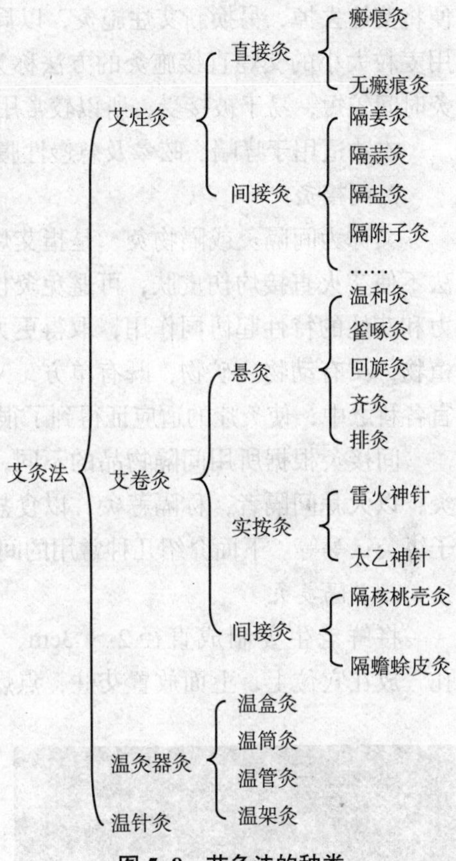

（一）艾炷灸

艾炷灸是将艾炷直接或间接放在穴位上施灸的一种方法，包括直接灸和间接灸。首先将艾绒捻成大小不等的圆锥形灸炷，大炷如蚕豆大小，用于间接灸；中炷如枣核大小，小炷如麦粒大小，用于直接灸。将制好的艾炷放在穴位上，从艾炷顶端点燃，每烧尽 1 个艾炷为 1 壮。施灸时以艾炷的大小和壮数的多少来掌握灸治的程度。

1. 直接灸

把艾炷直接放在穴位上施灸的方法是直接灸。具体方法是：先在皮肤上涂少许凡士林或大蒜汁，上面放置艾炷，点燃施灸。当艾炷即将燃尽、局部有灼痛感时，可用双手轻轻拍打穴位周围，以减轻痛感。一般可灸 3～9 壮。直接灸又分为瘢痕灸和无瘢痕灸。

图 5-8 艾灸法的种类

```
                    ┌ 直接灸 ┬ 瘢痕灸
                    │        └ 无瘢痕灸
           ┌ 艾炷灸 ┤        ┌ 隔姜灸
           │        └ 间接灸 ┤ 隔蒜灸
           │                 ┤ 隔盐灸
           │                 ┤ 隔附子灸
           │                 └ ……
           │                 ┌ 温和灸
           │        ┌ 悬灸   ┤ 雀啄灸
           │        │        ┤ 回旋灸
           │        │        ┤ 齐灸
  艾灸法 ──┤ 艾卷灸 ┤        └ 排灸
           │        │ 实按灸 ┬ 雷火神针
           │        │        └ 太乙神针
           │        └ 间接灸 ┬ 隔核桃壳灸
           │                 └ 隔蟾蜍皮灸
           │                 ┌ 温盒灸
           │ 温灸器灸         ┤ 温筒灸
           │                 ┤ 温管灸
           └ 温针灸           └ 温架灸
```

（1）瘢痕灸

又称为化脓灸，是用黄豆大或枣核大的艾炷直接放在穴位上点燃施灸，使局部组织烫伤后产生无菌性化脓现象的灸法。施灸时先在所灸穴位处涂上少量的凡士林、甘油、葱汁或大蒜汁，以增加黏附和刺激作用，然后将大小适宜的艾炷放在穴位上点燃施灸。待艾炷燃尽后除去灰烬，更换艾炷再灸，直至灸完规定的壮数为止。当艾炷即将烧到皮肤而感到疼痛时，可用手在穴位周围轻轻拍打，以减轻痛感。一般情况下灸后 1 周左右施灸部位会化脓，4～6 周灸疮结痂愈合，灸处留下瘢痕。该灸法施灸前必须征求患者同意方可进行。在灸疮化脓期间要注意保持局部清洁，避免感染。灸后可吃些营养丰富的食物，促使灸疮透发。为防止灸疮因与衣物摩擦而发生感染，灸后可在施灸部位覆盖消毒纱布或贴上小膏药。

本法能提高机体免疫力，适用于预防及治疗癌症、慢性乙型肝炎、哮喘、慢性支气管炎，预防中风，治疗高血压病、癫痫、溃疡病、慢性腹泻、脉管炎、瘰疬、痞块等。

（2）无瘢痕灸

又称为非化脓灸，是用艾炷直接放在穴位上点燃施灸，但不灼伤皮肤，不至于形成瘢痕的灸法。施灸时把小艾炷放到穴位上点燃，当患者感到皮肤发烫或稍感灼痛时，便将艾炷去掉，另换新艾炷施灸，以局部皮肤轻度变红为度。本法适用于虚寒性疾病。用麦粒大小的艾炷直接施灸的方法称为麦粒灸，因为这种方法所使用的艾炷较小，施灸时间较短，易于被接受，所以较常用。

本法适用于哮喘、眩晕及急慢性腹泻、肱骨外上髁炎、急性乳腺炎、皮肤疣等。

2. 间接灸

又称为间隔灸或隔物灸，是指艾炷与皮肤之间隔垫物品进行施灸的方法。这种方法不使艾火直接灼伤皮肤，可避免灸伤皮肤而致化脓；另外，还可借助间隔药物之药力和艾炷的特性起协同作用，取得更大的治疗效果。由于间隔的中药种类繁多，既有植物，又有动物、矿物，既有单方，又有复方，所以广泛应用于内、外、妇、儿、五官各科之中，使灸疗的适应证得到了很大的拓展。

间接灸根据所用间隔物品的不同，可分为很多种灸法。如以生姜间隔者，称隔姜灸；以大蒜间隔者，称隔蒜灸；以食盐间隔者，称隔盐灸；以附子饼间隔者，称隔附子饼灸；等等。下面介绍几种常用的间接灸。

（1）隔姜灸

将鲜老生姜制成直径2～3cm、厚0.2～0.3cm的薄片，用针在中间扎一些小孔，放在穴位上，上面放置艾炷，点燃施灸；当艾炷燃尽，再易炷施灸。一般每次灸5～10壮。当患者感到灼痛不可耐受时，可将姜片稍稍向上提起，稍停片刻后放下再灸，直至局部皮肤潮红。使用本法施灸时艾炷不宜太大，排列不宜过近，以免过热引起烫伤；对神经麻痹、感觉减退的患者施灸时，应经常查看，以局部皮肤红润为度，不要施灸太过，以免烫伤。灸后可用正红花油涂于施灸部位，一是防皮肤灼伤，二是更能增强艾灸活血化瘀、散寒止痛的功效。

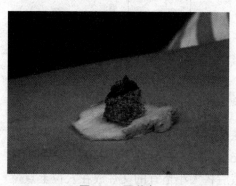

图5-9 隔姜灸

本法适用于呕吐、泄泻、腹痛、胃脘冷痛、风寒湿痹、肾虚腰痛、痛经、阳痿、遗精、早泄、周围性面神经麻痹等。

由于隔姜灸取材方便，操作简单，已成为现代最常用的隔物灸疗之一。目前我们所用的灸疗方法与古代大体相同，亦有略加改进的，如在艾炷中增加某些药物，或在姜片下面先铺上一层药末，以加强治疗效果（见图5-9）。

（2）隔蒜灸

分隔蒜片灸和隔蒜泥灸两种。用鲜蒜（独头蒜为佳）切成0.1～0.3cm厚的薄片，中间用针扎一些小孔，放在穴位上，上面放置艾炷，点燃施灸（见图5-10）。当艾炷燃尽，再易炷施灸。当患者感到灼痛不可耐受时，可将蒜片稍稍向上提起，稍停片刻后放下再灸，每灸3～4壮需更换蒜片。也可以将大蒜捣蒜泥，制成厚0.2～0.4cm的圆饼，大小按病灶而定，铺在穴位上，上面放置艾炷施灸，中间不必更换。因大蒜液具有刺激作用，灸后容易起泡。一般每穴灸5～7壮。

本法多用于痈、疽、疮、疖、急性淋巴管炎、疣及腹中积块等。近年来还用于肺结核等的辅助治疗。

（3）隔盐灸

此法只适用于神阙穴。用适量干燥细盐（以青盐为佳）填平脐眼，将艾炷放在盐上点燃施灸（见图5-11）。至患者稍感烫热即更换艾炷，换炷不换盐，连续灸3～9壮，以患者感到温热合适为度；但对急性病证则可多灸，不拘壮数。因盐加热易爆，容易发生烫伤，可在盐上盖一片姜片，在上面放置艾炷，点燃施灸。如果病人脐部较平或凸出，可用湿面条团在脐周围再施灸。

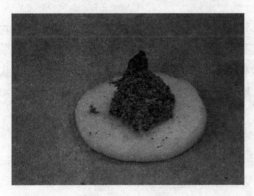

图5-10　隔蒜灸

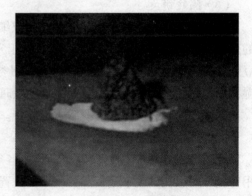

图5-11　隔盐灸

本法有回阳救逆之功，多用于急性腹痛、吐泻、痢疾、淋病、脱证等。现代在施灸的方法上有一定改进，如在盐的上方或下方增加隔物。治疗的范围也有相应扩大，可用于多种腹部疾病及其他病证的治疗，如吐泻、痢疾、腹痛、四肢厥冷、虚脱等。

（4）隔附子灸

分隔附子片灸和隔附子饼灸两种。

①隔附子片灸：取熟附子用水浸透后切片，制成直径2～3cm、厚0.3～0.5cm的薄片，中间用针刺数孔，放于穴区，上置艾炷点燃施灸。

②隔附子饼灸：将附子切细研末，以黄酒调和做饼，直径约3cm，厚约0.4cm，中间用针刺孔，放于穴位上，其上置艾炷点燃施灸；亦可用生附子3份、肉桂2份、丁香1份，共研细末，以炼蜜调和，制成直径约3cm、厚约0.5cm的药饼，用针刺数孔，

放于穴位上，其上置艾炷点燃施灸（见图5-12）。若附子片或附子饼被艾炷烧焦，可以更换后再灸，直至穴区皮肤出现红晕则停灸。

附子辛温大热，有温肾壮阳之功，适宜治疗阳痿、早泄、遗精及疮疡久溃不敛、肢端麻木等。近年来又用于治疗痛经、慢性淋巴细胞性甲状腺炎、慢性溃疡性结肠炎等。施灸时要注意室内通风，并必须在医务人员指导监视下进行，以防中毒。对阴盛火旺及过敏体质者、孕妇均禁用附子饼灸。

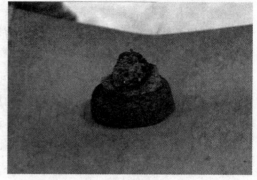

图5-12　隔附子灸

（5）隔胡椒饼灸

用白胡椒研成细末，加白面及水调和，制成直径2～3cm、厚约0.3cm的圆饼，中央按成凹陷，填入丁香、肉桂、麝香等药末，放在穴位上，上面放置艾炷后点燃施灸。

本法适用于风寒湿痹、局部麻木不仁、胃寒作痛等。

（6）隔豉饼灸

又称为豆豉灸。取淡豆豉适量，研成细末，用黄酒调和成直径2～3cm、厚0.5cm的药饼，以粗针在饼上刺数孔；将饼置于穴区，其上置中或大艾炷后点燃施灸。如果豆豉饼烧焦，可易湿饼再灸。每次施灸壮数据病情而定。痈疽初起者灸至病灶处皮肤湿润即可；如脓肿溃后久不收口，疮色黑暗者，可灸7～15壮。每日1次。

本法适用于痈疽初起或溃后久不收口。

（7）隔豉药饼灸

用豆豉、花椒、生姜、青盐、葱白各等份，共捣成泥状，制成约1cm厚的药饼，用针扎一些小孔，放于施灸部位，上面放置艾炷后点燃施灸。

本法适用于痈肿、疮疡等。

（8）隔厚朴灸

将厚朴适量研成细末，加入生姜汁调成膏状，捏成厚约3mm的圆饼，用针扎一些小孔，放于施灸穴位上，用中、小艾炷施灸。

本法适用于胸腹胀满、脘腹疼痛、咳喘与咳痰不利等。

（9）隔泥饼灸

又称隔黄土饼灸、泥土灸、黄土灸等。取洁净黏土，放于清水之中浸泡后过滤，以去除杂质；然后晾干，研成粉末置于容器内备用；临用时取黏土干粉适量，用清水或陈醋调和成饼，饼的厚度为0.3～0.5cm，直径为3～5cm，一般根据灸治的部位和病证而定；施灸时放于穴位上，用大或中艾炷施灸，饼干时可另易一饼再灸。每次灸3～7壮，每日或隔日1次，7～10次为1个疗程。

本法适用于骨质增生、痈疽、中耳炎等。若用大艾炷施灸时，要求术者有一定的临床经验，施灸过程中应严密观察，防止大面积灼伤。

（二）艾卷灸

艾卷灸又称艾条灸，是用艾条在体表一定部位施灸的一种治疗方法。可分为悬灸、实按灸和间接灸三种。

1. 悬灸

悬灸是将点燃的艾条悬起，与皮肤保持一定距离施灸的治疗方法。其具体操作又可分温和灸、雀啄灸、回旋灸、齐灸、排灸等。

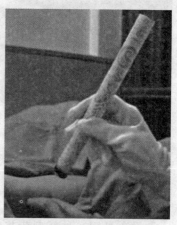

图 5-13　温和灸

（1）温和灸

将艾条的一端点燃，在距离施灸部位皮肤约 3cm 处进行熏烤（见图 5-13），根据患者的热感情况调整合适的距离，当患者感觉温热舒适时固定不动，连续灸 10～15 分钟，以局部出现温热潮红为度。对于昏厥、局部知觉迟钝的患者，术者可将中、食二指分开，置于施灸部位的两侧，这样可以通过术者手指的感觉来测知患者局部的受热程度，以便随时调节施灸的距离和防止烫伤。

本法具有温通经脉、祛风散寒的作用。温和灸简便易行，可用于慢性气管炎、冠心病、疝气、胎位不正等及其他多种慢性病证，还常用于保健灸。但不宜用于急重病证或慢性病证的急性发作期。

（2）雀啄灸

将艾条燃着的一端悬置于施灸部位之上，一上一下地活动施灸（见图 5-14），像鸟啄食一样，施灸时艾火不得接触皮肤。一般每次灸治 5～10 分钟，以局部出现深红晕湿润或患者恢复知觉为度。对小儿患者及皮肤知觉迟钝者，术者宜以左手食指

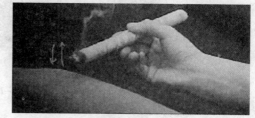

图 5-14　雀啄灸

和中指分置穴区两旁，可感觉灸热程度，以避免烫伤。雀啄法治疗一般每日 1～2 次，10 次为 1 个疗程，或不计疗程。

本法主要用于感冒、急性疼痛、高血压病、慢性泄泻、网球肘、灰指甲、疖肿、脱肛、前列腺炎、晕厥急救，以及某些小儿急、慢性病证等的治疗。

（3）回旋灸

回旋灸的艾条一般以纯艾条即清艾条为主，近年来临床上也有用药艾条施灸，取得较好的疗效。其中报道较多的为赵氏雷火灸法，以独特的配方研制成的药艾条做回旋灸，用于治疗某些五官科及妇科病症。

回旋灸的操作法有以下两种：一种为平面回旋灸，是将艾条点燃端先在选定的穴区或患部熏灸测试，至局部有灼热感时，即在此距离做平行往复回旋施灸（见图 5-15），每次灸 20～30 分钟，视病灶范围尚可延长灸治时间，以局部皮肤潮红为度。

此法用于灸疗面积较大之病灶。另一种为螺旋式回旋灸，即将艾条燃着端反复从离穴区或病灶最近处由近及远呈螺旋式施灸。本法适用于病灶较小的痛点及治疗急性病证，其热力较强，以局部皮肤出现深色红晕为宜。

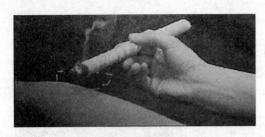

图 5-15 回旋灸

回旋灸适用于病损表浅且面积大者，如神经性皮炎、牛皮癣、股外侧皮神经炎、皮肤浅表溃疡、带状疱疹、褥疮等，对风湿痹证及周围性面神经麻痹也有效。另可用于近视眼、白内障、慢性鼻炎及排卵障碍等的治疗。

附：香灸

香灸是用一种新型药艾条以悬灸法施灸。所用灸材是在以往艾灸用药的基础上，配以莲花、紫檀、红花、香附子等 30 多种名贵中草药秘方精制而成，因其发出特有的中药香味，故名香灸，也称药香灸。药香灸所用艾条（见图 5-16）外形秀美、气味芬芳、紧致不掉灰、烟小不呛眼，配以健康养生独特灸疗技法，可取得良好效果。

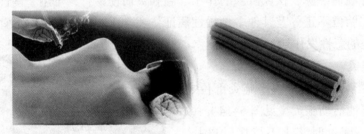

图 5-16 香灸

（4）齐灸

齐灸法是现代医家在《灵枢·官针》记载的十二刺法中的"齐刺"法的启发下，总结出来的一种艾条悬灸法。采用 2 根或 2 根以上的艾条同时熏烤一个穴位，或用一支艾条在穴位的上、下及穴位处熏烤的方法，均称为齐灸法。具体操作方法可分为以下两种：①多艾条齐灸法：取艾条 2～3 支，同时点燃一端。如为 3 支，则右手拇、食指及中、无名指各夹持 1 支，左手拇、食指夹持 1 支，同时在所选的穴位及上、下距 1～2cm 处进行熏烤施灸；如为 2 支，则左、右手各持 1 支，同时灸 2 个穴位。应使患者局部有温热感而无灼痛，施灸的时间约为 15 分钟，以使局部皮肤潮红为度。②单艾条齐灸法：将单支艾条的一端点燃，对准选定的穴位施灸，再在穴位循经线上每个穴位上、下各 1cm 处再进行熏灸。一般每穴约灸 5 分钟，在每穴上、下 1cm 处再各灸 5 分钟，总共实际是每穴熏灸 15 分钟左右，以使艾灸处的皮肤出现红晕为宜。上述两法均为每日或隔日 1 次，7～10 次为 1 个疗程。主要用于风寒湿痹、痿证等的治疗。

（5）排灸

又称排艾灸法，是现代针灸工作者创制出来的一种艾条悬灸法。一般艾条悬灸法多以1支艾条施灸（上述齐灸法亦仅3支），而本法少则4支，多则12支，同时点燃后分成两排排列，由施灸者左、右两手分别用全部手指夹拿，做扇形排列，故称之为"排灸法"。本法火力充足，多穴同灸，对某些难治病证往往可收到意想不到的效果。当然，运用本法要求施灸者手法十分熟练，具有一定经验。

操作方法：点燃艾条，手边准备好一个足够大的盛艾灰的盘子；两手拿艾条左右做扇形排开，对穴位进行施灸，此时艾火熊熊，烟焰弥漫，十分壮观。初试用此法如手法未纯熟，可从左、右两手各拿2支艾条开始，到以后慢慢纯熟适应，逐渐每手加至3支、4支、5支、6支。

注意事项：①施灸时要注意保持室内温度适中，避免有凉风直接吹到患者身上，还要令室内通风排气良好。施灸时要密切留意艾条点燃端，灰烬要及时抖落在盘中，防止散落在患者皮肤上，以免造成受伤或意外。②发热、出血、肿瘤扩散期、身体极度虚弱者或小儿、精神病患者等难以合作者为本法所禁忌。

2. 实按灸

实按灸是将艾条（通常用药艾条）的一端点燃，隔几层棉布或绵纸，紧按在穴位上施灸，使热气穿透布或纸到达肌肤深部的灸法（见图5-17）。如果艾条火熄灭，再重新点燃施灸。

根据艾条内所加药物不同，分别称为太乙神针、雷火神针。"太乙神针"和"雷火神针"虽然取的是针的名字，其实两者均是药物艾条疗法。

（1）灸具的制作方法

"太乙神针"和"雷火神针"的主要差别在于艾条中掺入的药物不同，从而在药效、主治上产生一些差异，它们的制作方法实质上是没有差别的。历代医籍中没有发现对艾条制作要点有具体的介绍。据皖西名医张琼林先生介绍，神

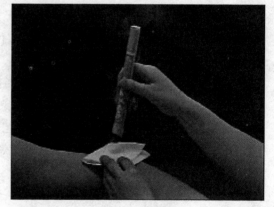

图5-17 实按灸

针的制作要点在均匀、紧实，蛋清涂表，制出的艾条光亮如漆，坚实如木，艾灸的力量也比一般艾条强大不少。现代中医临床对该方法又有了新的改进，不再是将药物掺入艾条，而是将药物放在隔离艾条与皮肤的布垫中，配方较以往更为灵活，使用也更为方便。

传统制作方法：①太乙神针：艾绒100g，硫黄6g，麝香、乳香、没药、松香、桂枝、杜仲、枳壳、皂角、细辛、川芎、独活、穿山甲、雄黄、白芷、全蝎各3g。除艾绒外，将上述其他药物研成细末，和匀。以桑皮纸1张，约30cm×30cm大小，摊平。先取艾绒24g均匀铺在纸上，次取药末6g均匀掺在艾绒里，然后卷紧如爆竹状，

外用鸡蛋清涂抹，再糊上桑皮纸一层，两头留空纸 3cm 左右，捻紧即成。每次应准备 2 支以上。②雷火神针：艾绒 100g，沉香、木香、乳香、茵陈、羌活、干姜、穿山甲各 15g。除艾绒外，其他药均研为极细末，加入麝香少许，研末和匀。以桑皮纸 1 张，约 30cm×30cm 大小，摊平。先秤艾绒 40g 均匀铺在纸上，再秤药末 10g 均匀掺入艾绒中，然后卷紧如爆竹状，再用木板搓捻卷紧，外用鸡蛋清涂抹，再糊上桑皮纸一层，两头留空纸 3cm 左右，捻紧即成。阴干保存，勿使泄气。一般需制备 2 支以上，以便交替使用。

现代制作方法：由于现代所使用的实按灸是将艾条点燃后按在药包垫上，使药气随艾火热气通过穴位透入经络，所以只需在市售的艾条外加牛皮纸加固就可以了。药垫的制作分为药包垫、药布垫、药敷垫三种：①药包垫：取红布或其他干棉布 1 段，长 80cm，宽 5cm，将布的一端铺上常用灸疗膏药 5mm 厚（也可以根据患者病情铺上其对应的灸疗膏药），然后把布折叠成 7～10 层，用线缝合，放瓷瓶收藏，保持药性使用。②药布垫：取市售伤湿止痛膏、追风膏等粘贴在长 100cm、宽 8cm 的干棉布头端，上、下两面各 1 张，再每折叠一层平贴一张，每贴一张内面都铺上薄薄的一层药末；折至 5 层，共贴有 7 张后，将余下布段全部包叠完，用线缝合后使用。③药敷垫：用灸疗膏或市售外用敷料膏剂（如止痛消炎膏等）涂在纱布上，按常规敷药方法固定敷于患处，外隔 7 层厚绵纸（任何厚纸都可）。

（2）操作方法

传统的操作方法是在施灸部位铺上绵纸 10 余层或棉布 5～7 层。将两支神针都点燃一端，像握笔一样握住一支艾条，对准穴位，紧按在绵纸或棉布上，稍留 1～2 秒，使药气温热透入深部，至病者觉得烫不可忍，略提起药艾条，待热减后再行按压。续按过程中如果艾火熄灭，可取备用的一支接替施灸，如此反复进行。每次按压 7～10 次，穴位上即出现大面积的温热和红晕现象，热力深入久久不消。每日或隔日 1 次，10 次为 1 个疗程。现代中医临床对传统工艺做了改进，操作更为简单了，只需将药包垫放在选好的局部病灶和穴位上，直接把点燃的艾条实按在药包垫上即可。

（3）适应证

根据掺入的药物和选择的穴位不同，实按灸的适应证会有不同。太乙神针多用于感冒、咳嗽、头痛、风寒湿痹证、痿证、腹痛、腹泻、月经不调等。雷火神针多用于哮喘、慢性支气管炎、胃脘痛、腹泻、颈椎病、扭挫伤、月经不调、近视眼、关节炎等。

（4）注意事项

操作时须注意艾条一定要燃透，否则用绵纸或棉布外包，或经按压后容易熄灭；要注意避免灼伤；施灸时按在穴位上的力度、热度、时间长短以患者感觉最强为度；每壮间隔时间不宜太长；两针交替使用效果更佳。

3. 间接灸

间接灸是将艾卷点燃后在穴位上面悬起，所灸部位上面覆盖某种物品而施灸的一种方法。常用的有隔核桃壳灸和隔蟾蜍皮灸。

（1）隔核桃壳灸

又称"隔核桃皮壳眼镜灸"。其方法是将核桃1个从中线劈开，去仁，取壳（壳有裂缝者不可用）备用。用细铁丝制成一副眼镜形，镜框的外方再用铁丝向内弯一个钩形，高和长约为2cm，以备施灸时插艾条用。灸前先将核桃壳放于菊花液中浸泡3～5分钟，取出套在眼镜框上，插上艾条长约1.5cm，点燃后戴在患眼上施灸。本法常用于近视眼、急慢性结膜炎、睑腺炎、角膜炎、老年性白内障，对视神经萎缩、视网膜色素变性、中心性视网膜病变等眼病也有一定疗效。对难治性眼病，如视神经萎缩、视网膜色素变性等，单用隔核桃壳灸疗效往往不够理想，应积极配合针刺及药物疗法。

（2）隔蟾蜍皮灸

取略大于病灶范围的蟾蜍皮一块，将其内面平铺于疖肿上，然后持点燃的艾条置于蟾蜍上方适当的距离进行熏灸，以病灶区呈现温热感为宜。每日灸1次，每次30～60分钟。近来有报道用此法治疗疖肿取得较好效果。对疖肿未化脓者，灸后无需处理；若已化脓破溃者，灸后患处应放油纱条，敷以消毒纱布固定。对疖肿无论已溃或未溃，施灸前应揩去脓液，并防止挤压患处。施灸过程中当蟾蜍皮呈现干燥现象时，可用生理盐水润之，以避免烫伤。

（三）温灸器灸

温灸器灸，又称艾灸器灸，是用特制的灸器盛放点燃的艾绒在穴位或特定部位上进行熨灸或熏灸的一种方法。

用温灸器施灸刺激温和长久，易为患者所接受，操作亦较方便，对某些病证有较好的疗效，因此温灸器灸的方法在现代临床得到了广泛的应用。目前，临床上常用的有温盒灸、温筒灸、温管灸和温架灸等多种类型。

1. 温盒灸

温盒灸是应用特制的温盒作为灸器，内装艾条，固定在一个部位进行治疗的一种灸法。本法自20世纪80年代初逐步得以推广应用。此法适用于背部和腹部穴位，具有多经多穴同治、火力足、施灸面广、作用强、安全方便等优点，但也存在施灸部位较为局限、操作不够灵活、适应病种不够广泛等缺点，有待进一步改进。

（1）灸具制备

温盒为一种特制木制盒形灸具，分大、中、小三种规格（大号长20cm、宽14cm、高8cm，中号长15cm、宽10cm、高8cm，小号长11cm、宽9cm、高8cm）。其制作方法为：取规格不同的木板（厚约0.5cm）制成长方形木盒，下面不安底，上面制作一个可随时取下的盖，并在盒内中下部安置铁窗纱一块，距底边3～4cm（见图5-18）。

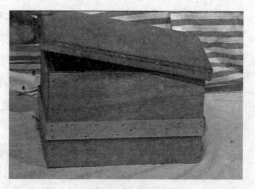

图5-18　温盒

（2）具体操作

在所选区域放置温盒。点燃 3～5cm 长的艾条段 2～3 段或艾团（需预先捏紧）3～5 团，对准穴位放在铁窗纱上；盖好封盖，要留有缝隙，以使空气流通；艾段要燃烧充分。封盖用于调节火力、温度大小。一般而言，移开封盖可使火力增大、温度升高；闭紧封盖则使火力变小、温度降低。调节火力以保持温热而无灼痛为宜。如盒盖闭紧患者仍感觉灼痛时，可将温盒适当移动，以调节热度，待艾条燃尽后将温盒取走即可。灸材除用艾条外，尚可在艾绒中掺入药物进行灸治；亦可先在穴区贴敷膏药或涂敷药糊等行隔物灸法。温盒灸每次治疗 20～30 分钟，每日 1～2 次，一般 7～10 天为 1 个疗程。

（3）适应证

胃脘痛、腹痛、腹泻、遗尿、慢性支气管炎、风寒湿痹、尿失禁等。

（4）注意事项

①施灸时要不断调节盒盖的开合程度，以保持适当的灸疗温度；但也不可盖得太紧，以防止艾火熄灭。②用艾绒施灸时要挑选铁窗纱网眼较小者，以防火星跌落而造成烫伤。

附：脊椎灸

脊椎灸是一种用脊椎理疗仪施灸以预防和治疗疾病的一种灸法（见图 5-19），可消除疲劳、增强免疫力，适用于颈椎病、骨质增生、腰肌劳损、腰椎间盘突出症、脊椎疼痛等病症，也可用于养生保健，调理亚健康状态。

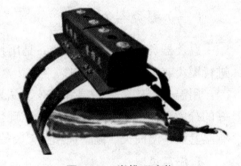

图 5-19 脊椎理疗仪

操作方法：将灸器按顺序组装好，把艾条点燃后放入铁盒内，盖上盖子后马上接电源，使盖子上面的小风扇转动，并将装有中药的披毯盖在患者身上，在预热 5 分钟后将灸盒移到要施灸的部位。

注意事项：①在停止艾灸时，要特别注意灸盒内还有灸条未燃尽，一定要先打开灸盒盖后再断开电源，如果先拔电源，盒内的余热易损坏小风扇。②在安装和拆卸灸盒时，不要双手用力按压灸盒，以免压坏支架；正确的做法是一手托住灸架下方，一手安装灸盒。③灸盒内的余火不可用水来熄灭，正确的做法有以下两种：一种是艾灸结束后让灸盒风扇空转一段时间，将余下的艾条彻底燃尽变冷再取下来；另一种方法就是将灸盒盖取下，待其自然冷却。④在日常的使用中应注意灸盒的清洁和保养，做到一次一清，一次一擦，以延长灸盒的使用寿命。

2. 温筒灸

温筒是我国早期使用的温灸器，也是近现代使用较多的艾灸灸具。近年来，应用艾绒点燃作热源的温灸器的研制进展较快，各地出现的温灸器形式多样，不少也呈筒状，最为常用的是手提活动式温筒灸具。手提活动式温筒灸具又分平面式和圆锥式两类（见图 5-20、图 5-21），均以金属制作，以前者应用更为广泛。温筒灸较之艾条悬灸使用更加方便灵活，不受部位限制，艾灰不会脱落，所以十分安全，是目前临床上应用较广的温灸器灸法。

（1）灸具制备

温筒灸具由内、外两个金属圆筒构成，外筒筒身及筒底均有十数至数十个小孔，并装有一柄，可供手提操作；内筒亦有十数个小孔。其中圆筒式灸具两个底面一般较大，适用于较大面积的灸治；圆锥式灸具上为平面形，底为圆锥形，适合小面积点灸用。

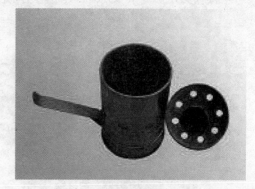

图 5-20　温筒

（2）具体操作

打开灸具，在内部的小圆筒中放入艾绒或艾条，亦可掺入某些药末，点燃后在选定的施灸部位来回温熨，每次 20～30 分钟，以局部皮肤出现红晕为度。每日或隔日 1 次，7～10 次为 1 个疗程。

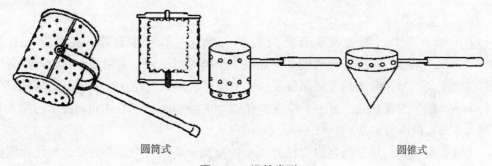

圆筒式　　　　　　　　　　　　　　　　　圆锥式

图 5-21　温筒类型

（3）适应证

适用于各种灸治的慢性病证。

（4）注意事项

应用温筒灸时，由于灸具形式多样，应根据病证情况加以选择。如为大面积病灶（如带状疱疹、挫伤等），可用圆筒式手提温灸具；如为局限性病灶，或以刺激穴位治疗全身性病证时，可用圆锥式手提温灸具。

附：随身灸

市售的随身灸是一种特制的金属圆筒，外形分筒体和持柄两部分。筒体上、下各有多数小孔，小孔可以通风出烟，下孔用以传导温热。内另有小筒一个，可置艾或药物燃烧（见图 5-22）。

随身灸可用于治疗多种疾病，如肩周炎、腰肌劳损、腰腿疼痛、骨质增生及腰椎、颈椎病和痛经等，并可用于强身保健。

操作方法：①将艾条插入灸盒内固定支架后点燃。②将灸盒盖上并旋转锁定，然后调节出风口，以控制温度的高低。③将灸盒置入保温袋中，用松紧带固定在患处。④经常清除保温袋及灸盒内的灰烬，以保持清洁。

注意事项：温灸后半小时内不要用冷水洗手或洗澡。孕妇禁用；身体发炎部位禁灸；睡眠时禁用。

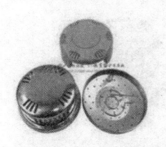
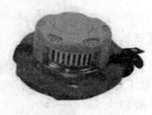

图 5-22　随身灸

3. 温管灸

温管灸是用苇管（或竹管）作为灸器向耳内施灸的一种方法。因其用苇管作为灸具，所以也称苇管灸。古代医家主要将其用于中风口喎的治疗。现代不仅在灸具的制作上有较大改进，治疗病证亦有所扩展。另外，近年还出现一种肛管灸法，亦属温管灸法。

（1）灸具制作

①苇管灸灸具：苇管灸灸具分两类，一类为一节形苇管器，其苇管口直径 0.4～0.6cm，长 5～6cm，苇管的一端做成半个鸭嘴形，另一端用胶布封闭，以备插入耳道内施灸。另一种为两节形苇管器，一节口径较粗，直径 0.8～1cm，呈鸭嘴形，长约 4cm，用于放置艾绒；另一节较细，直径为 0.3～0.6cm，长 3cm，此节为插入耳道用，并与粗的一节相连。

②肛管灸灸具：用金属制成直径为 3cm 的半圆形艾锅，边缘有直口，可使两锅连接在一起。艾锅上、下各有一通气孔以连接耐热胶管，胶管一端安有气囊，另一端连接透明塑料或玻璃制成的肛管。或用两个新烟袋锅扣在一起，用胶布固定，1 支烟袋杆以透明玻璃管与有孔的塑料管（代替肛管）连接。

（2）具体操作

①苇管灸法：将黄豆大或半个花生仁大小的一撮细艾绒放在苇管器的半个鸭嘴形处，用线香点燃后，以胶布封闭苇管器另一端，并插入耳内。施灸时耳内应有温热感。泻法则用嘴轻吹其火，补法则让艾炷自然燃尽。灸毕 1 壮后再灸，每次可灸 3～9 壮，10 次为 1 个疗程（见图 5-23）。

②肛管灸法：艾锅内装入艾绒，点燃后将两艾锅扣合。持续挤压气囊，见肛管端冒出艾烟时，将肛管涂上润滑剂，插入肛门内，继续挤压气囊施灸；从透明肛管处见艾烟将尽时，艾锅内放上新的艾绒，继续挤压气囊。每次可灸 3～6 锅艾绒，每日 1 次，病重者可日灸 3 次。艾烟进入肛门后，如患儿排出矢气，为病愈之兆；若见艾烟从肛门排出，无大便及矢气，腹胀、抽搐如常，为病重难愈之征。一般灸治 3 次即可见显效，如灸治 3 次无改善则难收效，应改用其他方法。

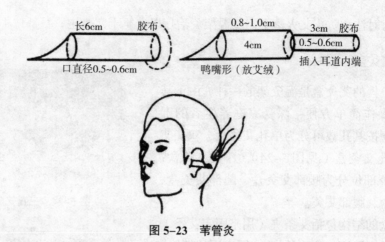

图 5-23 苇管灸

（3）适应证

苇管灸主要用于治疗面神经麻痹、耳聋耳鸣等；肛管灸主要用于治疗小儿慢惊风、慢脾风、小儿脐风等。

（4）注意事项

①温管灸有较为明确的适应证，故临床应用前要注意明确诊断。②温管灸的灸具目前尚无批量生产，术者可就地取材，并从临床实践中不断完善。③施灸时要防止艾火跌落烧坏衣服或烫伤皮肤。

4. 温架灸

温架灸是灸器灸法之一，是采用特制的温灸架进行温灸的方法。本法既有温盒灸的特点，即固定于穴区，无需术者手持操作；又有温筒灸的优点，即火力集中于一处，可根据要求一穴一穴灸疗。当然，本法也存在操作不够方便、灸具有待进一步完善等问题。

（1）灸具制备

用金属焊制成灸架，可制成统一格式，亦可根据部位及病证的要求特制。如用于治疗肩周炎，可依据肩的形状设计尺寸，用 12 号铁丝气焊成灸架，架上有 7 个铁丝柱，可插 7 个约 3.5cm 长的艾炷。一般在架上设置多个 2 ~ 3cm 的铁丝小柱，用于插艾炷。

（2）具体操作

将艾条切成 2 ~ 3cm 的小段，中间捅一小孔备用。把温灸架置于选取的部位，根据穴区的分布，在灸架的铁丝小柱上插上艾段，每次可插 1 ~ 3 个，从艾炷下端点燃，燃尽后取下灰烬再灸。灸完需灸的壮数后，可移动灸架至另一部位，继续按上法操作。每次选 1 ~ 3 个部位，每日或隔日 1 次，10 次为 1 个疗程。

（3）适应证

呃逆、胃脘痛、腹痛、腹泻、肩周炎、腰背痛等。

（4）注意事项

①灸架的铁丝小柱宜插艾条段，不宜插艾绒团，以防脱落而造成灼伤。在艾灸过

程中亦应时时注意防止艾火落下。②温架灸治疗以选躯干穴为主，且部位不宜太多。

附：艾灸盒

现在市售的艾灸盒是温灸架的一种。由于其体积小，操作简单方便，深受家庭养生者的青睐。艾灸盒按其孔数可分为单孔艾灸盒、双孔艾灸盒、三孔艾灸盒（见图5-24）、六孔艾灸盒；也可按施灸部位分为腰部艾灸盒、腿部艾灸盒、背部艾灸盒、腹部艾灸盒等。

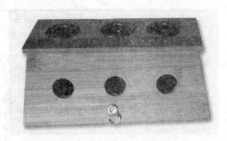

图5-24　三孔艾灸盒

艾灸盒的结构包括艾条夹（用来固定艾条）、观火孔（掌握温度，防止烫伤）、固定用的带钩橡皮条、挡灰网、出灰槽等。

操作方法：①打开艾灸盒上的盖子。②点燃艾条并放入艾灸孔中。③用艾灸盒中的卡子固定艾条，使其不会松动。④盖上艾灸盒上的盖子。⑤将艾灸盒放置在需要艾灸的部位，用橡皮条和盒外侧的挂钩固定（此时可以解放双手，但是要及时调节艾条高度，以便掌控艾灸的温度，同时应避免烫伤和损坏盒内部件）。⑥施灸完毕，待艾灸盒不太烫时，打开盒盖，将用剩下的艾条完全熄灭，注意防火。

（四）温针灸

温针灸是针刺与艾灸结合应用的一种方法（见图5-25）。适用于既需要留针而又适宜用艾灸的疾病。

（1）操作方法

在穴位上施行针刺补泻手法后，在留针时将艾炷捏在针柄上，或取约2cm长的艾条1节套在针柄上，距离皮肤2～3cm，从艾炷或艾条的下端点燃施灸。可在穴位上隔一厚纸片，以稍减皮肤表面

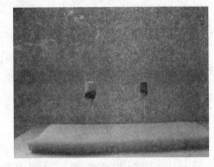

图5-25　温针灸

的火力，使热力通过针身传入体内，达到治疗目的。当艾炷或艾条燃烧完毕时，除去残灰，换第2个艾炷或艾条，一般灸3～5壮，然后再将针拔出。

（2）适应证

温针灸的适应证较广，如风寒湿痹、骨质增生、腰腿痛、冠心病、高脂血症、痛风、胃脘痛、腹痛、腹泻、关节痛等。

（3）注意事项

在操作时一定要将艾炷在针柄上固定牢靠，并嘱病人不要变动体位，以防止燃着的艾炷脱落而烧伤皮肤或烧坏衣物。如觉针太热，可随时调整针刺的深度。为防止烫伤，也可用5cm长的正方形的硬纸片中间扎一孔后套在针体上，覆盖在穴位的皮肤上，可起到保护作用。

（五）铺灸法

铺灸法是指将艾绒铺摊在穴区，通过燃烧、温熨、热敷、日光照射等各种不同的方法，达到灸疗目的的一类灸法。现代所用的铺灸法既有对民间方法的挖掘，也有对传统方法的革新。这类方法与常规灸法有所不同，首先是加热的方式多样化，不仅仅是单一的点燃艾绒的形式；其次是其中有一些灸法由于施灸的区域较大、施灸的时间较长、施灸的对象有一定限制，容易出现意外，故对灸疗操作技术要求较高。铺灸法治疗的病证范围一般较专一，但其效果却往往较为独特。当然，其中不少灸法尚有待在临床实践中进一步改进和完善。

1. 长蛇灸

又称铺灸、蒜泥铺灸，是我国浙江一带的针灸工作者从传统的和民间的方法中挖掘和总结出来的一种灸疗方法。取穴多用大椎至腰俞间督脉段，可全段或分段施灸，是目前灸疗中施灸范围最大、一次灸疗时间最长的灸法。本法自 20 世纪 80 年代中期报道用于类风湿性关节炎的治疗以来，已引起针灸界的关注。经研究发现，长蛇灸在一定程度上具有调节机体免疫功能的作用，具体表现为能够提高细胞免疫功能，抑制体液免疫的功能。

（1）操作方法

取穴：脊柱（大椎至腰俞）。

治疗时间：以暑夏三伏天为宜。

器药准备：按麝香粉 50%、斑蝥粉 20% 及丁香粉、肉桂粉各 15% 的比例混匀装瓶制成斑麝粉，密封备用；新鲜大蒜 500g，去皮捣烂成泥，备用；并备好优质纯艾绒、消毒医用纱布、龙胆紫药水。

具体操作：脊柱穴区常规消毒后，涂上蒜汁，在脊柱正中线撒上斑麝粉 1～1.8g，粉上再铺以 5cm 宽、2.5cm 高的蒜泥 1 条，蒜泥条上铺 3cm 宽、2.5cm 高的艾绒（约 200g），下宽上尖，形成截面为等腰三角形的长蛇形艾炷。然后点燃艾炷头、身、尾三点，让其自然烧灼。待艾炷燃尽后，再铺上艾绒复灸，每次灸 2～3 壮。灸毕，移去蒜泥，用湿热纱布轻轻揩干穴区皮肤。灸后皮肤出现深色潮红，让其自然出水疱，嘱患者不可自行弄破，须严防感染。至第 3 日，用消毒针具引出水疱液，覆盖一层消毒纱布。隔日 1 次涂以龙胆紫药水，直至结痂脱落愈合，一般不留瘢痕。灸后调养 1 个月。

（2）适应证

现代用于治疗类风湿性关节炎、脊柱炎、慢性肝炎及顽固性哮喘等。

（3）注意事项

①灸后 1 个月内忌生冷辛辣、肥甘厚味、鸡、鹅、鱼腥，禁冷水洗浴，避冷风，忌房事。②体质过于虚弱者、老人、小儿及孕妇等慎用此法。

2. 大灸法

又称大灸疗法，是一种以萝卜片与蒜泥为隔物行大面积灸疗的铺灸法。大灸法为我国清代末河北省丰润县高怀医师的家传秘法，在《岳美中医案集》中曾做记载，主要用于虚弱证的治疗。本法因流落于民间，宥于家传，缺乏严格明确的适应病证，一次选用的穴位又较多，且操作繁杂，故以往临床很少有人报道，于一般针灸书籍中也未见述及。近些年来，不少针灸工作者开始对本法做发掘验证，并对操作方法进行了一定的改进。实践表明，大灸法对多种久治不愈的病证有较好的治疗效果，值得进一步推广应用。

（1）操作方法

灸具制备：取腌好的胡萝卜（冬腌3天，夏腌1天，以软为度）一根，切成0.6cm厚、3cm见方的萝卜片若干片；将鲜紫皮蒜泥平摊于萝卜片上，中间按一凹（深见萝卜面），让蒜泥形成一圆圈；把艾绒做成艾球如花生米大；取硬纸板一条，长约60cm，宽3cm，备用。

具体操作：先灸背腰部，主要取两侧膀胱经穴。患者俯卧，将备用的硬纸板沿脊柱铺好固定，再把制作好的萝卜蒜泥片由大杼穴至白环俞穴一个接一个排成左右两行，再由附分穴至秩边穴一个接一个排成左右两行，排列时起点应低于前行半片，止点高半片，壮数多少要看患者皮肤的耐受性来决定，共4行。脊柱正中线放一条卫生纸以吸水。将艾绒捏成食指头大小的艾绒球，放置于萝卜蒜泥片凹中，可用火柴点燃，也可用镊子夹住艾球在烛火上点着后放在萝卜蒜泥片凹中，要逐个放好放齐。宜从上往下燃起，使其自行燃尽，勿使灸火熄灭，随时换上艾球，防止火力中断。艾球可做得略小，以防止烧伤及大灸疮发生，患者若感觉灼痛可将艾火减弱一些。灸部皮肤稍现深红色即停止灸治，一般每穴灸3～5壮。灸完背部后休息10分钟左右，再灸胸腹部。

灸胸腹部时取穴以任脉为主。让患者仰卧好，以膻中穴为中心放置9块萝卜片，使成正方形；先在膻中穴上放一块，以此为中心，上下左右放8块；再在鸠尾穴与神阙穴上各放一块不着蒜的萝卜片，此两点不灸，两穴间放6片；神阙穴下至曲骨穴放5片，若是妇女则石门穴放1片不着蒜的萝卜片，不灸；上腹部中间行的两侧各排一行，起点低半片，止点高半片；再在两侧各排一行，起点再低半片，止点再高半片，灸法如前。应注意鸠尾穴、神阙穴不灸，妇女石门穴不灸。腰腹部可适当多灸（见图5-26）。

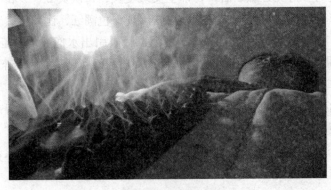

图5-26　大灸法

本法每隔7～10天灸1次，一般以灸2～4次为1个疗程。若出现水疱，可用消毒敷料覆盖（水疱过大者可用消毒针具吸净水疱内水液），令其自行吸收，待皮肤完好后再灸。

（2）适应证

久病体弱、虚寒瘤疾、中阳不振、肾元不充等一切虚寒衰弱病证及久病不愈者。

（3）注意事项

①本法禁忌证为急症、新症、热证、实证。②本法不宜用于小儿、孕妇、初次针灸者、神经过度敏感者及不愿配合治疗者。③施灸过程中既要防止火力中断，又要防止发生灸疮。若灼痛难忍时可将萝卜片夹离皮肤片刻，以皮肤出现深度红晕为度。④灸治完毕可针刺三阴交（泻法）不留针，配合十宣放血（否则易导致实热内生）。⑤灸后 1 ～ 2 天内勿搓洗灸点，以免引起感染或引发灸疮。应注意保暖，忌食生冷之品。

3. 敷灸

敷灸是指将艾绒加适量的水或药液加热后敷于穴区，通过湿热刺激而起到治疗作用的一种艾灸法，属于铺灸法的范畴。经研究证实，野艾叶水煎剂对细菌及多种致病真菌都有抑制作用，但是用湿热敷艾绒的方法到底与点燃后灸疗有何区别，尚有待进一步探究。

（1）操作方法

取精制艾绒 3 ～ 5g，放在金属小盆内，用酒精灯加温，再加适量生理盐水或药液（如十滴水、红花油、正骨水等，依病证而选用），搅拌均匀，继续加温，1 ～ 2 分钟后用手取出艾绒，挤压到不滴水、不烫手的程度，放在选定的穴区，用胶布压盖固定，12 ～ 24 小时后取下。每次可取一穴至数穴，每天或隔天 1 次，5 ～ 10 次为 1 个疗程。

（2）适应证

流行性腹泻及急慢性扭挫伤、胃痛等。

（3）注意事项

①加热艾绒时火不宜过大，以免烧焦；敷贴穴区时艾绒内所含水分不宜过多，否则胶布不易粘住。②对艾叶过敏者不宜使用本法。

第二节　其他灸疗

灸疗法除最常用的艾灸之外，还有用其他材料点燃施灸，或用火以外的热源施灸，或用有刺激性的药物贴敷施灸的方法，如灯火灸、火龙灸、天灸、蜡灸等。根据施灸材料及热源的不同可进行如下分类（见图5-27）。

一、灯火灸

灯火灸又称灯草灸、灯心灸、油捻灸、打灯火、神灯照等，是用灯心草蘸植物油点燃，灸灼病变部位或穴

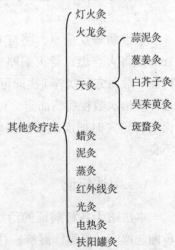

图 5-27　其他灸疗法分类

位，以治疗疾病的一种方法。

（一）操作方法

1. 一般操作法

选定穴位之后，用龙胆紫药水或有色水笔做一标记。穴区常规消毒，取灯心草10～15cm，将一端浸入植物油（麻油或豆油）中3～4cm，取出后用软绵纸或脱脂棉吸去灯心草上的浮油，以防油过多点燃后油珠滴落造成烫伤。

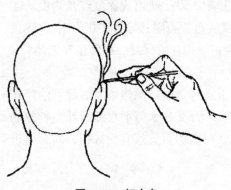

图5-28 灯火灸

术者用拇、食二指捏住灯心草之上1/3处，即可点火，但要注意火焰不可过大。然后将灯心火向穴位缓缓移动，并在穴旁稍停瞬间（此时浸油端宜略高于另一端，或呈水平状，以防火焰过大），待火焰由小刚一变大时，立即将燃端垂直接触穴位标志点（注意勿触之太重或离穴太远，要似触非触，若即若离），此时从穴位处引出一股气流，从灯心草头部爆出，并发出清脆的"啪、啪"爆淬声，火亦随之熄灭，此为一壮（见图5-28）。有时不灭，则可继续点灸其他穴区。灸火顺序为先上后下、先背后腹、先头身后四肢。点灸次数宜灵活掌握，一般3～5天1次，急性病可每天1次（但需避开原灸点），5～7次为1个疗程。

2. 特定穴操作法

（1）取穴

在特定区域寻找阳性病理反应点，表现为局部压痛、皮下条索状结节等。①特定穴A：在大椎穴区域，为全身疾病的反应区域。②特定穴B：第7胸椎下到至阳穴区域，是背部疾病的反应集中区。③特定穴C：三阴交区域，是腹部疾病的反应集中区。

（2）方法

取准病理反应点，将灯心草一端浸入植物油内，术者用拇、食指捏住灯心草上1cm处将火点燃，待火焰略变大，立即垂直触点穴位，此时发出一声"啪"的爆淬声。一般每穴每次淬1次即可，个别可视病情淬2～5次，即淬成"∴"形或"∶"形。灸治次数视病情而定，可每日1次、隔日1次或每星期1次。临床实践显示，灯火灸特定穴时如疾病阳性反应点不断缩小及消失，就获显效乃至痊愈，反之则预后不良。

（二）适应证

本法适于各科病证的治疗，如头痛、胃脘痛、胸痛、腰痛、痹证、疝气、外感、鼻衄、瘰疬、肉瘤、湿疹、月经不调、带下、痛经、乳疾等。对流行性腮腺炎、小儿消化不良、惊厥、呃逆、腹痛及功能性子宫出血、网球肘等更为常用。

（三）注意事项

1.高热、烦渴、咯血等热盛者不宜用此法。

2.如遇毛发处最好剪去。本法灸火处多有小块灼伤，要保持清洁，以防感染，且灸后3天内不宜接触水。

3.灯心草蘸油要适量，以不滴油为度，否则容易滴落而烫伤皮肤。

4.对儿童、体质敏感者、体弱者，以及遇到颜面、眼眶周围等部位，施灸时点灼宜轻。

5.动静脉浅表处、孕妇腹部不宜选作灸穴。

二、火龙灸

火龙灸是在传统中医针灸理论的基础上，结合西医学知识演变而来，是一种通过经络加温给药的方式以防治疾病的方法。

（一）操作方法

1.灸材

酒精、纱布、注射器，火龙灸方由巴戟天、淫羊藿、何首乌、艾叶、肉桂、细辛等20多味中药组成。

2.具体操作

①用毛巾将患者头发全部包好，避免酒精燃烧时不慎烧到头发。

②用酒精给患者背部消毒；把用中药浸泡好的纱布条取出，逐条循经络走向摆放在患者背部督脉、膀胱经第一侧线上或腹部任脉上。

③把一条湿毛巾轻盖在摆好的纱布条上方，上面再盖一层湿毛巾。

④沿纱布条的摆放形状，用注射器在毛巾上洒上酒精，并点燃酒精，可以看到在患者背部形成了一条"火龙"。

⑤等病人感到背部灼热，立刻用备好的湿毛巾按照从头至脚的方向扑灭火焰，并沿背部督脉及膀胱经点穴（如至阳、命门、腰阳关等穴）按压，热感减退后再倒酒精、点火，反复操作3～5次。

灸疗之后取下病人身上覆盖的毛巾，可以看到有细密的水珠渗出，用干毛巾替病人轻轻擦干背部汗珠。

火龙灸一般5次为1个疗程，隔2天做1次，3～5个疗程就会有较明显的效果。

（二）适应证

1.男性腰痛膝软、下肢沉重、神疲乏力、头晕耳鸣、尿频尿急、阳痿、早泄、前列腺炎、性功能障碍、性功能减退等一系列亚健康症状。

2.女性腰酸腰痛、手脚冰凉、痛经、带下、月经不调、内分泌失调、更年期提前等一系列亚健康症状。

3. 强直性脊柱炎、肌筋膜炎、风湿性关节炎、腰椎间盘突出症、颈椎病及痹证日久颈、腰、背、双膝、下肢冷痛者。

4. 脾肾阳虚导致胃寒冷痛、五更泻者。

5. 用于美容，可排毒养颜、祛斑祛痘、减肥等。

（三）注意事项

1. 操作要大胆细心，防止灼伤皮肤。

2. 纱布一定要浸透药物。

3. 灸疗过程中注意随时询问患者的温热感受。以患者感觉舒适无灼痛，灸后药纱布由黄变白、由湿变干，患者灸疗部位出现潮红色反应带，有细密的水珠渗出为度。

三、天灸

天灸又称为药物灸、发泡灸，是将对皮肤有刺激作用的药物贴敷在施灸部位上，使局部皮肤起泡的灸疗方法。通过将特殊调配的药物贴敷于特定的穴位，可使药物持续刺激穴位，通经入络，达到温经散寒、疏通经络、活血通脉、调节脏腑功能的效果，既可改善临床症状，又可提高机体免疫力。

（一）蒜泥灸

蒜泥灸是将大蒜捣烂如泥后敷于穴区，达到类似灸法作用的一种外治方法。

1. 操作方法

取大蒜若干（最好为紫皮蒜），捣成泥膏状；亦可根据病证需要，在蒜泥中配入中药细末，调匀。取 3 ～ 5g 贴敷于穴区，外以消毒敷料固定。每次敷灸时间为 1 ～ 3 小时，以局部发痒、发红或起泡为度。每天或隔天 1 次，每次取 1 ～ 2 穴，穴区宜轮换，7 ～ 10 次为 1 个疗程。

2. 适应证

本法可用于治疗扁桃体炎、咯血、鼻出血、咽喉肿痛、肺结核等。

3. 注意事项

由于个体差异，蒜泥敷贴后不同患者反应不一，应严密观察，掌握敷贴时间。敷贴后如水泡较大，可用消毒针引出泡液后涂龙胆紫药水，覆盖消毒敷料，以防感染，直至其愈合。

（二）葱姜灸

葱姜灸是现代针灸工作者在蒜泥灸的基础上发展起来的一种天灸法。葱姜灸与蒜泥灸相比，对皮肤刺激较温和，故可用于面部等皮肤娇嫩的部位。

1. 操作方法

（1）灸药制备

根据不同病情，取生葱白、鲜生姜（以老姜为佳）各若干。先将葱白剥去老皮，与去皮鲜姜混合砸成糊状，放入容器内。可用保鲜纸覆盖密封备用。

（2）具体操作

治疗时可将葱姜糊直接涂敷于穴区，或涂于消毒纱布上，再敷贴于穴区。敷贴后局部皮肤可呈红色，后变褐色，数天后消退。如敷贴时间较长可出现水疱，水疱多可自行吸收，且不留瘢痕。本法可每天 1 次或隔天 1 次。

2. 适应证

三叉神经痛、面瘫、支气管炎、支气管哮喘等。

3. 注意事项

①在面部穴区施灸时尽量避免引起水疱。如出现水疱，要小心护理，防止感染。②应取新鲜葱姜，且以现制现用为佳。

（三）白芥子灸

白芥子灸是最为常用的天灸法之一。白芥子是十字花科一年或二年生草本植物白芥的干燥成熟种子。以白芥子研末水调外敷可使局部皮肤发热乃至起泡，类似灸法。临床以复方白芥子膏为主加减应用。

1. 操作方法

（1）灸膏制备

①咳喘膏：全国各地配制的处方不一，现选两方介绍。

方一：白芥子、延胡索、法半夏、甘遂、细辛、生甘草、百部、肉桂、葶苈子，依次按 8：8：8：5：4：4：5：5：3 的比例组成。将上药烘干，粉碎研末，过 100 目筛。用时取药末用 50% 的姜汁调成较干稠糊状，置冰箱冷藏室备用。

方二：白芥子 21g，延胡索 21g，甘遂 12g，细辛 12g。将上药共同烘干，研细末，储瓶备用，此为一人 3 次用量。敷灸法为每次用上药末之 1/3 量，加鲜姜汁调成糊膏状，并加麝香少许，一般在夏天使用。

②关节膏：现介绍两方。

方一：以等量生白芥子、生草乌碾成极细粉末过筛，将粉末装入容器中封存备用。

方二：白芥子、延胡索、细辛、防己、半夏、南星、木瓜、制川乌、制草乌等共粉碎，过 80 目筛，装瓷缸备用。

③胃痛膏：白芥子 20g，白芷 10g，甘遂 10g，川乌 10g，草乌 10g，细辛 5g，山栀子 20g，芦荟 10g，杏仁 10g，桃仁 10g，白胡椒 5g，使君子 10g，草决明 10g，皂角 10g，冰片 2g，红花 10g。上药共研细末，密封干燥处保存。

（2）具体操作

①咳喘膏灸：治疗时取药 12～18g，分两等份置于两片医用胶布，或分别摊在直径为 3cm 的油纸中间，分别敷贴于所选穴区，以医用胶布固定即可。成人一般贴 4～6 小时，儿童一般贴 3～4 小时后揭去。敷贴最佳节气常选择夏季三伏天和冬季三九天。每周敷贴 2 次，4 周为 1 个疗程，一般使用 1～2 个疗程。

②关节膏灸：用时取适量上述粉末以清水调成糊状，平铺于牛皮纸上，药面以

4cm×4cm 左右为宜。再敷贴于穴处，嘱患者不要离开，随时观察穴处皮肤，直到穴处周围皮肤潮红，且药面下皮肤有烧灼感并出现水疱为度（如不出现水疱，可用红花油或解痉镇痛酊代水调药）。然后除去药糊，将创面皮肤常规消毒，以无菌敷料覆盖创面，待其自愈。每年初、中、末三伏的第 1 天各贴药 1 次。每穴取药末 3g，用生姜汁调膏，穴位用 75% 酒精棉球擦后敷贴，外用敷料或塑料薄膜覆盖，胶布固定。贴药时间一般为 3 ～ 4 小时。

③胃痛膏灸：用时取适量，用鲜姜汁调成膏状，摊于方形硬纸上，小儿每穴用量 3 ～ 5g，成人 5 ～ 8g，贴于穴位，胶布固定。48 ～ 72 小时后换穴换药，每次选 6 ～ 10 个穴位。3 年为 1 个疗程。

2. 适应证

支气管哮喘、慢性支气管炎、小儿呼吸道感染、风寒性关节炎、周围性面瘫、胃脘疼痛、梅核气等。

3. 注意事项

①可根据贴后的反应缩短或延长贴药时间。若贴后热辣、烧灼感明显，可提前除去药，以防烧伤皮肤；反之，如贴后微痒舒适，可适当延长贴药时间。

②在临床上应结合个人体质调整使用方法。若贴处皮肤痒、充血过敏者，应慎用或药量相应减少、时间缩短。

③敷贴时勿洗冷水澡，勿过劳。除个别疼痛较重者应对症处理外，其余不配用任何疗法。

（四）吴茱萸灸

吴茱萸灸是应用芸香科常绿灌木或小乔木吴茱萸的未成熟果实进行敷灸，以治疗病证的一种外治法。

1. 操作方法

（1）吴茱萸粉灸

①灸药制备：取吴茱萸适量，烘干，研细末，装瓶备用。

②具体操作：每次取 3 ～ 5g 吴茱萸粉，以食醋 5 ～ 7mL 调成糊状。直接置于穴区，上盖消毒敷料，以医用胶布固定；或加温至 40℃左右，摊于两层方纱布上（约 5mm 厚），将四周折起，敷贴于穴区，以医用胶布固定。12 ～ 24 小时后取下。每天或隔天 1 次，7 ～ 10 次为 1 个疗程。

（2）吴茱萸药锭灸

①灸药制备：吴茱萸 30g，胡椒 30 粒，凡士林适量。将吴茱萸、胡椒碾成细粉，每次以凡士林作为基质，制成每枚含药粉 1g 的锭。备用。

②具体操作：将所选穴区消毒后，放一枚药锭于其上，上盖胶布加以固定。敷灸 12 ～ 24 小时换药 1 次，7 ～ 10 天为 1 个疗程。

2. 适应证

高血压病、消化不良、慢性非特异性溃疡性结肠炎、口腔溃疡等。

3. 注意事项

同白芥子灸。

（五）斑蝥灸

斑蝥灸是以斑蝥粉敷贴穴位或患部，使皮肤充血、发泡，甚至化脓，达到治疗全身疾病为目的的一种中医外治法。斑蝥又名斑毛、斑猫，临床所用的是芫青科昆虫南方大斑蝥或黄黑小斑蝥的干燥虫体。

1. 操作方法

将斑蝥若干研成细末备用。取约 10mm×10mm 的胶布，中央剪一直径 6mm 左右的圆孔，敷贴在所选的穴区上；取斑蝥粉 0.05 ～ 0.08g 或少许，放在孔中，外用胶布固定，患者不可随便取下。一般贴膏药后 4 ～ 6 小时局部即出现灼热，待 10 ～ 15 分钟后从药膏上方轻轻揭开，皮肤上如有芝麻大、无色透明的小水疱 3 ～ 5 个，即可将药膏撕去。在揭胶布时不可将水疱弄破，应让水疱自然吸收结痂。一般 3 ～ 5 天后痂皮可自行脱落而无任何瘢痕；也可待小水疱融合成大水疱后，用消毒三棱针在水疱上刺孔放水，一般 1 ～ 2 次后即逐渐结痂愈合。

同一穴区 6 ～ 7 天后可进行第 2 次治疗。一般 7 ～ 10 次为 1 个疗程。亦可用斑蝥浸于醋中或浸于 95% 酒精中，10 天后取液涂抹穴区或病所。

2. 适应证

斑蝥灸对内、外、儿、皮肤、五官等科多种疾病均有一定疗效。对头痛、周围性面神经麻痹、神经性皮炎、银屑病、关节疼痛、黄疸、胃痛、小儿咳喘、痛经等疗效更为确切。

3. 注意事项

①斑蝥含有斑蝥素，有剧毒，禁止口服，敷药时要严防误入口、眼内。另外，皮肤过敏及皮肤溃疡患者、肝肾功能不全者、孕妇及年老体弱者禁用。

②贴药后不能在强烈日光下曝晒，睡觉时必须俯卧或侧卧，防止损伤灸处而感染。倘若无意将水疱擦破，注意切勿包扎，可涂龙胆紫药水或用消炎粉外扑，暴露局部，一般 1 ～ 2 天可自愈。

③适当休息，忌服生冷、辛辣、海味等刺激性食物。

（六）威灵仙灸

威灵仙灸是应用威灵仙叶捣烂后敷贴穴位而治疗疾病的一种外治法。威灵仙属毛茛科灌木，其根、叶对皮肤都有一定刺激作用。

1. 操作方法

（1）灸药制备

取威灵仙之新鲜嫩叶若干，捣成糊状，加入少量红糖（亦可不加）。拌匀后搓成小团，如黄豆大。备用。

（2）具体操作

取 2.5cm×2.5cm 的医用胶布 1 块，中央剪一小孔如黄豆大。贴于所选穴区，每穴 1 块。将小团威灵仙置于小孔中，再覆盖一层医用胶布固定，并以手指在敷药穴区轻按约半分钟，加强药物对穴位的刺激作用。一般 30～40 分钟后局部皮肤有蚁走感或有轻度辣感，即可将胶布及药物除去。隔天 1 次，同一穴区宜 7～10 天后再治疗。7～10 次为 1 个疗程。

2. 适应证

百日咳、扁桃体炎、痔血、腮腺炎、睑腺炎、结膜炎等。

3. 注意事项

①虽然存在个体差异，但不论敷灸时间多长，应注意局部出现蚁走感后最多不超过 5 分钟应将药除去，以避免刺激过强。

②不少穴区往往于敷受后 1 天才开始出现局部水疱，要注意保护，防止感染。

（七）毛茛灸

毛茛灸是用毛茛科植物毛茛的新鲜全草捣烂后外敷的一种天灸法。临床可应用单味敷灸，也可用毛茛与其他药合用敷灸。

1. 操作方法

（1）灸药制备

取毛茛的新鲜全草，采摘其叶子若干，揉捣成泥；亦可加用其他药物一起共捣。制成如分币大小的药饼。备用。

（2）具体操作

选好穴区后，将药饼敷贴在穴区，外以医用胶布或塑料薄膜覆盖固定。在敷灸过程中，初时患者感到局部热辣，皮肤潮红，最后可出现水疱。敷贴时间一般为 1～1.5 小时，最长不宜超过 6 小时。每次可敷灸 1～2 个穴位。每天或隔天 1 次，3～5 次为 1 个疗程。同一穴位宜隔 7～10 天后再贴。

2. 适应证

急性结膜炎、疟疾、风湿性关节炎、支气管哮喘、肝炎等。

3. 注意事项

水疱较大时可用消毒注射器抽吸净水疱内液体，包扎，防止感染。出现水疱后局部可有色素沉着，日后会自行消退。

四、蜡灸

蜡灸是将黄蜡或白蜡烤热熔化并用以施灸的一种方法。现代除了用黄蜡以外，还应用石蜡。石蜡是石油蒸馏的产物，为一种高分子碳氢化合物的混合物，其主要性质及生理作用有以下特点：熔点低，为 45℃～52℃；可塑性大；石蜡中不含水分及其他液体物质，它不产生对流，所带的热不向四周发散，因此石蜡覆盖下的皮肤能较长期保持适宜的温度；石蜡冷却即变硬，有压力作用，因此皮肤表面的毛细血管也稍被压缩。

另外，在单纯蜡灸的基础上可再敷以药物，称为药蜡灸，该法可利用蜡灸热力的理化作用，助药物透过皮肤，药和热的作用能达到病所组织深部而产生消炎止痛效果，从而发挥灸法和药疗的双重效应。

（一）操作方法

可分为单纯蜡灸法和药蜡灸法。

1. 单纯蜡灸法一

先以湿面团沿着疮疡之肿根处围成一圈，高出皮肤 3cm 左右；圈外围布数层，以防火热烘烤皮肤，圈内放入上等蜡片约 1cm 厚；随后用铜勺盛炭火在蜡上烘烤，使黄蜡熔化，皮肤有热痛感时即移去铜勺。若疮疡肿毒较深，可随灸随添黄蜡，以添到圈满为度。灸完洒冷水少许于蜡上，冷却后揭去围布、面团及黄蜡。

2. 单纯蜡灸法二

灸材：黄蜡、香油、葱白。

制法：黄蜡、香油比例为等量，先将黄蜡放入香油内熔化，待凉后凝固备用。

选穴：以病灶局部为主穴，配穴可循经选距离病灶较近的 1～2 个穴即可。

方法：将准备好的凝固之蜡油化开。以患者能耐受为度，趁热用葱白沾蜡油往病灶及腧穴部位上刷抹，使之热熨。如此反复行之 5～10 分钟。最后将凝固在瘘疽孔上的蜡油用敷料覆盖固定。下次施灸时可将蜡油刮去再施灸，每日 1 次。

3. 药蜡灸法一

灸材：医用石蜡、蜂蜡、中药、食醋。

方法：取医用石蜡与蜂蜡（比例为 5:1）及适量中药细末放入内层锅里；外层锅加水适量，用火加热至 70℃～80℃，使蜡熔化成液体状，然后倒入医用弯盘中，约 2.5cm 厚，冷却至半固体状，此时药蜡表面温度为 50℃左右；选择治疗部位或穴位，先以食醋涂于皮肤表面，然后取盘蜡敷贴，外加棉垫包裹保温。每次治疗 30 分钟，每日或隔日 1 次，5～10 次为 1 个疗程。

4. 药蜡灸法二

将复方中药按比例配制，诸药烘干磨粉备用；用时将药末用白酒或 50% 乙醇喷润，以能黏成饼状为度，敷于患处，0.3～0.5cm 厚，再用一塑料薄膜封盖于上；将盛放于搪瓷杯中熔化之白蜡用排笔均匀涂于薄膜上，稍凝即涂，厚度以 1～2cm 为宜；约 20 分钟，待蜡温接近皮温时，将药饼及蜡取下。涂 3 次蜡后换药饼。每日 1 次，10 次为 1 个疗程。

亦可采用下法：使用时取适量复方中药，用温开水调成糯糊状；在所选穴区涂抹上约 5 分硬币大小、0.3cm 厚的药糊；然后将熔化备用的白蜡或黄蜡液用排笔刷在已涂好的药糊上，待所有药糊被蜡覆盖后，再将覆盖药糊的面积连成一片，来回反复刷抹蜡，厚薄视病情轻重而异，一般在 1cm 左右；最后将准备好的塑料薄膜包在蜡的外面，再用毛巾裹好，以防热量散失。药蜡留置的时间视疾病的深浅和病程的久暂而定，一般留 20～30 分钟后取掉药蜡，用毛巾擦干净即可。隔日 1 次，疼痛较重的可每日 1 次。10 次为 1 个疗程。

（二）适应证

风寒湿痹、无名肿毒、痈疖及臁疮、胃脘痛、痛经等。

（三）注意事项

蜡灸法虽然用途广泛，其临床应用时必须注意以下几点。

1. 活动性肺结核、有出血倾向、急性化脓性炎症、感染性或过敏性皮肤病、皮肤癌等均禁用本法。

2. 灸蜡配制过程中，加热时要防止蜡液中掺有水滴，以免烫伤皮肤。

3. 灸蜡用过后要注意清洁，其方法是在灸蜡中加等量的水煮沸 30 分钟以上，使蜡中的药末溶于水中或沉淀于蜡的底层，待冷却后将溶于水中的药末去除，将沉于蜡底层的药末刮掉。清洁过的蜡可继续使用。

五、泥灸

泥灸是中医古老蜡灸疗法的延伸，是外敷疗法与温灸相结合的一种方法。其作用主要是温灼和熨烫，属温敷范畴，也是中医外敷疗法中的一种。

泥灸所用之泥是在传统蜡灸药物的基础上加上矿物泥和藏红花、雪莲花、当归、川芎、鸡血藤、狗脊、杜仲、桑寄生、透骨草、伸筋草等中草药粉配制而成，具有很好的柔韧性，其形状如泥，固名泥灸。

泥灸疗法是以经络学说为原理。它结合中医古温灸配方，吸取了蜡灸疗法的作用原理，采用天然矿物泥的热辐射技术，与中草药巧妙结合，可促进血液循环，加强代谢作用，增强机体细胞活力；通过运用透皮吸收技术，可定向地将药物有效成分由孙脉渗入十五络脉及经脉，层层推进，循经感传，可调整阴阳，激生正气；通过作用于相应穴位，可修复人体神经系统，疏通经络，缓解疼痛。

泥灸疗法通过对人体面（病灶周围）、位（病灶位）、穴形成高浓度药区，在热力的作用下有助于药物渗透到组织深部，以调节人体各项功能。它可激励人体穴位内生物分子的氢键，产生受激共振吸收效应，通过神经体液系统调节人体的功能，达到温经通络、祛风散寒、活血化瘀、消瘿散瘤、扶正祛邪等功效，以治疗人体疾病。

（一）操作方法

1. 灸材

微波炉，专用薄膜，以及泥灸产品，如养颜祛斑泥灸、镇痛消痛泥灸、胃肠宁泥灸、妇保康泥灸、健体塑身泥灸及其他市售蜡泥等。

2. 具体操作

按照治疗选取部位的不同可分为腹部泥灸、面部泥灸、背部泥灸及肘部泥灸等

（见图 5-29、图 5-30、图 5-31、图 5-32）。先用微波炉将蜡泥加热 3 ～ 5 分钟，使之熔化备用。清洁皮肤，用热毛巾将皮肤热敷 3 分钟，待人体感觉蜡泥温度适宜后，将其以病灶处、痛点（阿是穴）为中心向四周摊敷，厚度在 1 ～ 2cm，盖上专用薄膜。30 ～ 40 分钟后取下蜡泥。

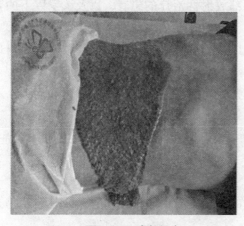

图 5-29　腹部泥灸

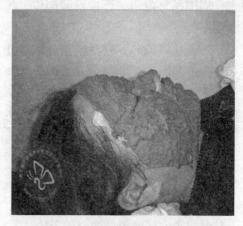

图 5-30　面部泥灸

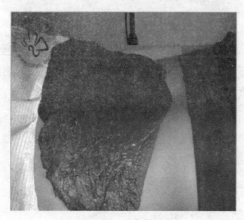

图 5-31　背部泥灸

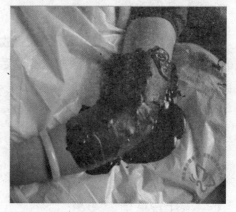

图 5-32　肘部泥灸

治疗期前 3 天每天做 1 次，3 天后隔 3 天做 1 次。巩固期（或保养期）1 周或 10 天做 1 次即可。

（二）适应证

腰椎间盘突出症、软组织损伤、骨折愈合、疤痕粘连、关节炎、慢性支气管炎、肺气肿、支气管哮喘、高血压、冠心病、高脂血症、糖尿病、慢性肝炎、早期肝硬化、慢性胃炎、慢性肾炎、贫血、颈肩腰腿痛、男性性功能障碍、女性月经不调等，以及手术后、出血后、大病重病后、产后身体虚弱等康复期的治疗；也可用于体质调理、亚健康状态调理及养生保健。

（三）注意事项

1. 使用过程中谨防烫伤。

2. 局部皮肤破损或急性化脓性炎症者禁用；有出血倾向者禁用；体质衰弱和高热患者，周围循环障碍、严重水肿部位、经深部放射性治疗的患者，以及 1 岁以下的婴儿禁用泥灸。

3. 皮肤感觉障碍、感染及开放伤口处，以及孕妇、过敏体质者慎用；使用后出现不适或过敏者应停止使用。

4. 灸后如有局部发红、发紫或发黑，此乃泥灸所拔之"瘀毒"溢于肌肤而致，不久即可消退。

5. 微波加热灸泥时应打开盒盖，且高温加热不可超过 5 分钟，以防过热而损坏灸泥。

六、蒸灸

蒸灸，古代亦属熏灸法，但与前面所述的熏灸不同，系指以水煮艾或其他药物并以其热气熏灸穴区或患处的一种灸法。

（一）操作方法

根据病情选用适量中药，经加工后放入纱布袋或其他容器中，以白酒或醋浸泡一定的时间。然后一起加热至酒或醋煮沸后离火，对穴区或患处进行熏蒸，至无热感后可再加热行熏灸。亦可不离火，沸后将火关小，进行持续蒸灸。每处施灸 1 ~ 2 次，每日或隔日 1 次。7 ~ 10 次为 1 个疗程。

（二）适应证

周围性面神经炎、风寒痹证等。

（三）注意事项

1. 蒸灸时要注意蒸气的温度，不可太高，以免烫伤。

2. 蒸灸所用药液宜新鲜配制，以免影响效果。

七、红外线灸

红外线灸又称腧穴红外线照射疗法、穴位红外线疗法等，是指利用红外线材料（即红外线辐射器）作为辐射源，在人体的经络穴位上照射，使经穴产生温热效应和红外线辐射效应，以防治疾病的一种方法。

研究表明，波长在 1 ~ 10μm 之间的红外线对人体作用特别明显，其穿透人体的深度可达 2cm，从而达到温通经脉、宣导气血的目的，具有类似灸法的作用。红外线照射后可改善血液循环，缓解肌肉痉挛，消除局部缺血或肌肉痉挛而致的疼痛；还可增强人体的免疫功能，消除浅层组织的慢性炎症；可促进再生，有利于组织的修复、愈合。这种方法可用于治疗各种慢性炎症、软组织扭挫伤及皮肤科疾病。

（一）操作方法

1. 灸具

通常使用红外线灸疗仪，该灸具结构较简单，主要是利用可发射远红外线的材料，其内缠绕一定圈数的电阻丝，通电后电阻丝能产生热量，使罩在电阻丝外的可发射远红外线的材料温度升高，一般不超过500℃。此时发出的光线绝大部分为中、远红外线，其中最强的是波长为4～6μm的红外线。电阻丝是用铁、镍、铬合金或铁、铬、铝合金制成，可发射远红外线的材料是用碳化硅、耐火土等制成。反射罩用铝制成，能反射90%左右的红外线，当它工作时不发光或仅呈暗红色。此种仪器又称为不发光的远红外线治疗仪。

2. 具体操作

穴位红外线灸治分腧穴照射和穴区照射两类。其中腧穴照射指单穴照射，即将其他非照射部位用白布遮盖，仅对所选穴区进行照射治疗；穴区照射则是以某一腧穴为中心，对包括邻近腧穴在内的某一局部进行照射治疗，照射部位的大小当根据病情的需要而定，一般为60～90cm^2。根据照射部位的不同，病人可取卧位或坐位。操作步骤如下：

①患者取适当的体位，裸露照射的穴位区域。

②接通电源，指示灯即发亮，预热3分钟。仔细检查需照射部位的温度感觉是否正常。

③在穴位或穴区照射时，须将非照射区域用白布遮盖；如照射面部，应特别注意用纱布蒙住双眼。

④照射剂量以照射的距离、时间和患者的主观感觉为依据。治疗时辐射器与皮肤的距离一般为30～60cm，以患者有舒适的温热感，皮肤出现均匀淡红色的斑，皮温不超过45℃为宜。根据病变的特点、部位和患者的年龄、机体功能状况等决定红外线治疗剂量。例如，对一些处于病变早期、急性期的患者多用较小剂量；照射距心脏较近的部位或年龄大、体弱患者，也以应用小剂量为宜。反之，照射四肢部位或腰部的慢性风湿病及神经、肌肉、关节疾患，以应用较大剂量为宜。

⑤根据病情需要可采用局部药物涂布配合红外线照射疗法。例如，采用舒筋活血、祛风散寒、消炎止痛中草药涂剂外敷，或浸剂、酊剂外涂，后用红外线照射，治疗风湿性关节炎、神经炎或慢性劳损均有较好的疗效。

⑥每次照射20～30分钟，每日1～2次，10～20次为1个疗程，疗程之间可隔3天左右。

（二）适应证

1. 内科病

慢性支气管炎、慢性风湿性关节炎、慢性胃炎、慢性肝炎、慢性肠炎、慢性肾炎、胃痉挛、幽门痉挛、胃肠神经症、阳痿、坐骨神经痛、慢性腰腿痛、周围性面神经麻痹、多发性末梢神经炎、三叉神经痛、胸膜炎等。

2. 外科骨伤科病

周围神经损伤、急性软组织损伤、慢性腰肌劳损、冻伤、肩关节周围炎、肱骨外上髁炎、腱鞘炎、注射后硬结形成、瘢痕痉挛、手术后粘连、湿疹、神经性皮炎等。

3. 妇产科病

产后缺乳、乳头皲裂、外阴炎、慢性盆腔炎、痛经等。

（三）注意事项

1. 治疗过程中应嘱患者勿随意活动，以免烫伤。

2. 治疗过程中如出现疲乏、失眠、头晕、皮炎等反应时应停止治疗。

3. 由于眼球含较多液体，对红外线吸收较强，一定强度的红外线直接照射眼睛易引起白内障。因而照射眼部周围病灶时，应使用浸水的棉花或纱布遮盖双眼，以防红外线对眼造成伤害。

4. 治疗时应询问、检查患者治疗局部皮肤知觉是否正常，对知觉障碍、瘢痕、植皮部位治疗时要慎重，剂量要小。

5. 红外线照射时患者应有舒适的温热感，皮肤可出现淡红色均匀的斑；若皮肤出现大理石状红斑为过热表现，皮肤温度超过45℃可致烧伤。

6. 红外线灸法对于有出血倾向、高热、恶性肿瘤、代偿功能不全的心脏病、重症动脉硬化、活动性肺结核、闭塞性脉管炎患者禁用。

八、光灸

光灸是指用二氧化碳激光治疗仪（简称光灸仪）治疗的一种方法。二氧化碳激光是由工作物质二氧化碳气体分子受电激后所产生的激光束，波长10.6μm，属中红外光。二氧化碳激光是受激辐射的光放射，具有单色性纯、方向性强、亮度高、相干性好、电磁波强等特性，它对生物机体具有光、热压力和电磁诸因素的综合效应。用低功率密度的二氧化碳激光照射穴位时，对人体组织可产生热效应，它和艾灸所产生的热效应有类似之处，故又将二氧化碳穴位照射称为光灸。

目前我国所用的二氧化碳激光治疗多为20～30W的二氧化碳激光束散光，输出形式为连续发射或脉冲发射，使它通过棉板小孔照射到病人的穴位上，发散角为1～10mW弧度角。为了达到不同的治疗效果，近年来不少医者还使用散焦或聚焦镜以控制其功率密度，作为灸法，一般采用功率密度为100～200mW/cm² 的二氧化碳激光。二氧化碳激光治疗仪在临床上使用已日趋广泛。大量实践证明，光灸法对多种病证有确切的效果。

（一）操作方法

1. 首先打开水循环系统，检查水流是否通畅。水循环系统如有故障时不得开机。

2. 患者取合适体位，暴露治疗穴区或部位。

3. 检查各机钮是否在零位后接通电源，依次开启低压、高压开关，并调至激光器最佳工作电流量。

4. 缓慢调整激光器，按治疗需要而定。如为激光灸，可使用散焦镜头，功率密度调至 $100 \sim 200mW/cm^2$。角质层厚的部位可略高，但不宜超过 $250mW/cm^2$。照射距离为 $150 \sim 200cm$，以局部舒适有温热感为宜，勿使过热。每次治疗 $10 \sim 15$ 分钟。如为瘢痕灸，可使用聚焦镜头，功率密度选择 $250 \sim 477mW/cm^2$。

5. 治疗结束后按与开机相反的顺序关闭各种机钮。但须注意，在关闭机钮 15 分钟之内勿关闭水循环。

（二）适应证

对哮喘、支气管炎、冠心病心绞痛、风湿性及类风湿性关节炎、三叉神经痛、婴幼儿腹泻、阑尾周围水肿、乳房炎、切口感染、急慢性附件炎、带状疱疹、毛囊炎、过敏性鼻炎等均有良好的效果。

（三）注意事项

1. 照射部位的准确与否直接关系到疗效的好坏，因此当光源对准照射部位之后嘱患者切勿移动，以避免照射不准而影响效果。

2. 激光照射的剂量必须掌握好，剂量过小起不到治疗作用，过大则易发生头晕、恶心、乏力、嗜睡或烦躁、失眠、心悸，以至汗出、昏厥，有的还可出现轻度的腹胀、腹泻、月经周期紊乱等。如有此类副作用，应及时处理。在以后治疗时，对该患者宜增加照射距离，或缩短照射的时间，或减少次数；反应明显者则需改用其他疗法。

3. 激光器需合理放置，避免激光束射向人员走行频繁的区域。在激光辐射的方向上应安置必要的遮光板或屏风。

4. 在照射过程中，因为有反射的存在，以及有些激光是在红、紫外线光段而不能被肉眼所见，因此操作人员除需穿工作服、戴白色工作帽外，与患者一样还应佩戴防护眼镜，以预防反射激光所造成的损害。

5. 无关人员不得进入激光治疗室，更不能直视激光束。

6. 操作人员应做定期检查，特别是眼底视网膜的检查。

九、电热灸

电热灸又称电灸，是以电为热源的一种灸法。电热灸疗器是现代针灸工作者和其他学科工作者较早合作研制的非艾热源灸疗器，并不断加以改进和完善，故此类灸疗器的种类较多。其中以仿真灸疗仪应用较为普遍。所谓仿真灸疗仪，是根据传统的艾灸燃烧时所辐射的光谱，运用仿真技术进行模拟，充分发挥了传统灸法温经散寒、疏通经络、活血化瘀、消炎止痛的功能，并且无污染、无损伤，便于操作。目前，该仪器在进一步完善之中，如采用不同直径的配套灯头，以适用于人体的不同部位，更有利于治疗疾病。

除此之外，近年还出现了另一种电热灸法，即风灸法。风灸法将中药与现代科技电热效应相结合，利用电产生的热力，将装在风灸仪内的中药配方以热药风的形式直接吹到人体皮肤、经络、腧穴、孔窍或病变部位。通过皮肤透入、经络传导、孔窍黏膜吸收，集热、药、理疗于一体，较理想地达到行气活血、疏通经络、消炎止痛、扶正祛邪之目的。该仪器带有 4 个不同配方，对寒湿腰痛、虚寒性胃痛等多种病证有显著疗效。我们可以相信，随着现代技术的进一步发展，电热灸疗器将会进一步完善，临床应用范围将不断扩大。

（一）操作方法

1. 电热灸疗器

接通电热灸疗器电源，打开调节开关，待电热轮发热，调节温度至患者感觉温热为宜，一般在 40℃ 左右。然后在所选的穴区或病变部位用电热轮刺激治疗，每穴每次 10～30 分钟。对不同穴区进行轮流温灼治疗。每天 1～2 次，7～10 次为 1 个疗程。

2. 仿真灸疗仪

打开仿真灸疗仪开关，将灸头对准所选穴区，每次 2～3 穴，灸头与皮肤距离为 4～5cm。然后调节输出频率，一般每分钟 50～60 次，每次治疗 15～20 分钟。每天 1 次，10 次为 1 个疗程。

3. 风灸仪

根据不同病证辨证配制中药方，选择好穴区后，开启风灸仪，调节好距离与风力，一般采用回旋灸法。每穴灸治 3～15 分钟，具体依病证而定。每天或隔天 1 次，7～10 次为 1 个疗程。

（二）适应证

风寒湿痹、寒性腹痛、腹泻、小儿麻痹、各类痛证、慢性前列腺炎、带状疱疹、肩周炎、腰肌劳损、小儿支气管炎及多种适于灸治的疾病。

（三）注意事项

严格按照规定的操作程序操作。

十、扶阳罐灸

扶阳罐灸疗是近几年来在中医临床和亚健康防治领域兴起的一种灸法。由于其操作简便，效果较好，因而受到使用者的欢迎。

传统的艾灸疗法需要有较强的操作技能，对操作者的技术要求很高，在一定程度上阻碍了传统艾灸疗法的普及和推广。扶阳罐灸疗继承了传统灸疗法疗效显著的优点，并且操作更为简便易行，是一种容易普及推广的灸疗方法。

扶阳罐注册名称有温灸磁疗罐和温灸磁疗红光罐多种款型，具有热能、磁场、红光功能。集光、热、磁于一体，既能够实行温灸，又具有磁灸和红光灸的作用。扶阳罐能够一器多用，罐底平面硅胶可用于温灸、磁灸和红光灸，罐底陶瓷圈可用于刮痧，还可用于推拿（见图5-33）。

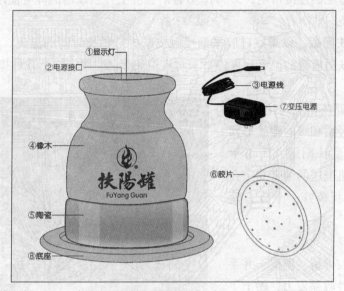

①显示灯
②电源接口
③电源线
⑦变压电源
④橡木
⑥胶片
⑤陶瓷
⑧底座

图 5-33　扶阳罐示意图

扶阳七星灸是扶阳罐的衍生品，系将7个温灸磁疗红光罐的核心应用部分巧妙地组装在一起所制成的产品。使光、热、磁的能量效应更大，易于发挥中医理疗的作用。其运用方式、操作方法与扶阳罐使用基本相同。适合在身体腰背部、胸腹部、臀部、大腿等部位采用灸、按、推、揉、摩等方法进行理疗调理（见图5-34）。

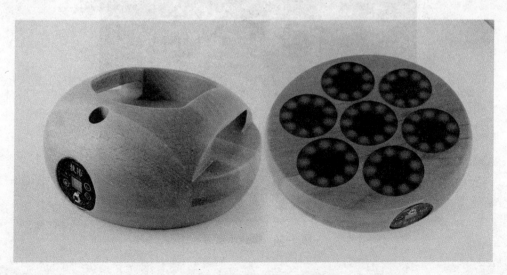

图 5-34　扶阳七星灸示意图

（一）操作方法

1. 使用方法

通过电源适配器连接市电，5～10分钟后温度上升至设定值即可使用。

2. 扶阳罐灸

术者手持扶阳罐，以罐底硅胶平面接触皮肤进行稍长时间的温灸。温灸前先在体表走罐，待皮肤适应罐的温度后再停下来对穴位灸疗。主要有以下几种操作方法：

（1）定灸

手持扶阳罐在相应穴位停留、温熨，并可做轻柔和缓的螺旋形揉动。亦有定灸型扶阳罐，既可手持，也可用随机配送的缚带固定在相应的穴位进行灸疗，十分方便（见图5-35）。

（2）振灸

在相应穴位停留、温熨，并手持扶阳罐静止性收缩发力，做上下快速震动，使施术部位产生震动感。亦有振灸型扶阳罐，可以加强穴位灸疗的效果（见图5-36）。

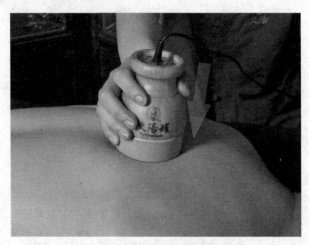

图 5-35 定灸示意图

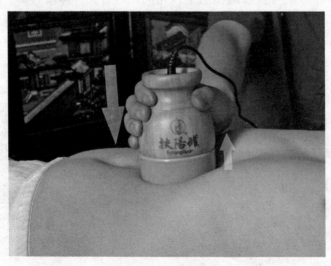

图 5-36 振灸示意图

（3）颤灸

术者持扶阳罐置于体表穴位，做快速细微的震颤，频率要高，力度要均匀，使患者有松弛的感觉（见图5-37）。

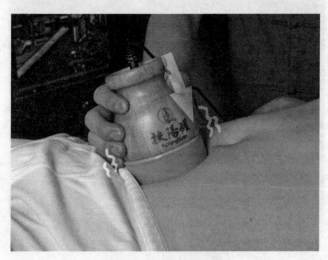

图 5-37　颤灸示意图

3. 扶阳罐温揉

术者手持扶阳罐，以温热的罐底面接触体表，然后稍用力向下按压并做环旋状揉动。操作时动作要灵活，力量要轻柔（见图5-38）。

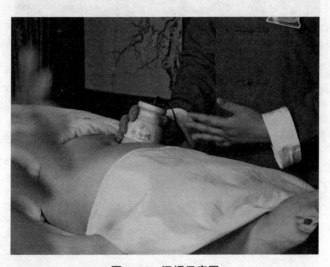

图 5-38　温揉示意图

4. 扶阳罐温摩

术者手持扶阳罐，以温热的罐底面接触体表，然后按顺时针或逆时针方向做环转抚摩（见图5-39）。

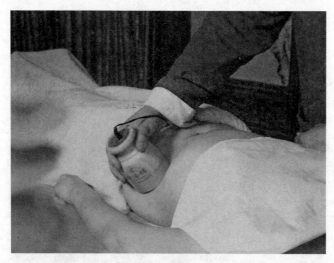

图 5-39 温摩示意图

5. 扶阳罐温擦

术者手持扶阳罐，以温热的罐底面接触体表，稍用力向下按压，然后在经络循行部位做往返来回直线推动，以皮肤有温热的摩擦感为度（见图 5-40）。

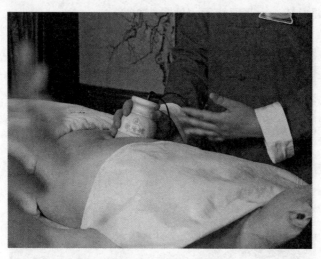

图 5-40 温擦示意图

6. 扶阳罐温拍

术者手持扶阳罐，以温热的罐底在施术部位上进行有节奏的拍打（见图 5-41）。

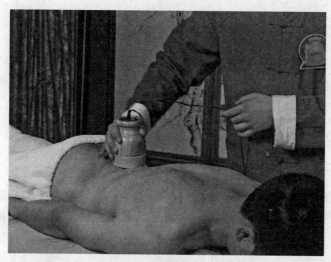

图 5–41 温拍示意图

7. 扶阳罐点按

术者一手握住扶阳罐上部，罐体与体表形成一定角度，另一手大拇指抵住罐底陶瓷部分，相对应的另一瓷边以点接触体表穴位、阳性反应点或椎间，垂直用力点按，力度要渗透，由轻到重，由浅入深（见图 5–42）。

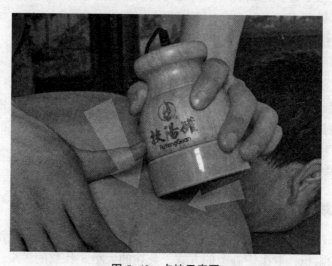

图 5–42 点按示意图

（二）适应证

可用于长期伏案工作、工作压力大、开车一族等的日常养阳保健；也可用于头痛、头晕、失眠、风寒感冒、腹痛、腰痛、腿痛、腹泻、风湿及类风湿性关节炎、肩周炎、痛经及多种气血运行不畅、经络不通引起的亚健康状态和疾病的温阳调理及治疗。

（三）注意事项

严格按照规定的操作程序操作。严重心脑血管疾病者、肝肾功能不全者（尤其有心脏起搏器和身体植入金属的患者）、出血倾向者禁用扶阳罐；孕妇的腹部、腰骶部及月经正常的妇女月经期间慎用扶阳罐。

第三节 操作要求

准确应用灸法要求掌握好操作的几个关键点，包括掌握灸法的适应范围、寻求最佳的穴位组方、运用恰当的施灸方法、正确地进行灸法补泻、有效地控制灸量和灸感等。灸法的适应范围在前面的内容中已经介绍，灸法的穴位组方的规律在一般教科书中都有详述，故本节重点叙述其他几个方面。

一、恰当选择施灸方法

迄今为止，国内外临床上应用的灸法种类超过百种，在实际操作应用时，必须针对不同情况，选用最佳的灸法。

1. 因人而异

如老人、小儿尽量少用或不用直接艾炷灸。糖尿病患者则禁用着肤灸，因其易出现严重的化脓感染，伤口不易愈合。不同的人体部位也应有所不同，如面部宜用艾条悬起灸或艾炷间接灸，而不能用直接灸。

2. 因病而异

随着灸治方法的发展，出现了专病专法化的趋向，所以在选用灸疗时也要充分考虑到此点。大量临床经验表明，采用直接灸（化脓灸）的方法对防治慢性支气管炎和哮喘有良好的效果；又如用灯火灸治疗流行性腮腺炎已得到了较广泛的应用；又如铺灸治类风湿性脊柱炎等效果较好。

总之，一定要因人、因病选择合适的灸疗方法。

二、严格掌握施灸剂量

灸量是指灸疗对机体刺激的规模、程度、速度和水平等。它是灸治所致的刺激强度和刺激时间的乘积，取决于施灸的方式、灸炷的大小、壮数的多少，以及施灸时或施灸后刺激效应的时间等因素。掌握最佳灸量有助于提高疗效，防止不良反应。按古今医家的经验，大致包括以下几方面。

1. 由天时、地理定灸量

如冬天灸量宜大，方能祛寒通痹、助阳回厥。另外，如北方风寒凛冽，灸量宜大；南方气候温暖，灸量宜小。

2. 由年龄、体质、性别定灸量

不同的年龄、体质和性别，其阴阳气血的盛衰及对灸的耐受性不同。古有以年龄定灸量，称随年壮，即随年龄由小至大而递增壮数，以壮年为限度。尚应考虑体质情况，并据男女生理、病理之差异而定灸量大小。另外，由于种族差异，灸量对机体的影响亦不同。

3. 由病情、病性定灸量

如病深疾痼，一般灸量宜大。《备急千金要方》言："凡言壮数者，若丁壮遇病根深笃，可倍多于方数。"如灸治急症，多数医家主张壮数宜多，在众多著述中，灸"五十壮""百壮""二三百壮""五百壮""七八百壮"等描述随处可见。《扁鹊心书》言："大病宜灸脐下五百壮。"《西方子明堂灸经》指出脐中穴"主泄利不止……灸百壮"等。但也有医家持不同意见，如《备急千金要方》同时也认为施灸壮数应以身体部位来定，曰："苦卒暴百病……灸头面四肢宜多，灸腹背宜少，其多不过五十，其少不减三五七九壮。"《类经图翼》则认为应以却病为度，曰："故灸者必令火气直达毒处，不可拘定壮数。"而老年或体弱者之保健灸则灸量宜小，但须坚持日久。病在浅表，灸量可小；在内则灸量宜大。痈疽阴疮虽发于体表，但病根在内，故灸量亦需大。

4. 由所取部位定灸量

所取穴位皮肉浅薄者宜以小灸量，皮肉厚实者宜以大灸量。《备急千金要方》云："头面目咽，灸之最欲生少；手臂四肢，灸之则须小熟，亦不宜多；胸背腹灸之尤宜大熟，其腰脊欲须生少。"实验也发现，肌肉浅薄之处的大椎、至阴穴，少灸则转胎效果佳，多灸之后效反差。

5. 由灸炷大小定灸量

对于灸炷的大小，古籍述之颇详。《备急千金要方》云："灸不三分，是谓徒冤，炷务大也。"要求艾炷底部范围不小于3分。此为对间接灸而言，若直接灸则不然，艾炷可小至粟粒大。在施灸时，通过选择适当大小之艾炷可以控制灸量。

6. 由患者感觉定灸量

患者感觉分两类，一类为施灸后的灼热感，根据不同病情，有的仅要求局部温热感，有的则要求有烫灼感，可按患者口述而加以控制；另一类为灸的传导感觉，如隔蒜灸中的铺灸治疗虚劳顽痹，须灸至患者自觉口鼻中有蒜味时停灸，这也是一种控制灸量的依据。

7. 由施灸次数定灸量

将规定的壮数一次灸完为顿灸，分次灸完称报灸。对体质差者及头面、四肢等肌肉浅薄处，可以通过报灸的方式控制灸量，以防止不良反应，取得预期效果。恰如《神灸经纶》所云："若并灸之，恐骨气血难堪，必分日灸之或隔日灸之。"

当然，上列各条的具体施灸量应综合考虑。必须指出的是，从历代记载及已有的经验看，一般而言，创伤灸疗效果较佳；但对现代人来说，灼伤皮肤的灸疗往往难以接受，为增强刺激量，可采用连续多次短时间的强刺激，以达到时间整合后的一次极强刺激，类似创伤刺激的效果。

三、诱发灸感传导

近年来，安徽的一些医家提出灸刺激亦可和针刺激一样引发感传，并初步总结出引发灸感传的操作要点和灸感传的一些特征。从临床中观察到诱发灸感传对提高灸治疗效有一定帮助，以下予以介绍。

（一）操作要点

1. 灸材

一般以艾叶为灸材，并以艾条灸为主。这是因为艾条可以较好地控制灸量，包括灸的时间长短、灸的温度高低等。但并不局限于艾条灸，其他方法如艾炷灸、隔物灸等亦可引发灸感传。

2. 取穴

取穴宜少，但应选择要穴。施灸顺序为：先灸上，后灸下；先灸背，后灸腹；先灸头，后灸肢；先灸阳经，后灸阴经。

3. 灸灼强度

灸灼刺激强度宜较强，具体要求为：手持点燃之艾条在穴区反复上下左右移动，"上下来回，号称雀啄；左右摇摆，有类飞腾"，以产生一种动态的刺激。这种动态刺激必须是连续的、均衡的，也就是说整个施灸过程中火力必须均衡，作用不能中断，这主要有利于灸刺激量的积累。正是在这种刺激量积累的基础上，才有可能出现灸的感传。

（二）灸感传的特征

根据已有的实践表明，灸感传大致可分四个时相。

1. 第一时相

为感传先兆期。指灸感传尚未出现或即将出现之际，灸处产生与针刺感觉相类似的酸、胀、重、麻等得气感应。此种感应可较局限，亦可较广泛，有时甚至使同侧肢体均受波及，然后再显现感传线。先兆有时可先出现于病所，再在施灸穴区逐步显现。不少患者可没有先兆期，直接进入第二时相。

2. 第二时相

为定向传导期。即出现酸、麻、重、胀等灸感后可按照一定的径路传导，其方向直指病区。传导的速度及传导带的宽窄均不一致，但感传所止处多为病痛所在，即所谓"气至病所"。

3. 第三时相

为作用发挥期。对此时相，曾有医家做过形象描绘："初只氤氲扩布，嗣乃弥漫升腾，凉者如同拂扇，热者可同熏蒸，或如蚁行旋转，或如气泄风生。体温每能下降，肿处可见皱平。既平烦躁，亦定呻吟。病势有轻有重，感应有减有增。高峰既已下降，低者即不再生。"在这个时期，感传既有多样性，又有规律性，大多是以患处中心为强烈，随着病情的好转，感应将逐步减弱或消失。

4. 第四时相

为下降中止与循经再传期，也就是灸感传导的最后一期。大多至此，感传逐渐消失。但多可出现以下现象：感传在原处往返或轮番出现，全身周流，上下连贯等，即所谓循经再传。再传可能是同一部位，也可以是另一患病部位。

灸感传并非是每个患者或同一患者每次均可重复出现，它既要求施灸者正确操作，细心体念；同时又有个体特异性。所以需要我们在实践中反复体会和探索。

四、频度与疗程

每燃烧 1 个艾炷为 1 壮，一般每穴灸 1 次少则 3 ～ 7 壮，多则可灸数十壮、数百壮。关于施灸时间长短的原则是：春、夏二季施灸时间宜短，秋、冬季宜长；四肢、胸部施灸时间宜短，腹、背部位宜长；老人、妇女、儿童施灸时间宜短，青壮年人则时间可略长。

灸疗必须长期施行方能见功，这是指慢性病而言。一般前 3 天可每天灸 1 次，以后间隔 1 天灸 1 次，或间隔 2 天灸 1 次，可连续灸治 1 个月、2 个月、3 个月，甚至半年或 1 年以上。如果用于健身灸，则可以每月灸 3 ～ 5 次，终生使用，效果更好。如果是急性病、偶发病，有时只需灸 1 ～ 2 次，以需要而定，不必限制时间和次数；如果是慢性病、顽固性疾病，可间日或间隔 3、5、7 天灸 1 次均可。要根据具体情况全面考虑，免太过和不及之弊。

五、注意事项

1. 要讲明方法并征得同意

在灸疗前应向接受灸疗者讲明灸疗的方法与疗程，以及会出现的反应，尤其是会产生瘢痕的灸疗（瘢痕灸或化脓的灸疗），更应征得患者本人或家属的同意。瘢痕灸后局部要保持清洁，必要时要贴敷料，每天换药 1 次，直至结痂为止。

2. 要专心致志、耐心坚持

施灸时医者和患者均要注意思想集中，不要在施灸时分散注意力，以免艾条移动而不在穴位上，徒伤皮肉，浪费时间。对于养生保健灸则要长期坚持，偶尔灸是不能收到预期效果的。

3. 要注意体位、穴位的准确性

施灸的体位要适合灸疗的需要，同时要注意体位舒适、自然，要根据处方找准部位、穴位，以保证灸疗的效果。

4. 注意用火安全

现代人的衣着不少是化纤、羽绒等质地的，很容易燃着，因此施灸时一定要注意防止落火，尤其是用艾炷灸时更要小心，以防艾炷翻滚脱落。用艾条灸后可将艾条点燃的一头塞入直径比艾条略大的瓶内，以利于熄灭。

5. 要注意保暖和防暑

因施灸时要暴露部分体表部位，因此在冬季要注意保暖，在夏季高温时要防中暑，同时还要注意室内温度的调节和开换气扇，及时换取新鲜空气。

6. 要防止感染

化脓灸或因施灸不当导致局部烫伤则可能起疱，产生灸疱，此时应注意一定不要把疱擦破，应保持局部清洁，并可用敷料保护灸疱，以防污染，待其自然愈合。如果已经破溃感染，灸疱脓液呈黄绿色或有渗血现象者，要及时使用消炎药膏涂敷。若施灸过量，时间过长，局部出现水疱，只要注意不擦破，可任其自然吸收；如水疱较大，可用消毒毫针刺破水疱，放出水液，或用注射针抽出水液，再涂以龙胆紫药水，并保持清洁，防止感染。

7. 要掌握施灸的程序

如果上下前后都有配穴，应先灸阳经，后灸阴经，先灸上部，再灸下部，也就是先背部、后胸腹，先头身、后四肢，依次进行，取其从阳引阴而无亢盛之弊。所以不可颠倒乱灸，如果不讲次序，后灸头面，往往有面热、咽干、口燥的后遗症或不舒服之感觉。

8. 注意施灸的时间

有些病证必须注意施灸时间，如失眠症要在临睡前施灸。一般不要在饭前空腹时和在饭后立即施灸。

9. 要循序渐进

初次使用灸疗要注意掌握好刺激量，先少量、小剂量，如用小艾炷，或灸的时间短一些，壮数少一些，以后再加大剂量。不要一开始就用大剂量。

10. 防止晕灸

施灸时如患者突然出现头晕、眼花、恶心、心慌、出汗、面色苍白、脉细手冷、血压下降，甚至晕倒等症状，这就是"晕灸"。一旦出现晕灸时，应立即停止灸治，让患者平卧于空气流通处，同时可急灸两侧足三里，一般温和灸10分钟左右即可恢复，必要时可采取吸氧、输液等方法治疗。

11. 注意施灸温度的调节

对于皮肤感觉迟钝者或小儿，医者应将食指和中指置于施灸部位两侧，以感知施灸部位的温度，做到既不至于烫伤皮肤，又能收到好的效果。

12. 施灸的反应

灸后可出现发热、口渴、上火、皮肤瘙痒，有的会出现起红疹、疲倦、便秘、尿黄、出汗、牙痛、耳鸣、全身不适等现象。此时不要惊慌，继续艾灸一般这些症状就会消失。也可以艾灸足三里引火下行，还可以多喝水，必要时停灸或隔天艾灸，一般这样的症状很快就会消失。

六、灸疗补泻

临床中要使灸法在治疗过程中产生预期的补泻效应，必须根据患者病情辨证施治，合理选穴，按照治疗需要选择适宜的施灸材料和方法，并通过补泻操作来保证补泻效应的产生。

（一）辨证施治是灸法补泻的基础

中医学思想体系与治疗方法的最大特点就是以辨证作为理法方药的基础。灸法是中医学治疗的主要手段之一，因此辨证与艾灸具有密切关系。辨证的第一步就是辨发病之因，求致病之源；其次就是根据病变的性质及其发生和发展的各种规律，制定出各种相应的措施和方法。方法是治疗方案，处方是治疗措施。方随法出，法不离方。艾灸辨证的目的即是为了立法，法则定则措施明。临床中欲使灸疗产生补泻效应而达到治疗目的，必须根据病情辨证施治。

1. 辨证选病证

应用补泻之法有助于提高灸疗的效果，而要准确使用灸疗补泻则必须首先明确灸疗补法与泻法的适用病证。

（1）补法

此法多用直接灸或隔物灸治疗慢性病，如慢性腹泻、慢性结肠炎、胃下垂等气虚证、气脱证、气不摄血证、血虚证、精髓亏虚证、心阳暴脱证、中气下陷证、中焦虚寒证、脾肾阳虚证、肾不纳气证、肾阳亏虚证、冲任虚损证等。

（2）泻法

直接灸多见于治疗疔疮痈疽、犬蛇咬伤之类，而艾条温和灸可用于治疗外感风寒发热、风湿病、外伤瘀血等；扁桃体炎、腮腺炎、淋巴腺炎等急性炎症多采用灯火灸。神经性皮炎、带状宽大疱疹、鸡眼等多采用局部灸治。

2. 辨证选灸穴

腧穴可比喻为人体的门户，腧穴的作用主要表现在反映病证、协助诊断和接受刺激、预防疾病两方面，其治疗作用有区域性、整体性、双向调节性、相对特异性、协同性与拮抗性等特性，也就是说每个穴位一般都有其主治的特异性。选用不同的腧穴灸治，常能收到不同的补泻治疗效果。如气海穴为补气穴，对于气虚患者可于气海穴处行灸补法，则补益之效倍增；肺俞穴为解表散寒穴，对于风寒表证者可在肺俞穴处施以化脓灸或一般灸泻法，则可达疏风解表、宣肺散寒的作用；又如温和灸百会可治胃下垂、子宫脱垂及脱肛等病，可起到补气升提之功效；而用蒜泥敷灸或雀啄灸涌泉穴治疗咯血、鼻衄等症，则能泻火止血。阳气暴脱者可用大艾盒灸神阙，虽火力峻猛，其功效为峻补回阳救脱；而阴寒凝结的腹痛用缓灸疗，亦能达到逐寒外出泻法之能。这又表明同一穴位可产生不同的补泻作用。所以我们在临床中应用灸疗补泻时，如根据腧穴的特性合理选穴施灸，即可提高灸治疗效。

3. 辨证选灸材

即根据不同疾病的性质，在治疗时选择相应功效的施灸药物加入艾中（药艾），或隔于艾下（隔物灸），或作为施灸材料（如桃枝、桑枝、硫黄、黄蜡等），可产生不同的补泻效应。如隔蒜灸可解毒杀虫，隔附子灸可回阳固脱，隔姜灸可祛寒温中，此三种隔物灸就寓有补泻之意。另外，如桃枝灸可温经散寒，治"心腹冷痛、风寒湿痹"（《本草纲目》），而桑枝灸对疮疡已溃者可"补接阳气，祛腐生肌"（《本草纲目》），其补泻作用显然与前者有别。总之，在加用灸药时，应充分考虑其性味、功能、主治，以产生不同的补泻效果。

4. 辨证选灸法

在临床中只有根据患者病情，合理选择适当的施灸方法，才能更好地发挥其补泻作用。如化脓灸、发泡灸可以达到开辟门户、引邪外出之效；灯火灸疗则可以疏风解表、引气利痰、解郁开胸、醒昏定搐（《幼幼集成》）；温针灸或艾炷直接灸行补法，则可以温通经脉、活血化瘀；如欲行气活血，则可用艾条温和灸；急性实热证则多用着肤灸、雀啄灸；等等。

另外，艾灸补泻的艾炷大小与壮数多少是一致的。一般虚证、寒证用艾补法，艾炷宜大，壮数宜多（其艾炷大小与壮数多少视具体病情而定）；对于实证、热证用艾泻法，艾炷宜小，壮数宜少。不同灸疗其作用机理也不尽相同，临床中宜辨证施治，选用适宜的灸疗，才能收到良好的治疗效果。

总之，要提高灸治疗效，必须根据患者病情辨证施治，合理选穴，选择适宜的施灸材料和方法，并通过补泻操作来保证补泻效应的产生。

（二）灸疗补泻的具体操作

灸法治病同针法一样，手技是关键。灸疗补泻与操作中的徐疾和艾火的大小及壮数的多少密切相关。灸疗补泻的具体操作方法分为以下两个方面。

1. 灸法补泻

系指根据不同病情，合理选择不同的灸治之法，以达到补虚泻实的作用。

灸法的种类繁多，虽均为灸法，但作用上有一定区别，可以根椐不同的作用特点决定选用具有补或泻性质的灸疗。

补法多采用刺激性较弱的灸疗，泻法则采用刺激性较强的灸疗，使患者产生强烈的温热刺激。前者灸至皮肤略红即可，后者则以灸后发泡或形成灸疮为宜。临床与实验均证实，灸疗能提高机体免疫力，增强机体代偿能力，从而强壮人体正气。故一般来讲，灸疗多为补法。如温针灸、直接灸中的无瘢痕灸、电热灸、日光灸、艾条灸的温和灸、回旋灸、铝灸及各种代灸膏等，可使患者产生温和舒适感。

更为典型的是某些隔药物灸与敷灸的补泻作用，需根据隔物灸与敷灸时所用的药物，按药物的性味、功能、主治等予以选用。选用偏重于泻的药物进行隔物灸或敷灸，就能起到泻的作用，如甘遂敷灸则多用于逐水泻水；选择偏重于补的药物进行隔物灸或敷灸，就能起到补的作用，如附子饼隔物灸则多用于补虚助阳，治厥逆、阳痿、遗精，隔姜灸可温经散寒，丁香敷灸可温中降逆、温肾助阳而治虚寒腹泻、阳痿、阴冷，五倍子敷灸可固精敛汗而治遗精、遗尿、自汗、盗汗，胡椒敷灸可温中散寒而治心腹冷痛等。但也有一些旨在软坚散结、消瘀止痛、祛腐排脓的灸疗可列为泻法，如化脓灸、艾条灸中的雀啄灸、灯火灸。还有隔蒜灸可解毒消肿杀虫而治痈疽、疔肿、癣疮；

斑蝥敷灸可攻毒蚀疮、破血散结而治痈疽、咽喉肿痛、瘰疬；毛茛敷灸可利湿消肿止痛而治鹤膝风、恶疮痈疽、胃痛；石龙芮敷灸可解毒消肿而治痈肿疮毒、蛇虫咬伤；威灵仙敷灸可祛风除湿、通经止痛而治风湿痹痛；板蓝根敷灸可清热解毒而治腮腺炎；甘遂敷灸可泻水逐饮而治水肿；薄荷敷灸可疏散风热而治流感；等等。

2. 灸术补泻

系指用不同的操作技术进行补泻之法。

（1）艾炷灸的补泻

此法首见于《黄帝内经》，《灵枢·背腧》曰："以火补者，毋吹其火，须自灭也；以火泻者，疾吹其火，传其艾，须其火灭也。"《丹溪心法·拾遗杂论》也说："若补火，艾炳至肉；若泻火，不要至肉便扫除。"《备急千金要方》亦云："灸之生熟法，腰以上为上部，腰以下为下部，外为阳部荣，内为阴部卫，故脏腑周流，名曰经络。"又曰："灸之生熟，亦宜撙而节之，法当随病迁变，大法外气务生，内气务熟，其余随宜耳。"由此可见，古代艾灸的补泻操作方法很早就有区别。

操作方法：①艾炷灸补法：即点燃艾炷后不吹艾火，待其徐燃自灭，火力微而温和，且时间宜长，灸壮数较多，艾炷大，灸治完毕后用手按压施灸穴位，谓之真气聚而不散，可使火力徐之缓进，发挥温通经脉、驱散寒邪、扶阳益气、行气活血、强壮机能的温补作用。②艾炷灸泻法：即点燃艾炷后速吹旺其火，火力较猛，快燃快灭，当患者感觉局部烧灼发烫时，即迅速更换艾炷再灸，且灸治时间较短，壮数较少，艾炷小，施灸完毕后不按其穴，则谓开其穴而邪气可散。可使火毒邪热由肌表而散，从而达到以热引热的目的。

一般而言，虚证可以用灸的补法，而实证可用灸的泻法，艾炷灸的"疾徐"内寓补泻二法，即疾能行泻，徐可达补。艾炷灸的补泻关键在于操作上的徐疾和艾火的大小及艾炷的多少。

（2）艾条灸的补泻

艾条灸的补泻关键在操作技术上。用艾条温和灸或回旋灸，每穴每次 3 ～ 5 分钟，可起到促进生理机能、解除过度抑制、引起正常兴奋的作用，即为补法；而用艾条雀啄灸，每穴每次 5 ～ 7 分钟，60 ～ 100 下，并可根据病情适当延长时间或增加灸的强度，可起到镇静、缓解、制止、促进正常的抑制等作用，即为泻法。另外，施补法时艾条宜小而细；施泻法时艾条宜大而粗。

上面仅是进行粗略的分类，灸疗的补泻作用与穴位功能、临床证候、灸疗刺激量的大小（包括灸治方法、艾炷的大小、壮数的多少、距离的远近、灸疗时间的长短）、病变的部位及患者的体质等密切相关。临床上无论运用何种补泻法，都应遵循辨证施治的原则，灵活运用，方能取得较好的临床效果。

第四节　灸法意外及处理

灸法是一种安全有效的中医外治法，而且较之针刺疗法也更为安全。但灸法如应用不当，亦可发生意外事故。灸法意外较为常见的除晕灸外，尚有过敏、中毒等。

一、晕灸

晕灸是不多见的一种针灸不良反应。多为轻症，但也有较严重者，应引起注意。其临床表现、预防及处理之法大致与晕针类似。

关于晕灸的机理，曾有人将其与休克混为一谈。其实，晕灸与晕针一样都是一种血管抑制性晕厥。它是由于强烈的刺灸等刺激通过迷走神经反射，引起血管床（尤其是周围肌肉的）扩张，外周血管阻力降低，回心血量减少，因而心脏的输出量减低，血压下降，导致暂时性、广泛性的脑血流量减少，从而发生晕厥。

1. 原因

关于晕灸的原因，《标幽赋》曾云："空心恐怯，直立侧而多晕。"其常见的原因有下列几种。

（1）体质原因

为最主要的诱因之一。体质虚弱，精神过于紧张，饥饿，疲劳，特别是过敏体质、血管神经机能不稳定者，容易发生晕灸。不少无明显原因的晕灸者，往往可从体质上找到原因。

（2）刺激原因

穴位刺激过强可致晕灸。所谓过强，因各人情况不一，很难度量比较。在刺激的种类上，以艾灸多见晕灸。

（3）体位原因

一般来说，正坐位或直立位施灸时易发生晕灸。

（4）环境原因

环境和气候因素也可促使晕灸发生，如气压低之闷热季节，诊室中空气混浊、声浪喧杂等。

2. 临床表现

（1）先兆期

出现各种头部不适感，或上腹部或全身不适，主要表现为眼花、耳鸣、心悸、面色苍白、出冷汗、打呵欠等。有些患者可无先兆期。

（2）发作期

轻者头晕胸闷，恶心欲呕，肢体发软，摇晃不稳，或伴瞬间意识丧失；重者突然意识丧失，昏仆在地，唇甲青紫，大汗淋漓，面色灰白，双眼上翻，二便失禁。少数可伴惊厥发作。

（3）后期

经及时处理恢复后，患者可有显著疲乏、面色苍白、嗜睡及汗出；轻症者则仅有轻度不适。

晕灸大多发生于灸疗过程中，但也有少数患者在灸疗后数分钟乃至更长时间始出现症状，被称为延迟晕灸，应特别注意。

3. 预防方法

（1）心理预防

主要针对有猜疑、恐惧心理者，或针灸时哭笑、惊叫、颤抖、躲避、肌肉痉挛，伴有瞳孔、血压、呼吸、心跳、皮温、面色改变及出汗等自主神经系统和内分泌功能改变者。这些患者均可做预先心理预防，以避免出现晕灸等不良反应。主要有以下三种方法：

①语言诱导：施灸前先耐心给患者讲解施灸的具体方法，说明可能出现的施灸的感觉、程度和传导途径，以取得患者的信任和配合。

②松弛训练：对好静、压抑、注意力易于集中、性格内向的患者，令其凝视某物体，待其完全进入自我冥想（入静）状态后，始行灸刺。

③转移注意力：对急躁、好动、注意力涣散、性格外向的患者，可令患者做一些简单的快速心算，或向其提出一些小问题，利用其视、听觉功能和思维活动等转移其注意力，促进局部组织放松。

（2）生理预防

饥饿患者灸前宜适当进食；过度疲劳者应令其休息至体力基本恢复。特别对有晕针或晕灸史者，最好采取侧卧位，简化穴位，并减轻刺激量。

在施灸过程中，一旦患者有先兆晕灸症状，应立即处理。灸疗结束后，最好能嘱患者在诊室休息 5 ～ 10 分钟后始可离开，以防延迟晕灸。

4. 处理方法

（1）轻度晕灸

应迅速停止施灸，将患者扶至空气流通处。抬高双腿，头部放低（不用枕头），静卧片刻即可。如患者仍感不适，可给予温热开水或热茶饮服。

（2）重度晕灸

立即停灸后平卧，如情况紧急，可令其直接卧于地板上。此类患者在百会穴艾灸有较好的效果，方法是用市售药艾条点燃后在百会上做雀啄式温灸，不宜离头皮太近，以免烫伤，直至知觉恢复、症状消退。必要时可配合施行人工呼吸，注射强心剂及针刺水沟、涌泉等。

二、灸疗过敏

近年来关于灸疗过敏陆续有报道，采用艾灸、穴位注射等法，可以诱使机体出现程度不等的过敏反应。虽然预后一般良好，但有时也可出现较重的症状，值得注意。

1. 原因

（1）体质原因

导致过敏反应的主要原因是患者本身属过敏体质，多有哮喘、荨麻疹史或对多种药物、花粉过敏史。

（2）药物原因

一般指艾灸致敏，可能是因为艾叶中含有某些致敏物质。有人曾将温灸盒盖的烟油取下，敷于曾因艾灸导致急性荨麻疹的患者的前臂内侧，结果 10 小时后患者被敷处发痒难受，并出现过敏性皮疹，证实艾叶可引起过敏。

2. 临床表现

以过敏性皮疹最为常见，表现为局限性（穴位周围区域）的红色小疹，或全身性的风团样丘疹，往往浑身发热，瘙痒难忍，重者可伴有胸闷、呼吸困难，甚至面色苍白、大汗淋漓、脉象细微。

穴位注射导致的过敏反应常发生于即刻或不久；艾灸导致的过敏反应则需一至数小时才发生，文献报道最长者达 10 小时。如因艾灸引起过敏者，以后往往可以在艾灸治疗时反复出现。

3. 预防方法

（1）询问病史

施灸前应仔细询问病史，了解有无过敏史，特别对艾灸有无过敏史。如原有穴位注射过敏者，亦应慎用艾灸疗法。

（2）慎察先兆

艾灸或穴位注射过程中，如出现过敏反应先兆时，应立即停止艾灸疗法或注射。

4. 处理方法

有局部或全身过敏性皮疹者，一般于停止艾灸后几天内自然消退。在此期间宜应用抗组胺类药物及维生素 C 等，多饮水。如兼发热、奇痒、口干、烦躁不安等症状时，可适当应用肾上腺皮质激素类药物，如泼尼松，每天服 20 ～ 30mg；中药凉血消风方剂也有效果。当表现为面色苍白、大汗淋漓、脉象细微时，除肌肉注射抗组胺类药物外，可肌肉注射或静脉注射肾上腺素，必要时可注射肾上腺皮质激素等药物。

三、灸疗中毒

灸疗中毒多见于用药艾条施灸。

1. 原因

因药艾条中大多含有雄黄，点燃后可形成砷的烟气，经呼吸道进入人体，导致慢性甚至急性砷中毒。

2. 临床表现

一般于灸疗过程中或灸疗之后出现流泪、咽痒、呛咳等症状，随之发生流涎、头晕头痛、乏力、心悸、胸闷、气急；严重者可有恶心、腹部阵发性绞痛、冷汗淋漓、吐泻交作等症。

3. 预防方法

砷中毒问题应引起医患人员重视，应用时要做好防护工作，限制用量（每次不超过半支），对孕妇、过敏体质者禁用；对长期应用药艾条的医患人员应做砷的常规检查。为了彻底防止砷中毒，应研制开发不含砷的药艾条。

4. 处理方法

停止药艾条治疗，症状轻微者可采用绿豆汤送服黄连素（小檗碱，下同）的方法，以 200g 绿豆煮成 500g 汤剂，黄连素 6 片，每天分 3 次送服。症状严重者应送医院治疗。

第五节　灸后调养

灸疗对很多亚健康状态和功能性疾病均有很好的调理和治疗作用，在灸疗后若能结合正确的养生、食疗调理，将会增强灸疗的效应，达到增进健康的目的。

一、养生

养生就是指通过各种方法颐养生命、增强体质、预防疾病，从而达到延年益寿目的的一种活动。所谓生，就是生命、生存、生长之意；所谓养，即保养、调养、补养之意。通过扶阳灸等灸法的调理，结合怡养心神、调剂生活等方法，可达到保养身体、减少疾病、增进健康、延年益寿的目的。

（一）正确养生要点

1. 适应自然规律

"人与天地相应"（《灵枢·邪客》），人的生命活动是遵循自然界的客观规律而进行的，人体自身具有与自然变化规律基本上相适应的能力。如果人能掌握其规律，主动地采取各种养生措施适应其变化，就能避邪防病、保健延衰。《素问·四气调神大论》即提出"春夏养阳，秋冬养阴，以从其根"。这种"顺时摄养"的原则，就是顺应四时阴阳消长节律进行养生，从而使人体生理活动与自然界变化的周期同步，保持机体内外环境的协调统一。

2. 重视精神调养

优美的自然环境、良好的社会环境、和睦幸福的家庭氛围等，有利于精神的调养。应积极地治疗躯体性疾患，防止其内源性因素的不良刺激，并提高自我心理调摄能力。过激、过久的情志刺激，在超越人的心理调节范围时能成为致病因素。可通过其他活动来转移情绪情感反应，消除其不良刺激，保持良好的心境。

3. 房事有节

由于性生活要消耗肾精，因此必须节制。肾中精气是人生命活动的原动力，为全身阴阳之根本，过于消耗则必致亏虚，往往导致性机能减退、全身虚弱，甚至早衰，故肾精不可不惜。

4. 注意形体锻炼

形体的锻炼不仅可以促进气血的流畅，使人体筋骨劲强，肌肉发达结实，脏腑功能健旺，增强体质，还能以"动"济"静"，调节人的精神情志活动，促进人的身心健康。对于形体的锻炼，一般要求运动量要适度，做到"形劳而不倦"，并且要求循序渐进，持之以恒，方能收到动形以养生的功效。

5. 谨和五味

一般说来，体质偏热者进食宜凉而忌温，体质偏寒者进食宜温而忌凉，平体之人宜进平衡饮食而忌偏。食养中膳食的调配要尽可能全面、合理、互补，即遵循平衡膳食的原则，如《素问·脏气法时论》提出的"毒药攻邪，五谷为养，五果为助，五畜为益，五菜为充，气味合而服之，以补精益气"，已经包含着在食养中饮食调配要求营养全面、合理的认识。

6. 防止病邪侵害

慎避外邪主要体现在三个方面：其一是"虚邪贼风，避之有时"，尽量回避有传染病人的场所；其二是要注意"避其毒气"，以防止其致病和"染易"；其三是实施药物预防等，采用药物预防传染病及某些疾病的发生与流行。这些已构成防病养生活动中重要的一环。

（二）注重生活细节

有学者提出应注意生活细节养生，也可以给我们一个参考。

1. 以坐养神

适当的静坐休息能使人心平气和、精神愉快、烦闷消除等。坐姿可采取端坐、靠坐、盘坐等，但每次坐的时间不宜过长。入座时动作要轻、平稳，入座后姿势要端正、自然，上身正直，自然放松，下肢自然屈曲，不要含胸弓背。

2. 以立养骨

适当的站立可使骨骼肌产生缩张运动，激发身体的新陈代谢，疏通经络，还能使气血下行，血压降低，有利于大脑的休息。站立时身体应自然、平稳、端正，两上肢自然下垂，挺胸收腹，上身不要倾斜，两下肢受力均匀，不宜固定于某一侧。

3. 以卧养气

卧姿一般以向右侧卧、双腿微弯最合理。这种双腿微屈、脊柱向前弯的姿势，可使全身自然放松，心脏不受压，有利于心脏排血，对食物的消化、体内营养物质的代谢和吸收大有益处。

4. 以行养筋

不拘形式的步行可使全身关节筋骨得到适度的锻炼，对身体的新陈代谢都有良好的促进作用，并能提高机体的抗病能力。

二、食疗

中医很早就认识到食物不仅有营养作用，而且还能疗疾祛病。如近代医家张锡纯在《医学衷中参西录》中曾指出：食物"病人服之，不但疗病，并可充饥；不但充饥，更可适口，用之对症，病自渐愈，即不对症，亦无他患"。在灸疗期间同样也要注意食疗养生。

食疗养生是根据不同的人群、不同的年龄、不同的体质、不同的疾病，在不同的季节选取具有一定保健作用或治疗作用的食物，通过科学合理的搭配和烹调加工，做成具有色、香、味、形、气、养的美味食品。这些食物既是美味佳肴，又能养生保健，防病治病，能吃出健康，益寿延年。

中国传统膳食讲究平衡，提出了"五谷宜为养，失豆则不良；五畜适为益，过则害非浅；五菜常为充，新鲜绿黄红；五果当为助，力求少而数"的膳食原则。用现代语言描述就是要保持食物来源的生物多样性，以谷类食物为主；要多吃蔬菜、水果和薯类；每天要摄入足够的豆类及其制品；鱼、禽、肉、蛋、奶等动物性食物要适量。

（一）四季食疗

1. 春季

宜养肝健脾。

宜用药物：天麻、米仁、党参、怀山药、白芍等。

宜用食物：兔、鱼、鸡、木耳。

2. 夏季

宜清热养阴。

宜用药物：石斛、燕窝、蛤士蟆、绞股蓝、野菊花等。

宜用食物：老鸭、鱼、冬瓜、西瓜、荷叶等。

3. 秋季

宜滋阴润肺。

宜用药物：麦冬、玉竹、芦根、石斛、菊花、百合等。

宜用食物：甲鱼、鱼、老鸭、泥鳅、芹菜、白果、银耳、莲藕、梨等。

4. 冬季

宜益气滋肾。

宜用药物：西洋参、当归、熟地黄、太子参、冬虫夏草、杜仲等。

宜用食物：鱼、禽类、黑芝麻、核桃、羊肉等。

（二）食疗歌

生梨润肺化痰好，苹果止泻营养高。黄瓜减肥有成效，抑制癌症猕猴桃。
番茄补血助容颜，莲藕除烦解酒妙。橘子理气好化痰，韭菜补肾暖膝腰。
萝卜消食除胀气，芹菜能治血压高。白菜利尿排毒素，菜花常吃癌症少。
冬瓜消肿又利尿，绿豆解毒疗效高。木耳防癌散血瘀，山药益肾浮肿消。
海带含碘散瘀结，蘑菇抑制癌细胞。胡椒驱寒兼除湿，葱辣姜汤治感冒。
鱼虾猪蹄补乳汁，猪肝羊肝明目好。益肾强腰吃核桃，健肾补脾吃红枣。

各 论

第六章 亚健康常见症状的灸疗调理

第一节 目干涩

目干涩是指眼睛缺乏精血滋养而导致双目干燥、涩痛、视物模糊的一组临床常见症，但并非指各种疾病引起的两目干涩。可伴有其他症状如烧灼感、痒感、畏光、红痛、视物模糊、易疲劳、黏丝状分泌物等。如有上述症状，则应仔细询问病史，寻找病因。目干涩的中医病机主要为气血津液不足。

【判断依据】

以双目干涩为主要表现，可有双目疼痛、视物模糊、畏光、瘙痒等，并持续2周以上。以上症状引起明显的苦恼，或精神活动效率下降。应排除引起双目干涩的某些疾病，如沙眼、结膜炎、糖尿病、高血压、肾上腺皮质功能减退症等。

【发生原因】

1.不良生活习惯，作息时间无规律，如长期熬夜等。

2.身体状况不良，如久病虚损、失血过多等致阴血不足。

3.长期处于某一特定视物状态，如久坐于电视、电脑前面。

4.用眼过度疲劳，如长时间在光线较强或较弱的环境下看书。

5.工作环境光线损伤，如经常进行电焊、气焊操作或处于电焊、气焊环境。

【调理原则】

补肝益气，滋阴明目。

【灸疗方法】

1. 艾条灸

灸材：艾条。

制法：将艾绒用绵纸卷成圆柱形长条，一般长 20cm、直径 1.5cm。也可以直接购买。

取穴：太阳、丝竹空、鱼腰、攒竹、承泣、印堂、睛明、瞳子髎、四白。

方义：太阳缓解疲劳；丝竹空、鱼腰、攒竹、承泣、瞳子髎合用可活血通络，促进眼部血液循环，促使眼部分泌液体，使眼睛干涩得到缓解；印堂可清头明目、醒脑开窍；睛明又称"泪孔"，刺激这个穴位能使眼睛分泌泪液，从而让眼睛保持湿润；四白可以使眼睛明亮；攒竹又名"始光"，可以使眼睛光明。

操作：从睛明开始沿着下眼袋灸，这样可以改善眼睑下部的黑眼圈，逐渐使其变小变淡，直至完全消失。另外，一定要躺下来，一手拿镜子照着眼部，一手施灸，顺着眼眶四周的穴位轮流灸。之所以要躺倒，是因为施灸的时候烟是向上飘的，躺着不会熏到眼睛，但是一定要注意不要让艾灰落到眼睛里。艾条与眼睛的距离应根据每个人的具体耐热度而定。虽然有的人很耐热，但也不要离得太近，免得脸上出现灸疮。以能体会到那种温温的感觉为度。

2. 温灸器灸

灸材：艾绒、温灸器。

制法：温灸器是专门用于施灸的工具，常用的有温盒和温筒，可以直接购买，也可以根据病情就地取材自行制作。

取穴：丝竹空、鱼腰、攒竹、睛明、瞳子髎、四白。

方义：同上。

操作：将艾绒放入温灸器内，点燃后盖好温灸器的盖子，放于穴位上施灸。以有温热感而无灼痛感为宜，每穴灸 15 ～ 20 分钟，至所灸部位皮肤红润为度。每天 1 次，10 次为 1 个疗程。

3. 泥灸

灸材：微波炉，专用薄膜，有温热、机械压迫作用的专用市售蜡泥。

制法：直接购买。

取穴：鱼腰、攒竹、瞳子髎、四白。

方义：同上。

操作：用微波炉将蜡泥加热 3 ～ 5 分钟熔化备用。清洁皮肤，用热毛巾将皮肤热敷 3 分钟，待人体感觉蜡泥温度适宜后，将其以上述穴位为中心向四周摊敷，厚度为 1 ～ 2cm，盖上专用薄膜，30 ～ 40 分钟后取下蜡泥。前 3 天每天做 1 次，3 天后隔 3 天做 1 次，以后 1 周或 10 天做 1 次即可。

4. 扶阳罐灸

灸材：扶阳罐。

制法：直接购买。

取穴：睛明、攒竹、鱼腰、瞳子髎、四白、风池、血海。

方义：风池可以祛风明目，血海可以补血养血，余同上。

操作：将扶阳罐预热 5～8 分钟，依次温灸睛明、攒竹、鱼腰、瞳子髎、四白各 2 分钟，再温灸风池、血海各 5 分钟。1 天 1 次，10 天为 1 个疗程，根据情况可 3～5 天后进行下一个疗程。睛明、攒竹、鱼腰、瞳子髎、四白按疗程灸，风池、血海可每天灸。

【调护】

目干涩是一种压力型病症，问题多出在眼睛长时间盯着一个方向看，因此避免眼睛疲劳的最好方法是适当休息。在日常生活中应培养良好的生活习惯，如按时作息，尽量避免熬夜；坚持规律的运动，保持健康体魄，预防感冒，避免鼻泪管堵塞；适时做眼保健操，避免眼肌长时间处于一定的痉挛状态；睡觉时尽量不要开灯，有睑闭不全者在眼部要盖上湿餐巾，以避免泪腺分泌的泪液水分蒸发；长期使用电脑者应注意适时调节用眼，避免长时间看电视；改善学习环境，将灯光调节到适宜光线亮度，避免光线太强或太弱；电焊、气焊操作人员应注意戴好防护眼镜，一般人员尽量避开直视电焊、气焊弧光；养成多眨眼的习惯。

第二节　身体疼痛

身体疼痛是一种身体的不适，表现为全身或某一部位出现疼痛不适，持续 2 周以上不能缓解，可伴有乏力等。身体疼痛是亚健康状态常表现出的一类症状，但不包括相关疾病（如颈椎骨质增生、消化性溃疡、泌尿系统结石、心血管系统疾病、盆腔附件炎症、外伤、副鼻窦炎等）所引起的全身或局部疼痛。身体疼痛的中医病机主要为肝肾不足，或夹湿、夹寒、夹痰、夹瘀。

【判断依据】

以全身或身体某一部位疼痛为主要症状，可伴有头晕、乏力、失眠等表现，并可存在关节活动不利等，超过 2 周症状不能缓解，引起明显的苦恼，甚至影响正常休息、工作及日常生活。应排除引起身体疼痛的某些疾病，如颈椎病、血液病、感染性疾病、心肌梗死等；另外，还应排除"幻影疼痛"（指当病人的某条胳膊或腿受伤时，身体另一侧相对应的、没有受伤的胳膊或腿也会出现疼痛）。

【发生原因】

1. 不良生活方式，如长期睡懒觉，趴着或躺着看书，躺着看电视。长期受寒，或长期生活在不良环境如潮湿环境中。

2. 身体状况不良，如过度肥胖、极度消瘦。

3. 锻炼方法不佳，如缺乏锻炼或锻炼未持之以恒，或剧烈运动前准备不充分，或运动后很快静下来，或运动前饮食。

4. 长期不协调过度用力，如经常猛力抬举重物，或长期身体姿势不良，长期处于某些特定姿势，如久坐、坐姿不正、长期穿高跟鞋、长时间伏案工作、开车时间长、长时间保持一定姿势做家务等。

5.情志不舒，肝肾不足，或兼劳逸失度，如精神压力大、过度疲劳等。

【调理原则】

疏经通络，调理脏腑。

【灸疗方法】

1.艾灸法

（1）艾炷灸

灸材：艾炷、鲜生姜。

制法：将艾绒搓成圆锥状，称为艾炷，小炷如麦粒大，可直接放在穴位上燃烧；中炷如半截枣核大；大炷如半截橄榄大，常用于隔物灸。每燃烧1个称为1壮。用鲜生姜制成直径2～3cm、厚0.2～0.3cm的薄片，用针在中间扎一些小孔。

取穴：腰俞、腰阳关、命门、大椎、心俞、肝俞、脾俞、肺俞、肾俞。

方义：腰俞可疏通经络；腰阳关、命门可补益阳气；大椎可通调一身阳气；心俞、肝俞、脾俞、肺俞、肾俞共用可以调理脏腑、缓解疼痛。

操作：把扎有小孔的姜片放在穴位上，上面放置中或大艾炷，点燃施灸。如感觉疼痛，可将姜片上提，反复进行，每次灸5～7壮，直到局部皮肤潮红为止。每天1次，10次为1个疗程。

（2）艾条灸

灸材：艾条。

制法：将艾绒用绵纸卷成圆柱形长条，一般长20cm、直径1.5cm。也可以直接购买。

取穴：心俞、肺俞、肝俞、脾俞、肾俞。

方义：心俞可养心安神；肺俞可清热养肺；肝俞可疏肝理气；脾俞可健运脾胃；肾俞可温肾补阳。

操作：将艾条的一端点燃，对准穴位施灸，距皮肤2～3cm处进行熏烤，根据患者的热感情况调整合适的距离，当患者感觉温热舒适时固定不动。每穴灸10～15分钟，以局部皮肤出现潮红为度。术者可将食、中指置于施灸部位两侧，通过术者的手指感受温热程度，以防止烫伤。每天1次，10次为1个疗程。

（3）温灸器灸

灸材：艾绒、温灸器。

制法：温灸器是专门用于施灸的工具，常用的有温盒和温筒。可以直接购买，也可以根据病情就地取材自行制作。

取穴：心俞、肺俞、肝俞、脾俞、肾俞。

方义：同上。

操作：将艾绒放入温灸器，点燃后盖好温灸器的盖子，放于穴位上施灸。以有温热感而无灼痛感为宜，每穴灸15～20分钟，至所灸部位皮肤红润为度。每天1次，10次为1个疗程。

2. 其他灸法

（1）火龙灸

灸材： 酒精、纱布、湿毛巾、注射器、中药。

制法： 取当归 24g、桂枝 12g、生地黄 15g、牛膝 10g、杜仲 12g、赤芍 12g、红花 12g、川草乌 15g、冰片 1g、甘草 9g，浸泡于 1.5kg 高浓度白酒中，浸泡过程中要经常搅动，2 周后取其浸出液备用。

取穴： 背部督脉、膀胱经第一侧线上。

方义： 督脉总督一身之阳气；膀胱经第一侧线上的背俞穴可疏经通络、调理脏腑。

操作： 用毛巾将患者头发全部包好，背部用酒精消毒，把纱布条放入药酒中浸透后取出，逐条循经络走向摆放在患者背部督脉、膀胱经第一侧线上，在纱布条上盖两条湿毛巾。沿纱布条的摆放形状，用注射器在毛巾上洒上酒精并点燃，等患者感到背部灼热，立刻用备好的湿毛巾按照从头至脚的方向扑灭火焰。热感减退后再倒酒精、点火，反复操作 3 ~ 5 次。隔 2 天 1 次，5 次为 1 个疗程。

（2）灯火灸

灸材： 灯心草、麻油。

制法： 灯心草 10 ~ 15cm 长，蘸麻油少许，浸 3 ~ 4cm。

取穴： 命门、大椎、心俞、肝俞、脾俞、肺俞、肾俞。

方义： 同上。

操作： 选择烧灼穴位，并在皮肤上做标记。用拇、食指捏住蘸麻油的灯心草，点燃浸油端，迅速敏捷地向选定的穴位处烧灼，一触即提起，可听见清脆的爆响声，如无爆响声可重复 1 次。3 ~ 5 天 1 次，5 ~ 7 次为 1 个疗程。

（3）红外线灸

灸材： 红外线灸疗仪。

制法： 直接购买。

取穴： 心俞、肺俞、肝俞、脾俞、肾俞。

方义： 同上。

操作： 接通红外线灸疗仪的电源，使辐射器对准穴位；调节辐射器与皮肤的距离，通常为 30 ~ 60cm；每次照射 20 ~ 30 分钟，以患者有舒适的温热感，皮肤出现淡红色均匀的斑为宜。每天 1 ~ 2 次，10 次为 1 个疗程，疗程间间隔 3 ~ 5 天。

（4）扶阳罐灸

灸材： 扶阳罐和金艾扶阳油。

制法： 直接购买。

取穴： 腰背部督脉（腰俞至大椎）、肾俞、脾俞、大包。

方义： 督脉总督一身阳气，阳气旺则体健；肾俞为补肾要穴；脾俞可健脾，脾好气血足方可充养肌肉；一身疼痛大包主之。

操作： 将扶阳罐预热 5 ~ 8 分钟，将金艾扶阳油涂抹于腰背部督脉，依次温灸背部督脉（腰俞至大椎）、肾俞、脾俞、大包，每穴各 5 分钟。可每天灸，根据身体情况进行加减。

【调护】

身体疼痛是亚健康的表现形式之一，主要是日常生活中长期的疲劳所致。应培养良好的生活习惯，如按时作息，避免睡懒觉，不趴着或躺着看电视等；持之以恒进行科学的运动，运动量不宜过大，运动方式因人而异；长期保持正常的坐姿、站姿、行走姿势及定时适当活动，尽量避免长期穿高跟鞋；注意劳逸结合，避免过度劳累；担抬重物时应注意保持身体左右两侧平衡，尽量避免突然用力；保持生活及工作环境干燥，采光和通风良好，温度适宜，避免身体某部位长期吹风受凉；注意调摄情志，将生活中遇到的压力想象成生活中的一部分，以达到将"压力"包袱转化为动力的目的；不苛求一切完美，增强独立性，减少依赖性。

第三节　耳　鸣

耳鸣是指无外界声源刺激，耳内或头部主观上有声音感觉，是一种症状而不是一种独立的疾病，也非相关疾病（如耳蜗微循环病变、听神经损害、脑动脉硬化等）引起的耳鸣。本症多见于中老年人，年轻人发病则多见于女性。耳鸣常常是早期听力损伤的暗示或先兆，可能发展成为耳聋。耳鸣的中医病机主要为肾虚髓海不足。

【判断依据】

以耳鸣为主要症状，可表现为蝉鸣、蚊叫等，亦可有轰鸣等情况，持续2周以上，使生活质量和心理均有不同程度的影响，出现明显的烦躁、苦恼、睡眠障碍、精神紧张、焦虑、抑郁等。应排除引起耳鸣的全身性疾病或局部病变，如高血压、动脉硬化、高血脂、糖尿病的小血管并发症、微小血栓、颈椎病、神经脱髓鞘病变、药物中毒、中耳炎等。环境干扰因素亦应排除，如过量饮咖啡、浓茶、红酒及一些酒精饮料，以及过量进食奶酪、巧克力等引起的耳鸣。

【发生原因】

1.长期生活习惯不良。如经常过量饮用咖啡、浓茶、奶酪、巧克力，或吸烟、饮酒。

2.身体状况不良。如经常劳倦，耗损肾气，渐则致肾阴亏虚，或年龄增长，肾阳渐衰。

3.处于不良生活环境。如较长期、持续的噪音环境，或兼环境中空气不流通。

4.营养失衡。如饮食偏嗜致铁、锌等微量元素不足。

5.心理压力过大，或遭遇不良心理刺激。

【调理原则】

滋阴补肾，通经活络。

【灸疗方法】

1.艾灸法

（1）艾炷灸

灸材：艾炷、鲜生姜。

制法：将艾绒搓成圆锥状，称为艾炷，小炷如麦粒大，可直接放在穴位上燃烧；中炷如半截枣核大；大炷如半截橄榄大，常用于隔物灸。每燃烧 1 个称为 1 壮。用鲜生姜制成直径 2～3cm、厚 0.2～0.3cm 的薄片，用针在中间扎一些小孔。

取穴：耳门、听宫、听会。

方义：耳门、听会分别属手、足少阳经，听宫为手太阳经和手、足少阳经之交会穴，气通于耳内，为治耳疾要穴。

操作：把扎有小孔的姜片放在穴位上，上面放置中或大艾炷，点燃施灸。如感觉疼痛可将姜片上提，反复进行，每次灸 5～7 壮，直到局部皮肤潮红为止。每天 1 次，10 次为 1 个疗程。

（2）艾条灸

灸材：艾条。

制法：将艾绒用绵纸卷成圆柱形长条，一般长 20cm、直径 1.5cm。也可以直接购买。

取穴：曲池、外关、合谷、肾俞。

方义：曲池、合谷可调理气血；外关主耳聋；肾俞可补益肾阳。

操作：将艾条的一端点燃，对准穴位施灸，距皮肤 2～3cm 处进行熏烤，根据患者的热感情况调整合适的距离，当患者感觉温热舒适时固定不动，每穴灸 10～15 分钟，以局部皮肤出现潮红为度。术者可将食、中指置于施灸部位两侧，通过术者的手指感受温热程度，以防止烫伤。每天 1 次，10 次为 1 个疗程。

（3）温灸器灸

灸材：艾绒、温灸器。

制法：温灸器是专门用于施灸的工具，常用的有温盒和温筒。可以直接购买，也可以根据病情就地取材自行制作。

取穴：耳门、听宫、听会、翳风、曲池、外关、合谷、太冲、足三里。

方义：翳风可通窍复聪；太冲、足三里可调和肝胃、疏肝养胃，余同上。

操作：将艾绒放入温灸器内，点燃后盖好温灸器的盖子，放于穴位上施灸。以有温热感而无灼痛感为宜，每穴灸 15～20 分钟，至所灸部位皮肤红润为度。每天 1 次，10 次为 1 个疗程。

2. 其他灸法

（1）泥灸

灸材：微波炉，专用薄膜，有温热、机械压迫作用的专用市售蜡泥。

制法：直接购买。

取穴：耳门、听宫、听会、曲池、合谷。

方义：同上。

操作：用微波炉将蜡泥加热 3～5 分钟熔化备用。清洁皮肤，用热毛巾将皮肤热敷 3 分钟，待人体感觉蜡泥温度适宜后，将其以上述穴位为中心向四周摊敷，厚度为 1～2cm，盖上专用薄膜，30～40 分钟后取下蜡泥。前 3 天每天做 1 次，3 天后隔 3

天做 1 次，以后 1 周或 10 天做 1 次即可。

（2）药物灸

灸材：蟾酥、朱砂、川乌、草乌、白僵蚕、麝香、冰片、硫黄。

制法：取蟾酥、朱砂、川乌、草乌、白僵蚕研末，加入微火烊化的硫黄之中搅匀，再加入麝香、冰片少许，收贮备用。

取穴：耳门、听宫、听会、曲池、合谷。

方义：同上。

操作：用红枣擦施灸处，然后取约甜瓜子大药锭（上尖下平）一枚，置于皮肤上，以灯心草蘸油点燃，灸 5 ～ 7 壮。

（3）灯火灸

灸材：灯心草、麻油。

制法：灯心草 10 ～ 15cm 长，蘸麻油少许，浸 3 ～ 4cm。

取穴：耳门、听宫、听会、曲池、外关、合谷。

方义：同上。

操作：选择烧灼穴位，并在皮肤上做标记。用拇、食指捏住蘸麻油的灯心草，点燃浸油端，迅速敏捷地向选定的穴位处烧灼，一触即提起，可听见清脆的爆响声，如无爆响声可重复 1 次。3 ～ 5 天灸 1 次，5 ～ 7 次为 1 个疗程。

（4）扶阳罐灸

灸材：扶阳罐。

制法：直接购买。

取穴：耳门、听宫、听会、翳风、肾俞、太溪。

方义：耳门、听宫、听会、翳风为近部取穴；肾俞、太溪补肾益精，上荣耳窍。

操作：将扶阳罐预热 5 ～ 8 分钟，依次温灸耳门、听宫、听会、翳风，每穴各 2 分钟，再温灸肾俞、太溪，每穴各 5 分钟。1 天 1 次，10 天为 1 个疗程，根据情况可 3 ～ 5 天后进行下一个疗程。耳门、听宫、听会、翳风按疗程灸，肾俞、太溪可每天灸。

【调护】

确定或检查引起耳鸣的身体原因，并给予针对性处理。在日常生活中培养良好的生活习惯，戒烟、酒，尽量避免摄入一些刺激性的物质，如咖啡、浓茶等；按时作息，避免过度劳累，保证充足睡眠；改善工作、生活环境，避免暴露于强声或噪音环境中，保持环境中空气流通；规律、科学地进行运动；心理调节与治疗相结合，如向朋友、同事叙述自己的心理困扰，必要时寻求心理治疗，主动与心理治疗人员进行沟通，了解发生耳鸣的原因，扭转不良认知，以缓解负性心理暗示，减轻精神压力，并通过心理治疗达到自我调节、处理心理困扰的目的。

第四节 头 晕

头晕是一种对空间移动或空间位置迷失的感觉，这种感觉可能是头部的感觉，也可能是身体的感觉，或两者皆有，多数描述为"整天昏昏沉沉，脑子不清，注意力不集中"，可伴有头痛、失眠、健忘、低热、肌肉关节疼痛和多种神经精神症状。其基本特征为休息后不能缓解，理化检查没有器质性病变，给头晕者的生活、工作造成了一定的影响。头晕的中医病机主要是气血亏虚、肝阳上亢等。

【判断依据】

以对空间移动或空间位置迷失的感觉为主要症状，可有头痛、失眠、健忘、耳鸣、呕吐、心慌等表现，且症状持续时间超过2周；影响人们的生活质量，出现明显的烦躁、焦虑等情绪。应排除引起头晕的全身性疾病或局部病变，如高血压、低血压、冠心病、动脉硬化、颈椎病、急性脑血管意外、药物过敏、贫血、甲状腺功能亢进、鼻窦炎、中耳炎、梅尼埃病、听神经瘤、嗜铬细胞瘤、感染、中毒、脑外伤后神经症反应及精神疾病等疾患。

【发生原因】

1. 不良生活方式。如长期睡懒觉、躺着看电视、长期熬夜。

2. 身体状况不良。如长期过度疲劳、经常失眠致气血两虚；长期情绪低落或心理压力大，或工作紧张、精神压力增高等，引起肝气郁结，郁久化火而出现肝火上炎。

3. 长期身体姿势不良。长期处于某些特定姿势，如长时间伏案工作、久视电脑屏幕。

4. 年龄增大，颈椎发生退行性病变，或颈椎周围组织发生功能性或器质性变化等。

5. 饮食结构不合理。常吃高脂肪、高胆固醇的食物，或过度节食，致身体消瘦、长期低血糖或肥胖等。

【调理原则】

平肝潜阳，补益气血。

【灸疗方法】

头部灸疗应注意安全，避免烧到头发。特别是进行直接灸的时候，应将头发剃掉。

1. 艾灸法

（1）艾炷灸

灸材：艾炷、鲜生姜。

制法：将艾绒搓成圆锥状，称为艾炷，小炷如麦粒大，可直接放在穴位上燃烧；中炷如半截枣核大；大炷如半截橄榄大，常用于隔物灸。每燃烧1个称为1壮。用鲜生姜制成直径2～3cm、厚0.2～0.3cm的薄片，用针在中间扎一些小孔。

取穴：太冲、合谷、内关、足三里。

方义：太冲、合谷同属四关，合用可疏理气机；内关既可宽胸理气、和中止呕，又与太冲为同名经配穴，可加强平肝之功；足三里可补益气血，精血互生以治本。

操作：把扎有小孔的姜片放在穴位上，上面放置中或大艾炷，点燃施灸。如感觉疼痛可将姜片上提，反复进行。每次灸5～7壮，直到局部皮肤潮红为止。每天1次，10次为1个疗程。

（2）艾条灸

灸材：艾条。

制法：将艾绒用绵纸卷成圆柱形长条，一般长 20cm、直径 1.5cm。也可以直接购买。

取穴：风池、百会、太冲、内关。

方义：风池与太冲合用可清泻肝胆、平肝潜阳；内关既可宽胸理气、和中止呕，又与太冲为同名经配穴，可加强平肝之功；百会可清利脑窍而定眩；风池可疏调头部气血。

操作：将艾条的一端点燃，对准穴位施灸，距皮肤 2 ～ 3cm 处进行熏烤，根据患者的热感情况调整合适的距离，当患者感觉温热舒适时固定不动。每穴灸 10 ～ 15 分钟，以局部皮肤出现潮红为度。术者可将食、中指置于施灸部位两侧，通过术者的手指感受温热程度，以防止烫伤。每天 1 次，10 次为 1 个疗程。

（3）温灸器灸

灸材：艾绒、温灸器。

制法：温灸器是专门用于施灸的工具，常用的有温盒和温筒。可以直接购买，也可以根据病情就地取材自行制作。

取穴：风池、百会、太冲、内关、肝俞、肾俞、足三里。

方义：肝俞、肾俞可滋补肝肾、养血益精，以培元固本，余同上。

操作：将艾绒放入温灸器内，点燃后盖好温灸器的盖子，放于穴位上施灸。以有温热感而无灼痛感为宜，每穴灸 15 ～ 20 分钟，至所灸部位皮肤红润为度。每天 1 次，10 次为 1 个疗程。

2. 其他灸法

（1）泥灸

灸材：微波炉，专用薄膜，有温热、机械压迫作用的专用市售蜡泥。

制法：直接购买。

取穴：百会、内关、肝俞、肾俞、足三里。

方义：同上。

操作：用微波炉将蜡泥加热 3 ～ 5 分钟熔化备用。清洁皮肤，用热毛巾将皮肤热敷 3 分钟，待人体感觉蜡泥温度适宜后，将其以上述穴位为中心向四周摊敷，厚度为 1 ～ 2cm，盖上专用薄膜，30 ～ 40 分钟后取下蜡泥。前 3 天每天做 1 次，3 天后隔 3 天做 1 次，以后 1 周或 10 天做 1 次即可。

（2）灯火灸

灸材：灯心草、麻油。

制法：灯心草 10 ～ 15cm 长，蘸麻油少许，浸 3 ～ 4cm。

取穴：百会、内关、肝俞、肾俞、足三里。

方义：同上。

操作：选择烧灼穴位，并在皮肤上做标记。用拇、食指捏住蘸麻油的灯心草，点燃浸油端，迅速敏捷地向选定的穴位处烧灼，一触即提起，可听见清脆的爆响声，如无爆响声可重复 1 次。3 ～ 5 天 1 次，5 ～ 7 次为 1 个疗程。

（3）药物灸

灸材：白芥子粉、食醋。

制法：取白芥子粉适量，烘干，研细末，装瓶备用。

取穴：百会、内关、肝俞、足三里。

方义：同上。

操作：每次用 3 ～ 5g 白芥子粉，以食醋 5 ～ 7mL 调成糊状后敷于穴区，或直接置于穴区，上盖消毒敷料，以医用胶布固定；或加温至 40℃ 左右，摊于两层方纱布上（约 5mm 厚），将四周折起，敷贴于穴区，以医用胶布固定。12 ～ 24 小时后取下。每天或隔天 1 次。7 ～ 10 次为 1 个疗程。

（4）扶阳罐灸

灸材：扶阳罐。

制法：直接购买。

取穴：百会、风池、大椎、太冲、内关、肝俞、肾俞、足三里、悬钟。

方义：风池、大椎疏调头部气血；悬钟乃髓会，能填精充髓，髓海充则头晕止，余同上。

操作：将扶阳罐预热 5 ～ 8 分钟，依次温灸上述穴位，太冲、内关每穴各 2 分钟，其余各 5 分钟。每天 1 次，10 次为 1 个疗程。根据情况可 3 ～ 5 天后进行下一个疗程。

【调护】

头晕是亚健康给人体比较明显的信号，我们应该采取多种调养方法予以预防。首先应培养良好的生活习惯，按时作息，避免劳累、熬夜，保证充足睡眠，生活有规律；多吃蔬菜、水果，忌生冷、油腻及过咸、过辣、过酸的食物，有动脉粥样硬化倾向者尤其忌食动物内脏；可以适当辅以西药对症调理，如地西泮可抑制中枢对前庭刺激的反应，对一些慢性头晕有效，抗抑郁剂对紧张或焦虑引起的头晕有效；心理调节与治疗同时进行，将"头晕"想象成"生活中的一部分"，从而减少"时时想到头晕"的负性心理暗示，以达到"避免紧张、焦虑，减轻精神压力"的目的，并可减少对家庭成员的依赖性。

第五节 头 痛

头痛是指头部出现一种以疼痛为主要表现的令人不快的感觉和情绪上的感受，如头部疼痛、沉重、受压或闷胀感、空虚感等，可伴有恶心、呕吐、畏光、目胀及头晕、心烦、忧郁、焦虑、乏力、记忆力下降、睡眠障碍等其他精神和躯体症状。常因劳累、焦虑、用脑过度、月经前期或经期发作，有反复发作、病程迁延不愈等特点。亚健康状态出现本症，应排除可导致头痛的各种疾病，如颅内肿瘤、高血压、各种脑炎、颅内高压综合征等。

【判断依据】

以头痛为主要症状，可为头闷、颈部僵硬不适感、压痛或紧缩感，可伴有耳胀、恶心、呕吐、倦怠乏力等表现。症状时轻时重，寒冷、劳累、情绪激动可加重，休息后可缓解，每年发作12天以上，且每次疼痛持续30分钟以上。症状呈反复发作性或持续性，严重影响头痛者的生活质量，并使其工作和学习效率下降。应排除引起头痛的各种疾病，如严重感染，严重的心、肝、肾等脏器疾病，脑血管意外，眼、鼻、耳科方面的疾病，以及脑外伤、精神病等疾患。

【发生原因】

1. 不良生活习惯（如吸烟、饮酒）、特殊饮食习惯（如嗜食油腻饮食、高蛋白食物、奶酪）。

2. 饮食中镁离子减少。部分头痛者脑组织中镁含量偏低，在其发作期与缓解期，大脑镁含量有显著的差别。

3. 不良身体状况。如长期饮食劳倦或兼情志不畅等致肝肾阴亏。

4. 季节性原因。如夏季出汗过多，贪恋冰冷饮料。

5. 遭遇严重事件。如家庭生活事件、突然遭遇意外。

【调理原则】

祛风通络，补益脑髓。

【灸疗方法】

头部灸疗应注意安全，小心烧到头发。特别是用艾绒直接灸的时候，应将头发剃掉。

1. 艾灸法

（1）艾炷灸

灸材： 艾炷、鲜生姜。

制法： 将艾绒搓成圆锥状，称为艾炷，小炷如麦粒大，可直接放在穴位上燃烧；中炷如半截枣核大；大炷如半截橄榄大，常用于隔物灸。每燃烧1个称为1壮。用鲜生姜制成直径2～3cm、厚0.2～0.3cm的薄片，用针在中间扎一些小孔。

取穴： 百会、列缺、足三里。

方义： 百会可疏导头部经气；列缺为肺经络穴，可宣肺解表、祛风通络；足三里可补益气血、滋养脑髓。

操作： 把扎有小孔的姜片放在穴位上，上面放置中或大艾炷，点燃施灸。感觉疼痛可将姜片上提，反复进行，每次灸5～7壮，直到局部皮肤潮红为止。每天1次，10次为1个疗程。

（2）艾条灸

灸材： 艾条。

制法： 将艾绒用绵纸卷成圆柱形长条，一般长20cm、直径1.5cm。也可以直接购买。

取穴： 百会、风池、太阳、列缺、头维、足三里。

方义： 百会、太阳、头维可疏导头部经气；风池可祛风活血、通络止痛；余同上。

操作： 将艾条的一端点燃，对准穴位施灸，距皮肤2～3cm处进行熏烤。根据患者的热感情况调整合适的距离，当患者感觉温热舒适时固定不动，每穴灸 10～15 分钟，以局部皮肤出现潮红为度。术者可将食、中指置于施灸部位两侧，通过术者的手指感受温热程度，以防止烫伤。每天 1 次，10 次为 1 个疗程。

（3）温灸器灸

灸材：艾绒、温灸器。

制法：温灸器是专门用于施灸的工具，常用的有温盒和温筒。可以直接购买，也可以根据病情就地取材自行制作。

取穴：百会、风池、太阳、列缺、合谷。

方义：同上。

操作：将艾绒放入温灸器，点燃后盖好温灸器的盖子，放于穴位上施灸。以有温热感而无灼痛感为宜，每穴灸 15～20 分钟，至所灸部位皮肤红润为度。每天 1 次，10 次为 1 个疗程。

2. 其他灸法

（1）泥灸

灸材：微波炉，专用薄膜，有温热、机械压迫作用的专用市售蜡泥。

制法：直接购买。

取穴：列缺、合谷、足三里。

方义：同上。

操作：用微波炉将蜡泥加热 3～5 分钟熔化备用。清洁皮肤，用热毛巾将皮肤热敷 3 分钟，待人体感觉蜡泥温度适宜后，将其以上述穴位为中心向四周摊敷，厚度在 1～2cm，盖上专用薄膜，30～40 分钟后取下蜡泥。前 3 天每天做 1 次，3 天后隔 3 天做 1 次。以后 1 周或 10 天做 1 次即可。

（2）灯火灸

灸材：灯心草、麻油。

制法：灯心草 10～15cm 长一根，蘸麻油少许，浸 3～4cm。

取穴：列缺、合谷、足三里。

方义：同上。

操作：选择烧灼穴位，并在皮肤上做标记。用拇、食指捏住蘸麻油的灯心草，点燃浸油端，迅速敏捷地向选定的穴位处烧灼，一触即提起，可听见清脆的爆响声，如无爆响声可重复 1 次。3～5 天 1 次，5～7 次为 1 个疗程。

（3）药物灸

灸材：吴茱萸粉、食醋。

制法：取吴茱萸适量，烘干，研细末，装瓶备用。

取穴：太阳、列缺、足三里、肝俞、肾俞。

方义：肝俞、肾俞可滋补肝肾、养血益精、培元固本，余同上。

操作：每次用 3～5g 吴茱萸粉，以食醋 5～7mL 调成糊状。直接置于穴区，上盖消毒敷料，以医用胶布固定；或加温至 40℃左右，摊于两层方纱布上（约 5mm 厚），将四周折起，敷贴于穴区，以医用胶布固定。12 ～ 24 小时后取下。每天或隔天 1 次，7 ～ 10 次为 1 个疗程。

（4）扶阳罐灸

灸材：扶阳罐。

制法：直接购买。

取穴：百会、率谷、风池、风府、肩井、大椎。

方义：百会、率谷可疏通头部经气，风池、风府祛风活血、通络止痛，肩井、大椎疏调头部气血。

操作：将扶阳罐预热 5 ～ 8 分钟，依次温灸上述穴位，每穴各 5 分钟，每天 1 次，10 次为 1 个疗程。

【调护】

引起头痛的原因有很多，应检查引起头痛的原因，并予以针对性处理。如鼻窦长期积液者可采用自我负压引流的方法，以去除鼻窦长期炎症刺激引起的头痛。要按时作息，避免熬夜，保证充足睡眠，养成好的生活习惯。饮食不宜过于肥甘厚味，应多食用如小米、荞麦面等，黄豆、蚕豆、豌豆等豆类和豆制品，以及雪菜、冬菇、紫菜、桃子、桂圆、核桃、花生等蔬菜和果类。应劳逸结合，适时活动以调节身体。要认识自己的个性特征，树立乐观开朗的人生观，分析产生目前个性心理的原因，寻求解决问题的方法，进行自我心理调节。

第六节 夜尿多

夜尿多是指夜间排尿次数和量均增多（夜间尿量 >24 小时尿量的 25%），或夜尿 ≥ 2 次，或尿比重常低于 1.018，但 24 小时尿的总量并不增多，不包括各种疾病（如高血压、糖尿病、前列腺增生、慢性肾小球肾炎、肾盂肾炎等）引起的夜尿增多。夜尿多的中医病机主要是肾阳不足、肾气亏虚。

【判断依据】

以夜尿多为主要症状，夜间尿量超过全日量的 1/4，或每晚排尿 3 次以上者，每年出现夜尿增多的时间超过 75 天。严重干扰睡眠，影响生活质量和身心健康，给生活带来不便。应排除引起夜尿增多的各种疾病，如膀胱炎症、结石、慢性肾炎、尿崩症、前列腺病、充血性心力衰竭，还应排除药物所致的尿频。

【发生原因】

1.遭遇重大事件，如家族主要成员突然出意外。或长期精神负担重，引起心理压力大，出现精神紧张、焦虑、恐惧、失眠等。

2.躯体状况不良，如消瘦、过度限制脂质摄入等。

3.特殊生活习惯，如睡前饮用浓茶、咖啡或大量饮水等。

4.妇女多胎多产等耗伤肾气，引起肾气亏虚。或年龄增长，肾气不足、肾阳亏虚等。

【调理原则】

培元固本，益气固脱。

【灸疗方法】

1. 艾灸法

（1）艾炷灸

灸材： 艾炷、鲜生姜。

制法： 将艾绒搓成圆锥状，称为艾炷，小炷如麦粒大，可直接放在穴位上燃烧；中炷如半截枣核大；大炷如半截橄榄大，常用于隔物灸。每燃烧 1 个称为 1 壮。用鲜生姜制成直径 2～3cm、厚 0.2～0.3cm 的薄片，用针在中间扎一些小孔。

取穴： 关元、气海、中极、神阙。

方义： 关元、中极可培元固本、补益下焦；气海可生发阳气，《针灸资生经》曰："气海者，盖人之元气所生也。"神阙可温补元阳、健运脾胃。

操作： 把扎有小孔的姜片放在穴位上，上面放置中或大艾炷，点燃施灸。感觉疼痛时可将姜片上提，反复进行，每次灸 5～7 壮，直到局部皮肤潮红为止。每天 1 次，10 次为 1 个疗程。

（2）艾条灸

灸材： 艾条。

制法： 将艾绒用绵纸卷成圆柱形长条，一般长 20cm、直径 1.5cm。也可以直接购买。

取穴： 关元、气海、神阙、脾俞、肾俞、命门。

方义： 脾俞、肾俞可补充脾肾阳气、益气固脱；命门可增强人体自身命门之火；余同上。

操作： 将艾条的一端点燃，对准穴位施灸，距皮肤 2～3cm 处进行熏烤，根据患者的热感情况调整合适的距离。当患者感觉温热舒适时固定不动，每穴灸 10～15 分钟，以局部皮肤出现潮红为度。术者可将食、中指置于施灸部位两侧，通过术者的手指感受温热程度，以防止烫伤。每天 1 次，10 次为 1 个疗程。

（3）温灸器灸

灸材： 艾绒、温灸器。

制法： 温灸器是专门用于施灸的工具，常用的有温盒和温筒。可以直接购买，也可以根据病情就地取材自行制作。

取穴： 关元、气海、中极、神阙、足三里、命门。

方义： 足三里可补益气血；余同上。

操作： 将艾绒放入温灸器，点燃后盖好温灸器的盖子，放于穴位上施灸。以有温热感而无灼痛感为宜，每穴灸 15～20 分钟，至所灸部位皮肤红润为度。每天 1 次，10 次为 1 个疗程。

2. 其他灸法

（1）火龙灸

灸材： 酒精、纱布、湿毛巾、注射器、中药。

制法：取当归 24g、桂枝 12g、生地黄 15g、牛膝 10g、杜仲 12g、赤芍 12g、红花 12g、川草乌 15g、冰片 1g、甘草 9g 浸泡于 1.5kg 高浓度白酒中，浸泡过程中要经常搅动，2 周后取其浸出液备用。

取穴：背部督脉、膀胱经第一侧线上。

方义：督脉总督一身之阳气；膀胱经第一侧线上的背俞穴可培元固本、益气固脱，如脾俞可健脾益气、肾俞可培元固本等。

操作：用毛巾将患者头发全部包好，背部用酒精消毒，把纱布条放入药酒中浸透后取出，逐条循经络走向摆放在患者背部督脉、膀胱经第一侧线上，在纱布条上盖两条湿毛巾。沿纱布条的摆放形状，用注射器在毛巾上洒上酒精，并点燃，等患者感到背部灼热，立刻用备好的湿毛巾按照从头至脚的方向扑灭火焰。热感减退后再倒酒精、点火，反复操作 3～5 次。隔 2 天 1 次，5 次为 1 个疗程。

（2）灯火灸

灸材：灯心草、麻油。

制法：灯心草 10～15cm 长一根，蘸麻油少许，浸 3～4cm。

取穴：关元、气海、肾俞。

方义：同上。

操作：选择烧灼穴位，并在皮肤上做标记。用拇、食指捏住蘸麻油的灯心草，点燃浸油端，迅速敏捷地向选定的穴位处烧灼，一触即提起，可听见清脆的爆响声，如无爆响声可重复 1 次。3～5 天 1 次，5～7 次为 1 个疗程。

（3）电热灸

灸材：电热灸疗器。

制法：直接购买。

取穴：心俞、肺俞、肝俞、脾俞、肾俞。

方义：心俞可养心安神；肺俞可清热养肺；肝俞可疏肝理气；余同上。

操作：接通电热灸疗器电源，打开调节开关，待电热轮发热，调节温度至患者感觉温热为宜，一般在 40℃左右。然后在所选的穴区用电热轮刺激治疗，每穴每次 10～30 分钟。对不同穴区进行轮流温灼治疗。每天 1～2 次，7～10 次为 1 个疗程。

（4）扶阳罐灸

灸材：扶阳罐。

制法：直接购买。

取穴：神阙、气海、关元、肾俞、命门、夜尿点。

方义：命门增强人体自身命门之火；夜尿点（位于小指掌面第二掌指关节横纹中央）为经验穴；余同上。

操作：将扶阳罐预热 5～8 分钟，依次温灸上述穴位，每穴各 5 分钟，每天 1 次，10 次为 1 个疗程。

【调护】

夜尿多者需要改变特殊生活习惯，睡前不饮浓茶、咖啡等，睡前尽量少饮水，并排空残尿。注意培养好的生活习惯。均衡饮食，避免过度限制脂质摄入，还可选用一些食疗验方。按时作息，保证充足睡眠。注意心理调节，将"夜尿多"这种不适认为是自我生活中的一部分，不要看成是精神负担，可通过散步、打太极拳、垂钓等方式缓解心理压力。也可进行心理辅导，寻求心理支点，缓解心理痛苦，帮助减轻精神紧张、焦虑、恐惧、失眠等。

第七节　便　稀

便稀是指经常出现大便稀溏、大便不成形，甚则为水样、黏液样大便，无脓血，或便次增多，便稀、便秘交替，可伴有腹痛、食欲不振、燥热多汗、头痛头晕等，不包括相关疾病（如食物过敏或反复发作的病毒性肠炎、消化道溃疡、糜烂、肿瘤、痢疾、血吸虫病和肝、胰等疾患）所引起的便稀。便稀的中医病机主要是中气不足、脾虚湿盛。

【判断依据】

以便稀为主要症状，大便可溏薄，可有腹胀腹痛，或便后腹胀、腹痛缓解，持续 2 个月以上。引起焦虑、恐惧等多种症状，一般不影响睡眠。应排除已诊断为腹泻的疾病，如小肠大部分切除术后、小肠乳糖酶缺乏症、溃疡性结肠炎、感染性腹泻、急性食物中毒等。

【发生原因】

1. 个性心理脆弱，或兼情感刺激，精神紧张，导致焦虑、愤怒、惊恐、抑郁等，或突然遭遇重大事件打击。

2. 部分人员喝牛奶后即出现便稀，停用牛奶后便稀症状消失。

3. 身体虚弱，不能适应季节、气候的突然变化。

4. 特殊饮食习惯，如嗜高脂饮食，或暴饮暴食。

5. 长期滥用抗生素、糖皮质激素，导致肠道微生态失衡。

6. 长期营养不良，出现中气不足，脾气虚弱，或兼痰湿壅结，湿困脾土，使脾运失健，或肾气亏虚，脾阳失温。

【调理原则】

健运脾胃，补中益气。

【灸疗方法】

1. 艾灸法

（1）艾炷灸

灸材：艾炷、鲜生姜。

制法：将艾绒搓成圆锥状，称为艾炷，小炷如麦粒大，可直接放在穴位上燃烧；中炷如半截枣核大；大炷如半截橄榄大，常用于隔物灸。每燃烧 1 个称为 1 壮。用鲜生姜制成直径 2 ～ 3cm、厚 0.2 ～ 0.3cm 的薄片，用针在中间扎一些小孔。

取穴：关元、气海、神阙。

方义： 关元可培元固本、补益下焦；气海可生发阳气，《针灸资生经》曰："气海者，盖人之元气所生也。"神阙可温补元阳、健运脾胃。

操作： 把扎有小孔的姜片放在穴位上，上面放置中或大艾炷，点燃施灸。如感觉疼痛可将姜片上提，反复进行，每次灸 5 ～ 7 壮，直到局部皮肤潮红为止。每天 1 次，10 次为 1 个疗程。

（2）艾条灸

灸材： 艾条。

制法： 将艾绒用绵纸卷成圆柱形长条，一般长 20cm、直径 1.5cm。也可以直接购买。

取穴： 中极、气海、神阙、天枢、足三里。

方义： 天枢可疏调肠腑；足三里可调理脾胃、补中益气、通经活络；中极可培元固本；余同上。

操作： 将艾条的一端点燃，对准穴位施灸，距皮肤 2 ～ 3cm 处进行熏烤，根据患者的热感情况调整合适的距离，当患者感觉温热舒适时固定不动，每穴灸 10 ～ 15 分钟，以局部皮肤出现潮红为度。术者可将食、中指置于施灸部位两侧，通过术者的手指感受温热程度，以防止烫伤。每天 1 次，10 次为 1 个疗程。

（3）温灸器灸

灸材： 艾绒、温灸器。

制法： 温灸器是专门用于施灸的工具，常用的有温盒和温筒。可以直接购买，也可以根据病情就地取材自行制作。

取穴： 关元、气海、神阙、足三里、大肠俞。

方义： 大肠俞可调和胃肠，余同上。

操作： 将艾绒放入温灸器，点燃后盖好温灸器的盖子，放于穴位上施灸，以有温热感而无灼痛感为宜。每穴灸 15 ～ 20 分钟，至所灸部位皮肤红润为度。每天 1 次，10 次为 1 个疗程。

2. 其他灸法

（1）火龙灸

灸材： 酒精、纱布、湿毛巾、注射器、中药。

制法： 取当归 24g、桂枝 12g、生地黄 15g、牛膝 10g、杜仲 12g、赤芍 12g、红花 12g、川草乌 15g、冰片 1g、甘草 9g 浸泡于 1.5kg 高浓度白酒中，浸泡过程中要经常搅动，2 周后取其浸出液备用。

取穴： 背部督脉、膀胱经第一侧线上。

方义： 督脉总督一身之阳气；膀胱经第一侧线上的背俞穴脾俞、胃俞可健运脾胃、补中益气。

操作： 用毛巾将患者头发全部包好，背部用酒精消毒，把纱布条放入药酒中浸透后取出，逐条循经络走向摆放在患者背部督脉、膀胱经第一侧线上，在纱布条上盖两条湿毛巾。沿纱布条的摆放形状，用注射器在毛巾上洒上酒精并点燃，等患者感到背部灼热，立刻用备好的湿毛巾按照从头至脚的方向扑灭火焰。热感减退后再倒酒精、点火，反复操作 3 ～ 5 次。隔 2 天 1 次，5 次为 1 个疗程。

（2）灯火灸

灸材：灯心草、麻油。

制法：灯心草 10 ～ 15cm 长一根，蘸麻油少许，浸 3 ～ 4cm。

取穴：关元、气海、天枢、足三里。

方义：同上。

操作：选择烧灼穴位，并在皮肤上做标记。用拇、食指捏住蘸麻油的灯心草，点燃浸油端，迅速敏捷地向选定的穴位处烧灼，一触即提起，可听见清脆的爆响声，如无爆响声可重复 1 次。3 ～ 5 天 1 次，5 ～ 7 次为 1 个疗程。

（3）电热灸

灸材：电热灸疗器。

制法：直接购买。

取穴：心俞、肝俞、脾俞、胃俞、肾俞。

方义：心俞可养心安神；肝俞可疏肝理气；肾俞可温肾补阳；余同上。

操作：接通电热灸疗器电源，打开调节开关，待电热轮发热，调节温度至患者感觉温热为宜，一般在 40℃左右。然后在所选的穴区用电热轮刺激治疗，每穴每次 10 ～ 30 分钟。对不同穴区进行轮流温灼治疗。每天 1 ～ 2 次，7 ～ 10 次为 1 个疗程。

（4）扶阳罐灸

灸材：扶阳罐。

制法：直接购买。

取穴：中脘、天枢、大肠俞、上巨虚、足三里、阴陵泉。

方义：胃募穴中脘、大肠募穴天枢调理胃肠的运化与传导功能；大肠俞理气降逆，调和胃肠；大肠下合穴上巨虚疏调胃肠气机，运湿化滞；足阳明合穴足三里，可健运中州，通降胃肠气机；阴陵泉可健脾利湿，湿浊得化而大便转实。

操作：将扶阳罐预热 5 ～ 8 分钟，依次温灸上述穴位，每穴各 5 分钟，每天 1 次，10 次为 1 个疗程。

【调护】

便稀患者应培养好的生活习惯，应按时作息，使机体生物钟规律，有助于胃肠功能的协调。对长期营养不良、身体虚弱者，应少量规律进食，低脂低纤维素饮食，循序渐进增加饮食量。可尝试停用牛奶，或改用豆浆。不进食生冷、含纤维多的食物，适当补充肠道酶类，以及调节肠道微生态环境和促进代谢的物质，如维生素 B 族、乳酶生、胃蛋白酶合剂等。

第八节 便 秘

便秘是指排便周期延长，每 2 ～ 3 天或更长时间排便 1 次，无规律，或大便干燥，常伴有排便困难感或排便不净感。但不包括各种疾病（如肠道炎症、肠道息肉、吻合口狭窄、肠道肿瘤等）导致大肠功能紊乱所引起的便秘。

【判断依据】

以排便不畅为几乎唯一的不适感，其他不适感均为继发，包括腹痛、腹胀、消化不良、食欲不振、乏力、头晕等。上述排便不畅情况连续发生2次以上，但持续不超过半个月。引起便秘者苦恼，工作、学习效率下降，或生活质量下降。且不为任何一种躯体疾病或消化系统疾病的一部分。应排除已诊断为便秘症患者或其他肠道本身的病变者，如肠道肿瘤、息肉、炎症、结核、巨结肠、憩室病、吻合口狭窄等，以及肠外的疾病，如垂体功能低下、中枢神经病变、脊神经病变、周围神经病变等；还应排除合并有心血管、肺、肝、肾和造血系统等严重原发性疾病和器质性疾病者及精神病患者。

【发生原因】

1. 不良的饮食习惯

（1）饮食过于精细，高脂肪、高蛋白食物摄入过多，膳食纤维摄入过少，摄入蔬菜品种单调，水果的摄入量少。

（2）进食量减少，每日进食量明显低于过去的水平，特别是肥胖者为了减肥而过度节食等。

（3）经常饮用浓茶、咖啡或吸烟过多和酗酒，使自主神经过度兴奋，肠道肌肉痉挛而导致便秘。

（4）平时不爱喝水而饮水量少等。

2. 不良的生活习惯

（1）生活作息无规律，晚上不睡，早上不起，错过最佳排便时间。

（2）长期久坐，缺乏运动。

（3）不良的排便习惯，如不按时排便、长期抑制便意等。

3. 精神因素

精神因素可通过中枢神经产生中枢神经递质而作用于自主神经系统，使肠神经系统异常或者影响消化道激素调节，导致排便障碍。精神紧张或工作压力过大的女性，尤其是绝经期前或绝经期的女性，便秘症状较为突出。

4. 滥用导泻剂

长期服用果导、番泻叶之类的药物维持排便，而且用量越来越大，可导致便秘加重。

5. 年老体虚

随着年龄的增长，人体生理功能衰退，大肠蠕动缓慢。

中医学认为便秘常发生在阴虚质、阳虚质和湿热质的人群中。阴虚则肠道津液亏少，"无水则舟不行"，可导致便结肠中不下；阳虚则肠道蠕动减弱，无力推动大便下行；湿热蕴结肠中，肠道气机不利，可导致便秘发生。

【调理原则】

健脾运胃，润肠通便。

【灸疗方法】

1. 艾灸法

（1）艾炷灸

灸材： 艾炷、鲜生姜。

制法： 将艾绒搓成圆锥状，称为艾炷，小炷如麦粒大，可直接放在穴位上燃烧；中炷如半截枣核大；大炷如半截橄榄大，常用于隔物灸。每燃烧1个称为1壮。用鲜生姜制成直径2～3cm、厚0.2～0.3cm的薄片，用针在中间扎一些小孔。

取穴： 关元、气海、神阙、足三里。

方义： 关元可培元固本、通利下焦；气海可生发阳气、助阳通便；神阙可温补元阳、健运脾胃；足三里可调理脾胃、补中益气、润肠通便。

操作： 把扎有小孔的姜片放在穴位上，上面放置中或大艾炷，点燃施灸。如感觉疼痛可将姜片上提，反复进行，每次灸5～7壮，直到局部皮肤潮红为止。每天1次，10次为1个疗程。

（2）艾条灸

灸材： 艾条。

制法： 将艾绒用绵纸卷成圆柱形长条，一般长20cm、直径1.5cm。也可以直接购买。

取穴： 中极、气海、神阙、天枢、足三里、支沟。

方义： 中极可通利下焦；天枢可疏调肠腑；支沟可行气润肠通便；余同上。

操作： 将艾条的一端点燃，对准穴位施灸，距皮肤2～3cm处进行熏烤，根据患者的热感情况调整合适的距离，当患者感觉温热舒适时固定不动，每穴灸10～15分钟，以局部皮肤出现潮红为度。术者可将食、中指置于施灸部位两侧，通过术者的手指感受温热程度，以防止烫伤。每天1次，10次为1个疗程。

（3）温灸器灸

灸材： 艾绒、温灸器。

制法： 温灸器是专门用于施灸的工具，常用的有温盒和温筒。可以直接购买，也可以根据病情就地取材自行制作。

取穴： 关元、气海、神阙、上巨虚、下巨虚、天枢、足三里、支沟。

方义： 上巨虚、下巨虚、支沟可行气润肠通便，余同上。

操作： 将艾绒放入温灸器，点燃后盖好温灸器的盖子，放于穴位上施灸。以有温热感而无灼痛感为宜，每穴灸15～20分钟，至所灸部位皮肤红润为度。每天1次，10次为1个疗程。

2. 其他灸法

（1）泥灸

灸材： 微波炉，专用薄膜，有温热、机械压迫作用的专用市售蜡泥。

制法： 直接购买。

取穴： 关元、气海、天枢、支沟。

方义：同上。

操作：用微波炉将蜡泥加热3～5分钟熔化备用。清洁皮肤，用热毛巾将皮肤热敷3分钟，待人体感觉蜡泥温度适宜后，将其以上述穴位为中心向四周摊敷，厚度在1～2cm，盖上专用薄膜；30～40分钟后取下蜡泥。前3天每天做1次，3天后隔3天做1次，以后可1周或10天做1次。

（2）灯火灸

灸材：灯心草、麻油。

制法：灯心草10～15cm长一根，蘸麻油少许，浸3～4cm。

取穴：关元、气海、天枢、支沟。

方义：同上。

操作：选择烧灼穴位，并在皮肤上做标记。用拇、食指捏住蘸麻油的灯心草，点燃浸油端，迅速敏捷地向选定的穴位处烧灼，一触即提起，可听见清脆的爆响声，如无爆响声可重复1次。3～5天1次，5～7次为1个疗程。

（3）红外线灸

灸材：红外线灸疗仪。

制法：直接购买。

取穴：心俞、肝俞、脾俞、胃俞、肾俞。

方义：心俞可养心安神；肝俞可疏肝理气；脾俞、胃俞可健运脾胃、温阳通便；肾俞可温肾补阳。

操作：接通红外线灸疗仪的电源，使辐射器对准穴位。调节辐射器与皮肤的距离，以30～60cm为宜，每次照射20～30分钟，以患者有舒适的温热感、皮肤出现淡红色均匀的斑为宜。每天1～2次，10次为1个疗程，疗程间间隔3～5天。

（4）扶阳罐灸

灸材：扶阳罐。

制法：直接购买。

取穴：神阙、气海、关元、天枢、大肠俞、上巨虚、足三里、支沟。

方义：大肠俞与大肠募穴天枢，配合大肠下合穴上巨虚，疏理肠腑气机，润肠通便；支沟为主治便秘要穴；余同上。

操作：将扶阳罐预热5～8分钟，依次温灸上述穴位，每穴各5分钟，每天1次，10次为1个疗程。

【调护】

便秘患者应确定或检查引起便秘的原因，并予以针对性处理。在日常生活中应保持精神愉快、情绪稳定，避免烦闷、忧虑、恼怒。注意培养好的生活习惯，如养成每日晨起定时排便的良好习惯，每日排便1次；最好早晨定时蹲厕，排便时间应选择在晨起后1小时为佳；排便时间不要过长，最好在5分钟以内；排便时要集中精力，不要看书、看报。注意锻炼腹壁肌肉和做深呼吸锻炼膈肌，以增加辅助排便的力量；要加强肛提肌的锻炼，以利于排便时肛门正常舒张。要多饮水，每晚睡前喝蜂蜜水可以清洗胃肠。每日晨起口服淡盐水，以利于排便。无胃肠道疾病的人可用米醋两勺（20mL左右）加蜂蜜两勺，再加5倍的温水调匀，餐后饮用。还应少喝酒，少饮用咖啡和浓茶等，以减少对肠道的刺激。

第九节　饮食减少

饮食减少是指饮食量较平时减少，不思饮食，食欲不佳，但持续发生不超过半个月。而且不包括各种疾病（如胃肠道器质性疾病、全身各系统疾病、因减肥所致厌食症、肿瘤晚期等）导致的饮食减少。在亚健康状态，各种体质都有可能发生饮食减少症状，通过适当的预防和护理是可以避免的。

【判断依据】

以饮食减少为几乎唯一的不适感，其他不适感均为继发，包括腹胀、消化不良、乏力、精神疲惫、头晕等。上述饮食减少情况持续发生不超过半个月。已引起个体明显的苦恼，工作、学习效率下降，或生活质量下降。不为任何一种躯体疾病或消化系统疾病的一部分。应排除已诊断为厌食症患者或其他胃肠道本身的病变者，如各种胃炎、胃溃疡、胃下垂、肝炎、肝癌、肠道肿瘤、肠炎等，或全身性疾病所致饮食减少者，以及合并有心血管、肺、肝、肾和造血系统等严重原发性疾病和器质性疾病者及精神病患者。

【发生原因】

1. 不良的饮食习惯

（1）工作繁忙，饮食不规律。

（2）喜食肥甘厚味或辛辣刺激性食物。

（3）饮食过饱或吃了不易消化的食物。

2. 精神因素

情志不畅可导致脾胃运化失调；或精神紧张，工作压力大，学习任务繁重，均可导致不思饮食，食欲不振。

3. 其他因素

如身体状况不良，过度劳累，导致脾胃虚弱而不思饮食。

【调理原则】

健运脾胃，培元固本。

【灸疗方法】

1. 艾灸法

（1）艾炷灸

灸材：艾炷、鲜生姜。

制法：将艾绒搓成圆锥状，称为艾炷，小炷如麦粒大，可直接放在穴位上燃烧；中炷如半截枣核大；大炷如半截橄榄大，常用于隔物灸。每燃烧1个称为1壮。用鲜生姜制成直径2～3cm、厚0.2～0.3cm的薄片，用针在中间扎一些小孔。

取穴：关元、气海、神阙。

方义：关元可培元固本、补益下焦；气海可生发阳气；神阙可温补元阳、健运脾胃。

操作：把扎有小孔的姜片放在穴位上，上面放置中或大艾炷，点燃施灸。如感觉疼痛可将姜片上提，反复进行，每次灸 5 ~ 7 壮，直到局部皮肤潮红为止。每天 1 次，10 次为 1 个疗程。

（2）艾条灸

灸材：艾条。

制法：将艾绒用绵纸卷成圆柱形长条，一般长 20cm、直径 1.5cm。也可以直接购买。

取穴：关元、气海、中极、神阙、脾俞、胃俞。

方义：脾俞、胃俞可健脾和胃、益气助运，余同上。

操作：将艾条的一端点燃，对准穴位施灸，距皮肤 2 ~ 3cm 处进行熏烤，根据患者的热感情况调整合适的距离，当患者感觉温热舒适时固定不动，每穴灸 10 ~ 15 分钟，以局部皮肤出现潮红为度。术者可将食、中指置于施灸部位两侧，通过术者的手指感受温热程度，以防止烫伤。每天 1 次，10 次为 1 个疗程。

（3）温灸器灸

灸材：艾绒、温灸器。

制法：温灸器是专门用于施灸的工具，常用的有温盒和温筒。可以直接购买，也可以根据病情就地取材自行制作。

取穴：中脘、关元、神阙、足三里。

方义：中脘可益胃助运；足三里可调理脾胃；余同上。

操作：将艾绒放入温灸器，点燃后盖好温灸器的盖子，放于穴位上施灸。以有温热感而无灼痛感为宜，每穴灸 15 ~ 20 分钟，至所灸部位皮肤红润为度。每天 1 次，10 次为 1 个疗程。

2. 其他灸法

（1）泥灸

灸材：微波炉，专用薄膜，有温热、机械压迫作用的专用市售蜡泥。

制法：直接购买。

取穴：关元、气海、脾俞、胃俞。

方义：同上。

操作：用微波炉将蜡泥加热 3 ~ 5 分钟熔化备用。清洁皮肤，用热毛巾将皮肤热敷 3 分钟，待人体感觉蜡泥温度适宜后，将其以上述穴位为中心向四周摊敷，厚度在 1 ~ 2cm，盖上专用薄膜，30 ~ 40 分钟后取下蜡泥。前 3 天每天做 1 次，3 天后隔 3 天做 1 次，以后可 1 周或 10 天做 1 次。

（2）灯火灸

灸材：灯心草、麻油。

制法：灯心草 10 ～ 15cm 长一根，蘸麻油少许，浸 3 ～ 4cm。

取穴：关元、气海、脾俞、胃俞。

方义：同上。

操作：选择烧灼穴位，并在皮肤上做标记。用拇、食指捏住蘸麻油的灯心草，点燃浸油端，迅速敏捷地向选定的穴位处烧灼，一触即提起，可听见清脆的爆响声，如无爆响声可重复 1 次。3 ～ 5 天 1 次，5 ～ 7 次为 1 个疗程。

（3）药物灸

灸材：白芥子粉、食醋。

制法：取白芥子粉适量，烘干，研细末，装瓶备用。

取穴：中脘、天枢、神阙、足三里、上巨虚。

方义：上巨虚可增强胃的功能，余同上。

操作：每次用 3 ～ 5g 白芥子粉，以食醋 5 ～ 7mL 调成糊状。直接置于穴区，上盖消毒敷料，以医用胶布固定；或加温至 40℃左右，摊于两层方纱布上（约 5mm 厚），将四周折起，敷贴于穴区，以医用胶布固定。12 ～ 24 小时后取下。每天或隔天 1 次，7 ～ 10 次为 1 个疗程。

（4）扶阳罐灸

灸材：扶阳罐。

制法：直接购买。

取穴：中脘、神阙、关元、足三里、脾俞、胃俞。

方义：同上。

操作：将扶阳罐预热 5 ～ 8 分钟，依次温灸上述穴位，每穴各 5 分钟，每天 1 次，10 次为 1 个疗程。

【调护】

饮食减少者应在日常生活中保持精神愉快乐观，进食前更应注意避免不良的精神刺激。培养好的饮食习惯。饮食上注重色、香、味、形和营养搭配，选购食物要注意不断变换花色品种。菜肴应当清淡爽口，色泽鲜艳，并可适当选择具有酸味和辛香味的食物，以增强食欲。及时调控膳食结构，注意多食用含锌的食物。动物性食品是锌的主要来源，牛、羊、猪肉含锌丰富，鱼肉及其他海产品中含锌也不少。但注意避免用杂肉或肥肉作原料，可将瘦肉剁碎煲汤或蒸熟，加些葱、姜等调味。避免过多食用对胃黏膜有损伤的食物，如油炸食品、辣椒、芥末、浓茶、浓咖啡、酒及过热、过甜的食物。不要睡前进食（尤其是饱食），少食零食。要养成细嚼慢咽的习惯，以增加唾液分泌，从而有助消化，增加食欲。饭前适当饮少许红葡萄酒对促进食欲有帮助。合理安排生活作息时间，三餐要有规律。同时寒冷季节应注意保暖。

第十节 腹 胀

腹胀是指持续性或反复出现的脘腹胀满不舒，或伴有嗳气、打嗝、口臭、肠鸣、恶心、厌食等，此状况持续 1 周以上，但不超过半个月。不包括各种疾病（如胃炎、肝脏疾病、胰腺疾病、小肠吸收不良、甲状腺功能低下、胃肠道肿瘤或梗阻等）所导致的腹胀。在亚健康状态，气郁质、湿热质、气虚质和阳虚质易发生腹胀症状，但通过适当的预防和护理是可以避免的。

【判断依据】

以脘腹胀满为几乎唯一的不适感，其他不适感均为继发，包括嗳气、打嗝、口臭、肠鸣、恶心、厌食等症状，上述腹胀情况持续或反复发作 1 周以上，但不超过半个月。引起个体明显的苦恼，精神活动效率下降，或生活质量下降。不为任何一种躯体疾病或消化系统疾病的一部分。应排除消化道器质性病变，如胃炎、肝脏疾病、胰腺疾病、胃肠道肿瘤等导致腹胀者，或全身性疾病，如糖尿病、结缔组织病、肾病等导致腹胀者，以及合并有心血管、肺、肝、肾和造血系统等严重原发性疾病和严重器质性疾病者及精神病患者。

【发生原因】

1. 不良的饮食习惯

（1）进食不易消化或不洁的食物而引起胃肠功能不正常，发生积气而导致腹胀。

（2）进食油腻、高蛋白的食物过多可致消化不良，延迟胃排空，导致气体积累而发生腹胀。

2. 不良的生活习惯

（1）生活作息无规律，三餐不按时，时饱时饥。

（2）长期久坐、久卧、工作，缺乏运动。

3. 情志因素

心理和社会因素的影响可导致精神紧张，或工作压力大、学习负担重，均可导致腹部胀满。

4. 身体状况不良

如老年人唾液、胃液、肠液的分泌量减少，其中的消化酶含量较低，胃酸的分泌量也减少，因此消化食物的能力降低，可导致腹胀。有的人饮用牛奶也会腹胀，这是因为缺乏足够的乳糖酶，不能消化牛奶中的糖类，因而发酵产生气体。

【调理原则】

疏肝理气，行积导滞。

【灸疗方法】

1. 艾灸法

（1）艾炷灸

灸材：艾炷、鲜生姜。

制法：将艾绒搓成圆锥状，称为艾炷，小炷如麦粒大，可直接放在穴位上燃烧；中炷如半截枣核大；大炷如半截橄榄大，常用于隔物灸。每燃烧 1 个称为 1 壮。用鲜生姜制成直径 2 ～ 3cm、厚 0.2 ～ 0.3cm 的薄片，用针在中间扎一些小孔。

取穴：中脘、天枢、合谷、足三里。

方义：中脘、足三里可温中理气；天枢可调理胃肠气机；合谷可调理大肠传导功能。上述穴位合用可治疗腹胀。

操作：把扎有小孔的姜片放在穴位上，上面放置中或大艾炷，点燃施灸。如感觉疼痛可将姜片上提，反复进行，每次灸 5 ～ 7 壮，直到局部皮肤潮红为止。每天 1 次，10 次为 1 个疗程。

（2）艾条灸

灸材：艾条。

制法：将艾绒用绵纸卷成圆柱形长条，一般长 20cm、直径 1.5cm。也可以直接购买。

取穴：中脘、天枢、公孙、足三里。

方义：公孙可治腹胀，余同上。

操作：将艾条的一端点燃，对准穴位施灸，距皮肤 2 ～ 3cm 处进行熏烤，根据患者的热感情况调整合适的距离，当患者感觉温热舒适时固定不动，每穴灸 10 ～ 15 分钟，以局部皮肤出现潮红为度。术者可将食、中指置于施灸部位两侧，通过术者的手指感受温热程度，以防止烫伤。每天 1 次，10 次为 1 个疗程。

（3）温灸器灸

灸材：艾绒、温灸器。

制法：温灸器是专门用于施灸的工具，常用的有温盒和温筒。可以直接购买，也可以根据病情就地取材自行制作。

取穴：中脘、天枢、合谷、公孙、足三里。

方义：同上。

操作：将艾绒放入温灸器，点燃后盖好温灸器的盖子，放于穴位上施灸。以有温热感而无灼痛感为宜，每穴灸 15 ～ 20 分钟，至所灸部位皮肤红润为度。每天 1 次，10 次为 1 个疗程。

2. 其他灸法

（1）药物灸

灸材：白芥子 30g、生姜适量。

制法：将白芥子粉碎研细末，生姜捣烂取汁备用。

取穴：中脘、天枢、足三里。

方义：同上。

操作：将白芥子粉用姜汁调和成团，每个团如黄豆大小，直接放在医用胶布上，然后贴在穴位上，胶布大小约为 3cm 见方。每次贴 6 小时，每 3 天贴 1 次，一般连续贴 5 次即可收到良好效果。

（2）灯火灸

灸材：灯心草、麻油。

制法：灯心草 10 ～ 15cm 长一根，蘸麻油少许，浸 3 ～ 4cm。

取穴：中脘、天枢、足三里。

方义：同上。

操作：选择烧灼穴位，并在皮肤上做标记。用拇、食指捏住蘸麻油的灯心草，点燃浸油端，迅速敏捷地向选定的穴位处烧灼，一触即提起，可听见清脆的爆响声，如无爆响声可重复1次。3～5天1次，5～7次为1个疗程。

（3）红外线灸

灸材：红外线灸疗仪。

制法：直接购买。

取穴：中脘、天枢、足三里。

方义：同上。

操作：接通红外线灸疗仪的电源，使辐射器对准穴位。调节辐射器与皮肤的距离，以30～60cm为宜，每次照射20～30分钟，以患者有舒适的温热感、皮肤出现淡红色均匀的斑为宜。每天1～2次，10次为1个疗程，疗程间间隔3～5天。

（4）扶阳罐灸

灸材：扶阳罐。

制法：直接购买。

取穴：中脘、天枢、合谷、足三里。

方义：上述穴位合用可治疗腹胀。

操作：将扶阳罐预热5～8分钟，依次温灸上述穴位，每穴各5分钟，每天1次，10次为1个疗程。

【调护】

腹胀者应注意少食高纤维食物，不食用不易消化的食物，改变狼吞虎咽进食太快或边走边吃等不好的习惯。应早睡早起，按时作息。克服不良情绪，因为焦躁、忧虑、悲伤、沮丧、抑郁等不良情绪可能会使消化功能减弱，或刺激胃部导致分泌过多的胃酸，其结果也会使胃内气体过多，导致腹胀加剧。注意锻炼身体，每天必须坚持1小时左右的适量运动，不仅有助于克服不良情绪，而且有助于消化系统维持正常的功能。

第十一节　咽　干

咽干是指咽部有干燥感，或自觉咽干灼热，发痒不适，微胀微痛，此症状持续发生不超过半个月。并应排除各种疾病（如上呼吸道感染、鼻炎、各种咽炎等）导致的咽干。在亚健康状态，阴虚质、湿热质和瘀血质较易发生咽干，但通过适当的预防和护理可以避免咽干的发生。

【判断依据】

以咽部干燥为几乎唯一的不适感，其他不适感均为继发，包括咽痛、咽痒、咳痰黏稠、心烦、恶心等症状。上述咽部干燥情况持续3天以上，但不超过半个月。引起个体明显的苦恼，影响工作和学习，生活质量下降。不为任何一种躯体疾病的一部分，应排除已诊断为咽炎者或全身性疾病引起咽干者，以及合并有心血管、肺、肝、肾和造血系统等严重原发性疾病和严重器质性疾病者及精神病患者。

【发生原因】

1. 工作学习繁忙，产生心理、精神压力，导致情志不畅，肝气郁结。

2. 不良生活习惯，嗜好烟酒或喜食辛辣刺激性食物等。说话过多过急，运动后张口呼吸等。

3. 生活环境不良或改变。环境污染，空气中粉尘及有害气体的刺激。或气候突变及吸入寒冷空气。或空调未清理，室内有异味，室内空气干热等。

4. 过度劳倦，体力透支。

5. 身体状况不良，全身因素造成体质下降，如贫血、便秘、下呼吸道慢性炎症、心血管疾病等引起体质下降。

中医学认为外受风热之邪；或受风寒郁久化热，熏蒸于咽喉；或燥热之邪耗伤津液，咽喉失于濡养；或脾胃之热上蒸于咽喉；或肝胆失于条达升发，郁而化火，上蒸于喉；或肺肾阴虚，阴不制阳，水火不济，相火妄动；或痰瘀互结于咽喉，气血不荣，咽喉失于濡养，均可导致咽干。

【调理原则】

滋阴降火，调理阴阳。

【灸疗方法】

1. 艾灸法

（1）艾炷灸

灸材：艾炷、鲜生姜。

制法：将艾绒搓成圆锥状，称为艾炷，小炷如麦粒大，可直接放在穴位上燃烧；中炷如半截枣核大；大炷如半截橄榄大，常用于隔物灸。每燃烧1个称为1壮。用鲜生姜制成直径2～3cm、厚0.2～0.3cm的薄片，用针在中间扎一些小孔。

取穴：肾俞、太溪、肝俞、胰俞。

方义：肾俞、太溪可补肾纳气、滋阴降火；肝俞可滋肝阴、降肝火；胰俞为经验有效穴。

操作：把扎有小孔的姜片放在穴位上，上面放置中或大艾炷，点燃施灸。如感觉疼痛可将姜片上提，反复进行，每次灸5～7壮，直到局部皮肤潮红为止。每天1次，10次为1个疗程。

（2）艾条灸

灸材：艾条。

制法：将艾绒用绵纸卷成圆柱形长条，一般长20cm，直径1.5cm。也可以直接购买。

取穴：肾俞、太溪、肝俞、太冲、胰俞。

方义：太冲可滋肝阴、降肝火，余同上。

操作：将艾条的一端点燃，对准穴位施灸，距皮肤2～3cm处进行熏烤，根据患者的热感情况调整合适的距离，当患者感觉温热舒适时固定不动，每穴灸10～15分钟，以局部皮肤出现潮红为度。术者可将食、中指置于施灸部位两侧，通过术者的手指感受温热程度，以防止烫伤。每天 1 次，10 次为 1 个疗程。

（3）温灸器灸

灸材：艾绒、温灸器。

制法：温灸器是专门用于施灸的工具，常用的有温盒和温筒。可以直接购买，也可以根据病情就地取材自行制作。

取穴：肾俞、肝俞、太冲、胰俞。

方义：同上。

操作：将艾绒放入温灸器，点燃后盖好温灸器的盖子，放于穴位上施灸。以有温热感而无灼痛感为宜，每穴灸 15 ～ 20 分钟，至所灸部位皮肤红润为度。每天 1 次，10 次为 1 个疗程。

2. 其他灸法

（1）泥灸

灸材：微波炉，专用薄膜，有温热、机械压迫作用的专用市售蜡泥。

制法：直接购买。

取穴：肾俞、太溪、太冲、胰俞。

方义：同上。

操作：用微波炉将蜡泥加热 3 ～ 5 分钟熔化备用。清洁皮肤，用热毛巾将皮肤热敷 3 分钟，待人体感觉蜡泥温度适宜后，将其以上述穴位为中心向四周摊敷，厚度在 1 ～ 2cm，盖上专用薄膜，30 ～ 40 分钟后取下蜡泥。前 3 天每天做 1 次，3 天后隔 3 天做 1 次，以后可 1 周或 10 天做 1 次。

（2）红外线灸

灸材：红外线灸疗仪。

制法：直接购买。

取穴：肾俞、太溪、太冲、胰俞。

方义：同上。

操作：接通红外线灸疗仪的电源，使辐射器对准穴位。调节辐射器与皮肤的距离，以 30 ～ 60cm 为宜，每次照射 20 ～ 30 分钟，以患者有舒适的温热感、皮肤出现淡红色均匀的斑为宜。每天 1 ～ 2 次，10 次为 1 个疗程，疗程间间隔 3 ～ 5 天。

（3）灯火灸

灸材：灯心草、麻油。

制法：灯心草 10 ～ 15cm 长一根，蘸麻油少许，浸 3 ～ 4cm。

取穴：太溪、太冲、胰俞。

方义：同上。

操作：选择烧灼穴位，并在皮肤上做标记。用拇、食指捏住蘸麻油的灯心草，点燃浸油端，迅速敏捷地向选定的穴位处烧灼，一触即提起，可听见清脆的爆响声，如无爆响声可重复 1 次。3 ～ 5 天 1 次，5 ～ 7 次为 1 个疗程。

（4）扶阳罐灸

灸材：扶阳罐。

制法：直接购买。

取穴：肾俞、肝俞、胰俞、太溪、太冲、涌泉。

方义：涌泉可引火归原，余同上。

操作：将扶阳罐预热 5 ～ 8 分钟，依次温灸上述穴位，太冲 2 分钟，其他穴位各 5 分钟，每天 1 次，10 次为 1 个疗程。

【调护】

虽然咽干的灸疗调理效果明显，但是还应该注意改变不良生活习惯，调节生活节奏，做到生活规律，保持心情舒畅，对生活有乐观的态度，不要疲于奔命。工作学习紧张，长期熬夜，生活压力过大，单调、枯燥乏味的生活，或饮烈酒、经常食用辛辣刺激性食物等是发生咽干的主要原因，故应调整作息时间，使身体处于健康状态，体内阴阳调和，津液充足，转运正常，就不会出现咽干口燥了。

第十二节　眼、面肌痉挛

眼、面肌痉挛是指阵发性不规则的半侧眼、面部肌肉的不自主抽搐，或下眼睑或上眼睑不时出现跳动，或面肌不随意的抽动。可伴有面部疼痛、头痛、耳鸣、流泪等，但此症状持续发生不超过半个月。并应排除各种疾病（如面神经炎、腮腺炎、面部带状疱疹等）导致的眼、面肌痉挛。在亚健康状态，阳盛质、阴虚质、瘀血质较易发生眼、面肌痉挛，但通过适当的预防和护理是可以避免的。

【判断依据】

以眼、面肌痉挛为几乎唯一的不适感，其他不适感均为继发，包括面部疼痛、头痛、耳鸣等。上述眼、面肌痉挛情况持续 3 天以上，但不超过半个月。引起个体明显的苦恼，影响工作和学习效率。不为任何一种躯体疾病或神经系统疾病的一部分。应排除已诊断为眼、面肌痉挛症者或全身性疾病引起眼、面肌痉挛者，如脑梗死后遗症、面瘫等，以及合并有心血管、肺、肝、肾和造血系统等严重原发性疾病和严重脑器质性疾病者及精神病患者。

【发生原因】

1. 遭遇重大事件而引起精神不安，情绪抑郁，心里总担心某种不良后果。

2. 工作、学习劳累疲乏，阅读时间过长等。

3. 面部神经受到刺激。如经常用手擦眼、刺激眼皮的肌肉等，或掏耳朵、剔牙、补牙、拔牙等。

4. 身体状况不良，体质不佳，气血不足或肝肾阴亏。

5. 睡眠环境不良或改变，熟睡当风、受凉等。

中医学认为眼、面肌痉挛多与"风"相关，外风、内风都可引起痉挛。外感风邪，窜扰经络，营卫受阻，不得宣通，致使筋脉挛急；情志内伤，耗伤肝肾之阴，水不涵木，肝之阳气升而无制，亢而化风；或瘀血内结，经脉气血失于调和，均可产生痉挛。

【调理原则】

息风止痉，养血和营。

【灸疗方法】

1. 艾灸法

（1）艾炷灸

灸材： 艾炷、大蒜。

制法： 将艾绒搓成圆锥状，称为艾炷，中炷如半截枣核大。每燃烧 1 个称为 1 壮。

取穴： 外关、合谷、大椎。

方义： 外关、合谷可清热祛风、调和气血、通经活络；大椎可调节经络、息风止痉。

操作： 将独头大蒜切成约 0.5cm 厚的薄片，上穿数孔并置中艾炷，在穴位上点燃施灸，如感觉疼痛可上提蒜片，反复进行，每次 5 ～ 7 壮，直到局部皮肤潮红为止。每天 1 次，10 次为 1 个疗程。

（2）艾条灸

灸材： 艾条。

制法： 将艾绒用绵纸卷成圆柱形长条，一般长 20cm、直径 1.5cm。也可以直接购买。

取穴： 阿是穴、攒竹、迎香、颊车、太阳、下关。

方义： 迎香、颊车可调节局部气血、通经活络；太阳、下关、攒竹可调节局部经络、息风止痉。

操作： 将艾条的一端点燃，对准穴位施灸，距皮肤 2 ～ 3cm 处进行熏烤，根据患者的热感情况调整合适的距离，当患者感觉温热舒适时固定不动，每穴灸 10 ～ 15 分钟，以局部皮肤出现潮红为度。术者可将食、中指置于施灸部位两侧，通过术者的手指感受温热程度，以防止烫伤。每天 1 次，10 次为 1 个疗程。操作时应特别注意眼区周围，防止艾火或艾灰落入眼中。

（3）温灸器灸

灸材： 艾绒、温灸器。

制法： 温灸器是专门用于施灸的工具，常用的有温盒和温筒。可以直接购买，也可以根据病情就地取材自行制作。

取穴： 阿是穴、四白、鱼腰、攒竹、迎香、颊车或病变局部。

方义： 四白、鱼腰、攒竹调节局部经络、息风止痉，余同上。

操作： 将艾绒放入温灸器，点燃后盖好温灸器的盖子，放于穴位上施灸。以有温热感而无灼痛感为宜，每穴灸 15 ～ 20 分钟，至所灸部位皮肤红润为度。每天 1 次，10 次为 1 个疗程。

2. 其他灸法

（1）药物灸

灸材： 甘遂 15g、细辛 15g、生姜适量。

制法：将甘遂、细辛粉碎研细末，生姜捣烂取汁备用。

取穴：外关、合谷、大椎。

方义：同上。

操作：将上述药物细末用姜汁调和成团，每个团如黄豆大小，直接放在医用胶布上，然后贴在穴位上，胶布大小约3cm见方。每次贴6小时，每3天1次。一般连续贴5次即可收到良好效果。

（2）电热灸

灸材：电热灸疗器。

制法：直接购买。

取穴：阿是穴、迎香、颊车、太阳、合谷。

方义：同上。

操作：接通电热灸疗器电源，打开调节开关，待电热轮发热，调节温度至患者感觉温热为宜，一般在40℃左右。然后在所选的穴区或病变部位用电热轮刺激治疗，每穴每次10～30分钟。对不同穴区进行轮流温灼治疗。每天1～2次，7～10次为1个疗程。

（3）扶阳罐灸

灸材：扶阳罐。

制法：直接购买。

取穴：心俞、脾俞、膈俞、神门、三阴交、太冲、合谷、申脉、丝竹空、阳白、四白、迎香、颊车。

方义：心经原穴神门、背俞穴心俞与脾经三阴交、背俞穴脾俞调养心脾，补益气血；太冲、合谷为四关可平肝息风止痉；血之会膈俞可活血，血行风自灭；申脉可治眼睑跳动；丝竹空、阳白、四白、迎香、颊车为局部取穴。

操作：将扶阳罐预热5～8分钟，依次温灸上述穴位，丝竹空、阳白、四白、迎香、颊车、太冲各2分钟，其他穴位各5分钟，每天1次，10次为1个疗程。

【调护】

眼、面肌痉挛大多是精神紧张、工作压力大、心情不舒等原因造成的，因此平时应注意缓解精神压力，保持心情愉快，并多食新鲜蔬菜、水果、粗粮、豆类、鱼类，适当增加维生素B族的摄入。患者应注意勿用冷水洗脸，遇风、雨、寒冷时，注意头面部保暖。尽量减少外界刺激，劳逸适度，保持充足睡眠。适当增加体育锻炼。

第十三节 健 忘

健忘是指经常遇事善忘，可伴注意力不集中、头昏脑涨、神疲乏力、心悸不寐、腰酸乏力等，此症状可持续2周以上。并应排除各种疾病（如抑郁症、精神分裂症、心功能不全等）导致的记忆力减退。在亚健康状态，气虚质、血虚质、阳虚质、阴虚质及痰湿质较易产生健忘，但通过适当的预防和护理是可以恢复的。

【判断依据】

以记忆力减退为几乎唯一的不适感，其他不适感均为继发，包括头昏脑涨、神疲乏力、食少腹胀、心悸不寐、腰酸乏力、注意力不集中等。上述记忆力减退情况持续2周以上，但不超过2个月。引起个体明显的苦恼，精神活动效率下降，影响工作学习。不为任何一种躯体疾病或精神疾病的一部分。应排除已诊断为健忘症者，以及其他躯体和脑部的器质性疾病引起的神经症和精神疾病者，排除外界环境干扰引起记忆力减退者，排除酗酒或精神活性物质、药物滥用和依赖所致健忘者，以及合并有心血管、肺、肝、肾和造血系统等严重原发性疾病者。

【发生原因】

1.工作学习竞争激烈，任务繁重，家务劳动繁多，思想压力大，精力往往不易集中。

2.不良生活习惯，不规律的生活时间，如睡眠时间不固定、生活规律经常变更，以及活动过少，特别是脑力活动、集体活动、社交活动过少等。

3.身体状况不良，劳累过度，体质不佳等。

中医学认为健忘与心、脾、肾、肝关系密切。健忘多因心脾亏损或肾精亏虚所致；年迈气血亏虚，髓海空虚，精神不济，脑失所养，也可导致健忘。

【调理原则】

补益气血，疏通经络。

【灸疗方法】

1.艾灸法

（1）艾炷灸

灸材： 艾炷、鲜生姜。

制法： 将艾绒搓成圆锥状，称为艾炷，小炷如麦粒大，可直接放在穴位上燃烧；中炷如半截枣核大；大炷如半截橄榄大，常用于隔物灸。每燃烧1个称为1壮。用鲜生姜制成直径2～3cm、厚0.2～0.3cm的薄片，用针在中间扎一些小孔。

取穴： 百会、肾俞、气海、关元。

方义： 百会穴与脑密切联系，是调节大脑功能的要穴；肾俞可补益精血，增强记忆力；气海、关元可培补元气。

操作： 把扎有小孔的姜片放在穴位上，上面放置中或大艾炷，点燃施灸。如感觉疼痛可将姜片上提，反复进行，每次灸5～7壮，直到局部皮肤潮红为止。每天1次，10次为1个疗程。特别注意百会不要灸出水疱，因百会烫伤后不容易结痂。

（2）艾条灸

灸材： 艾条。

制法： 将艾绒用绵纸卷成圆柱形长条，一般长20cm、直径1.5cm。也可以直接购买。

取穴： 百会、肾俞、气海、关元。

方义： 同上。

操作：将艾条的一端点燃，对准穴位施灸，距皮肤 2 ～ 3cm 处进行熏烤，根据患者的热感情况调整合适的距离，当患者感觉温热舒适时固定不动，每穴灸 10 ～ 15 分钟，以局部皮肤出现潮红为度。术者可将食、中指置于施灸部位两侧，通过术者的手指感受温热程度，以防止烫伤。每天 1 次，10 次为 1 个疗程。特别注意百会不要灸出水疱，因百会烫伤不容易结痂。

（3）温灸器灸

灸材：艾绒、温灸器。

制法：温灸器是专门用于施灸的工具，常用的有温盒和温筒。可以直接购买，也可以根据病情就地取材自行制作。

取穴：百会、肾俞、气海、关元、足三里。

方义：足三里可补益气血，增强体质，余同上。

操作：将艾绒放入温灸器，点燃后盖好温灸器的盖子，放于穴位上施灸。以有温热感而无灼痛感为宜，每穴灸 15 ～ 20 分钟，至所灸部位皮肤红润为度。每天 1 次，10 次为 1 个疗程。

2. 其他灸法

（1）泥灸

灸材：微波炉，专用薄膜，有温热、机械压迫作用的专用市售蜡泥。

制法：直接购买。

取穴：肾俞、气海、足三里。

方义：同上。

操作：用微波炉将蜡泥加热 3 ～ 5 分钟熔化备用。清洁皮肤，用热毛巾将皮肤热敷 3 分钟，待人体感觉蜡泥温度适宜后，将其以上述穴位为中心向四周摊敷，厚度在 1 ～ 2cm，盖上专用薄膜，30 ～ 40 分钟后取下蜡泥。前 3 天每天做 1 次，3 天后隔 3 天做 1 次，以后可 1 周或 10 天做 1 次。

（2）药物灸

灸材：甘遂 15g、生姜适量。

制法：将甘遂粉碎研细末，生姜捣烂取汁备用。

取穴：肾俞、气海、足三里。

方义：同上。

操作：将甘遂粉用姜汁调和成团，每个团如黄豆大小，直接放在医用胶布上，然后贴在穴位上，胶布大小约 3cm 见方。每次贴 6 小时，每 3 天 1 次。一般连续贴 5 次即可收到良好效果。

（3）红外线灸

灸材：红外线灸疗仪。

制法：直接购买。

取穴：肾俞、气海、关元。

方义：同上。

操作：接通红外线灸疗仪的电源，使辐射器对准穴位。调节辐射器与皮肤的距离，以 30 ～ 60cm 为宜，每次照射 20 ～ 30 分钟，以患者有舒适的温热感、皮肤出现淡红色均匀的斑为宜。每天 1 ～ 2 次，10 次为 1 个疗程，疗程间间隔 3 ～ 5 天。

（4）扶阳罐灸

灸材：扶阳罐。

制法：直接购买。

取穴：百会、四神聪、肾俞、气海、关元、悬钟。

方义：百会、四神聪健脑醒神；悬钟乃髓会，能填精充髓增强记忆力；余同上。

操作：将扶阳罐预热 5 ～ 8 分钟，依次温灸上述穴位各 5 分钟，每天 1 次，10 次为 1 个疗程。

【调护】

多补充蛋白质、微量元素等营养物质。尽量避免喝酒抽烟，少食辛辣口味重的食物。工作时应注意劳逸结合。可根据爱好多与人交流，对放松心情有很好疗效。在工作时可放些旋律优美的舒缓音乐。加强体育锻炼，不喜欢锻炼的人们可先选择一些上肢活动相对简单的体育项目，如羽毛球、乒乓球，逐渐养成喜欢锻炼的习惯。

第十四节 心 悸

心悸是指自觉心跳不安的感觉，是心脏跳动时的一种不适感，伴有惊慌或空虚的感觉，该症状在半个月内时常发生。但应排除各种疾病（如器质性和功能性心脏病、贫血、甲状腺功能亢进等）导致的心悸。在亚健康状态，气虚质、血虚质、阳虚质、阴虚质、气郁质及瘀血质较易发生心悸。

【判断依据】

以心悸不安为几乎唯一的不适感，其他不适感均为继发，包括胸闷、眩晕、气短、不寐、易醒、多梦、疲乏等。上述心悸不安情况半个月内时常发生。引起个体明显的苦恼，工作学习效率下降，生活质量下降。不为任何一种躯体疾病或心血管疾病的一部分。应排除已诊断为各种心血管疾病和全身性疾病引起心悸不安者，以及排除合并有脑、肺、肝、肾和造血系统等严重原发性疾病和器质性疾病者及精神病患者。

【发生原因】

1.遭遇重大事件，产生心理、精神压力。或情绪波动，精神紧张，导致心阴心阳失去平衡协调，心惊神摇，不能自主而引起心悸。

2.不良生活习惯，不规律的生活时间，如睡眠时间不固定、生活规律经常变更及过度劳累等。

3.饮食不当，喜食刺激性物质如浓茶、咖啡，或嗜好烟酒等。

4.身体状况不良，体质差，身体虚弱等，心之气血不足，心失所养而发为心悸。

5.居住环境不良，噪音大，太过吵闹等。

【调理原则】

调理心气，安神定悸。

【灸疗方法】

1. 艾灸法

（1）艾炷灸

灸材：艾炷、鲜生姜。

制法：将艾绒搓成圆锥状，称为艾炷，小炷如麦粒大，可直接放在穴位上燃烧；中炷如半截枣核大；大炷如半截橄榄大，常用于隔物灸。每燃烧1个称为1壮。用鲜生姜制成直径2～3cm、厚0.2～0.3cm的薄片，用针在中间扎一些小孔。

取穴：心俞、内关、厥阴俞。

方义：心俞、厥阴俞可宁心安神、通调气血；内关可宁心安神、和胃降逆、理气止痛。

操作：把扎有小孔的姜片放在穴位上，上面放置中或大艾炷，点燃施灸。如感觉疼痛可将姜片上提，反复进行，每次灸5～7壮，直到局部皮肤潮红为止。每天1次，10次为1个疗程。应当注意内关处血管神经丰富，不要灸出水疱，因内关烫伤容易造成损伤。

（2）艾条灸

灸材：艾条。

制法：将艾绒用绵纸卷成圆柱形长条，一般长20cm、直径1.5cm。也可以直接购买。

取穴：心俞、内关、厥阴俞、神门。

方义：神门可安神宁志、通经活络，余同上。

操作：将艾条的一端点燃，对准穴位施灸，距皮肤2～3cm处进行熏烤，根据患者的热感情况调整合适的距离，当患者感觉温热舒适时固定不动，每穴灸10～15分钟，以局部皮肤出现潮红为度。术者可将食、中指置于施灸部位两侧，通过术者的手指感受温热程度，以防止烫伤。每天1次，10次为1个疗程。应当注意内关、神门处血管神经丰富，不要灸出水疱，以免造成血管神经损伤。

（3）温灸器灸

灸材：艾绒、温灸器。

制法：温灸器是专门用于施灸的工具，常用的有温盒和温筒。可以直接购买，也可以根据病情就地取材自行制作。

取穴：心俞、内关、厥阴俞、神门。

方义：同上。

操作：将艾绒放入温灸器，点燃后盖好温灸器的盖子，放于穴位上施灸。以有温热感而无灼痛感为宜，每穴灸15～20分钟，至所灸部位皮肤红润为度。每天1次，10次为1个疗程。

2. 其他灸法

（1）泥灸

灸材： 微波炉，专用薄膜，有温热、机械压迫作用的专用市售蜡泥。

制法： 直接购买。

取穴： 心俞、内关、神门。

方义： 同上。

操作： 用微波炉将蜡泥加热 3～5 分钟熔化备用。清洁皮肤，用热毛巾将皮肤热敷 3 分钟，待人体感觉蜡泥温度适宜后，将其以上述穴位为中心向四周摊敷，厚度在 1～2cm，盖上专用薄膜，30～40 分钟后取下蜡泥。前 3 天每天做 1 次，3 天后隔 3 天做 1 次，以后可 1 周或 10 天做 1 次。

（2）药物灸

灸材： 甘遂、食醋。

制法： 取甘遂适量，烘干，研细末，装瓶备用。

取穴： 心俞、厥阴俞。

方义： 同上。

操作： 每次 3～5g 甘遂粉，以食醋 5～7mL 调成糊状。直接置于穴区，上盖消毒敷料，以医用胶布固定；或加温至 40℃左右，摊于两层方纱布上（约 5mm 厚），将四周折起，敷贴于穴区，以医用胶布固定。12～24 小时后取下。每天或隔天 1 次。7～10 次为 1 个疗程。

（3）红外线灸

灸材： 红外线灸疗仪。

制法： 直接购买。

取穴： 心俞、内关、厥阴俞、神门。

方义： 同上。

操作： 接通红外线灸疗仪的电源，使辐射器对准穴位。调节辐射器与皮肤的距离，以 30～60cm 为宜，每次照射 20～30 分钟，以患者有舒适的温热感、皮肤出现淡红色均匀的斑为宜。每天 1～2 次，10 次为 1 个疗程，疗程间间隔 3～5 天。

（4）扶阳罐灸

灸材： 扶阳罐。

制法： 直接购买。

取穴： 神门、郄门、内关、心俞、巨阙。

方义： 心经原穴神门、心包经郄穴郄门，二穴配用宁心安神以定悸；心俞益心气，调心血，配心之募穴巨阙，可补益心气，调理心经气机以镇惊安神；内关为心包经络穴可通心络，安心神，定心悸。

操作： 将扶阳罐预热 5～8 分钟，依次温灸上述穴位各 5 分钟，每天 1 次，10 次为 1 个疗程。

【调护】

心悸者宜饮食清淡，并选择容易消化的食物，少吃豆制品，尽量不吃有刺激性的食物，少喝浓茶或咖啡，不吸烟，不饮酒，饮食不过饱。晚上宜早睡，不宜熬夜，保证午睡，不要看令人紧张或刺激性强的电影或电视，以防心悸的发生。应保持心情开朗，情绪稳定，避免过度兴奋和忧伤。避免感冒或咽炎。密切注意气候变化，避免寒风侵袭，尽量不要去拥挤的公共场所。为提高免疫功能，增强体质，可适当参加太极拳或气功锻炼，但一定要持之以恒。

第十五节　失　眠

失眠（或睡眠减少亚健康）是指经常（持续2周以上）不能获得正常睡眠，如入睡、续睡困难，多梦、易惊醒，或睡眠不实、早醒等。晨起后有明显不适感或不解乏，并排除各种疾病（如抑郁症、精神分裂症、心功能不全等）导致的睡眠减少。

【判断依据】

以睡眠减少为几乎唯一的不适感，其他不适感均为继发，包括难以入睡、睡眠不深、易醒、多梦、早醒、醒后不易再睡，或醒后感到不适、疲乏或白天困倦。上述睡眠障碍情况每周发生不超过3次，并持续2周以上。引起个体明显的苦恼，或精神活动效率下降，或轻微妨碍社会功能。不为任何一种躯体疾病或精神障碍不适感的一部分，应排除已诊断为失眠症者或全身性疾病如疼痛、发热、咳嗽、手术和外界环境干扰因素引起的睡眠减少者；酗酒或精神活性物质、药物滥用和依赖（含安眠药物）所致睡眠减少者；以及合并有心血管、肺、肝、肾和造血系统等严重原发性疾病和严重脑器质性疾病者及精神病患者。

【发生原因】

1. 遭遇重大事件，产生心理、精神压力。

2. 不良生活习惯，不规律的生活时间，睡眠时间不固定及白天工作过于静态。

3. 身体状况不良，如患有肌肉痉挛、皮肤瘙痒、关节疼痛等。

4. 睡眠环境不良或突然改变。

5. 睡前使用了刺激性物质，如浓茶、咖啡、烟、酒等。

【调理原则】

补益气血，疏肝理气。

【灸疗方法】

1. 艾灸法

（1）艾炷灸

灸材： 艾炷、鲜生姜。

制法： 将艾绒搓成圆锥状，称为艾炷，小炷如麦粒大，可直接放在穴位上燃烧；中炷如半截枣核大；大炷如半截橄榄大，常用于隔物灸。每燃烧1个称为1壮。用鲜生姜制成直径2～3cm、厚0.2～0.3cm的薄片，用针在中间扎一些小孔。

取穴：心俞、内关、三阴交。

方义：心俞可宁心安神、通调气血；内关可宁心安神、和胃降逆、理气止痛；三阴交可健脾胃、益肝肾、调气血、通经络。

操作：把扎有小孔的姜片放在穴位上，上面放置中或大艾炷，点燃施灸。如感觉疼痛可将姜片上提，反复进行，每次灸 5～7 壮，直到局部皮肤潮红为止。每天 1 次，10 次为 1 个疗程。应当注意孕妇、经期妇女禁灸三阴交。

（2）艾条灸

灸材：艾条。

制法：将艾绒用绵纸卷成圆柱形长条，一般长 20cm、直径 1.5cm。也可以直接购买。

取穴：心俞、内关、安眠穴、神门、三阴交。

方义：神门可安神宁志、通经活络；安眠穴为治疗失眠经验有效穴；余同上。

操作：将艾条的一端点燃，对准穴位施灸，距皮肤 2～3cm 处进行熏烤，根据患者的热感情况调整合适的距离，当患者感觉温热舒适时固定不动，每穴灸 10～15 分钟，以局部皮肤出现潮红为度。术者可将食、中指置于施灸部位两侧，通过术者的手指感受温热程度，以防止烫伤。每天 1 次，10 次为 1 个疗程。应当注意孕妇、经期妇女禁灸三阴交。

（3）温灸器灸

灸材：艾绒、温灸器。

制法：温灸器是专门用于施灸的工具，常用的有温盒和温筒。可以直接购买，也可以根据病情就地取材自行制作。

取穴：心俞、内关、安眠穴、神门、三阴交。

方义：同上。

操作：将艾绒放入温灸器，点燃后盖好温灸器的盖子，放于穴位上施灸。以有温热感而无灼痛感为宜，每穴灸 15～20 分钟，至所灸部位皮肤红润为度。每天 1 次，10 次为 1 个疗程。应当注意孕妇、经期妇女禁灸三阴交。

2. 其他灸法

（1）泥灸

灸材：微波炉，专用薄膜，有温热、机械压迫作用的专用市售蜡泥。

制法：直接购买。

取穴：心俞、安眠穴、三阴交。

方义：同上。

操作：用微波炉将蜡泥加热 3～5 分钟熔化备用。清洁皮肤，用热毛巾将皮肤热敷 3 分钟，待人体感觉蜡泥温度适宜后，将其以上述穴位为中心向四周摊敷，厚度在 1～2cm，盖上专用薄膜，30～40 分钟后取下蜡泥。前 3 天每天做 1 次，3 天后隔 3 天做 1 次，以后可 1 周或 10 天做 1 次。

（2）药物灸

灸材：甘遂 15g、细辛 15g、生姜适量。

制法：将甘遂、细辛粉碎研细末，生姜捣烂取汁备用。

取穴：心俞、安眠穴、三阴交。

方义：同上。

操作：将上述药物细末用姜汁调和成团，每个团如黄豆大小，直接放在医用胶布上，然后贴在穴位上，胶布大小约3cm见方。每次贴6小时，每3天1次。一般连续贴5次即可收到良好效果。

（3）红外线灸

灸材：红外线灸疗仪。

制法：直接购买。

取穴：心俞、安眠穴、三阴交。

方义：同上。

操作：接通红外线灸疗仪的电源，使辐射器对准穴位。调节辐射器与皮肤的距离，以30～60cm为宜，每次照射20～30分钟，以患者有舒适的温热感、皮肤出现淡红色均匀的斑为宜。每天1～2次，10次为1个疗程，疗程间间隔3～5天。

（4）扶阳罐灸

灸材：扶阳罐。

制法：直接购买。

取穴：神门、心俞、三阴交、安眠穴。

方义：心经原穴神门配心之背俞穴心俞，调理心经经气，可宁心安神；三阴交为三阴经交会穴，可协调三阴，益心健脾，柔肝益阴宁神；余同上。

操作：将扶阳罐预热5～8分钟，依次温灸上述穴位各5分钟，每天1次，10次为1个疗程。

【调护】

指导患者睡前不要吸烟、饮酒、喝茶和咖啡，每日用温水洗脚。注意劳逸结合，特别是房事要有所节制。平时生活起居要有规律，早睡早起。避免烦恼，解除思想顾虑。灸疗环境应安静，光线应柔和，可配以轻音乐。失眠患者病程大多很长，因此灸疗的疗程要保证。适当参加体力劳动和体育锻炼。

第十六节 自 汗

自汗是指不因活动过度，不因天气炎热及穿衣过暖和服用发散解表药物等因素而自然汗出的表现；或无明显诱因而时时汗出，动辄益甚的症状。

【判断依据】

不因外界环境影响，头面、颈部或四肢、全身出汗，活动后尤甚，可伴有气短、乏力、神疲等表现。清醒时汗出，睡眠中无汗出。排除已诊断为高热、甲状腺功能亢进者，或全身性疾病如心脏病、颈部肿块，以及手术和外界环境干扰因素引起汗出者。

【发生原因】

1. 多见于老人、小孩及产后等气虚体质状态，气虚不能摄津。

2. 思虑烦劳过度，纳差，消化不良，致气虚不能摄津。

3. 进食过于辛辣、肥甘厚味之物，痰热内生，迫津外泄。

4. 湿热体质，热盛迫津外泄。

5. 情绪不稳定，肝郁化火，热盛迫津外泄。

【调理原则】

固表止汗，补气养血，疏肝理气。

【灸疗方法】

1. 艾灸法

（1）艾炷灸

灸材： 艾炷、鲜生姜。

制法： 将艾绒搓成圆锥状，称为艾炷，小炷如麦粒大，可直接放在穴位上燃烧；中炷如半截枣核大；大炷如半截橄榄大，常用于隔物灸。每燃烧 1 个称为 1 壮。用鲜生姜制成直径 2 ～ 3cm、厚 0.2 ～ 0.3cm 的薄片，用针在中间扎一些小孔。

取穴： 足三里、关元、肾俞、复溜。

方义： 足三里可调胃肠、培元气、泄热邪、通经络；关元可培补元气；肾俞可补肾气；复溜可温肾阳、助气化、利水湿、调营卫。上述穴位共用可固表止汗。

操作： 把扎有小孔的姜片放在穴位上，上面放置中或大艾炷，点燃施灸。如感觉疼痛可将姜片上提，反复进行，每次灸 5 ～ 7 壮，直到局部皮肤潮红为止。每天 1 次，10 次为 1 个疗程。应当注意孕妇、经期妇女禁灸关元。

（2）艾条灸

灸材： 艾条。

制法： 将艾绒用绵纸卷成圆柱形长条，一般长 20cm、直径 1.5cm。也可以直接购买。

取穴： 足三里、关元、肾俞、复溜、合谷。

方义： 复溜与合谷共用可治疗多汗、少汗和无汗。余同上。

操作： 将艾条的一端点燃，对准穴位施灸，距皮肤 2 ～ 3cm 处进行熏烤，根据患者的热感情况调整合适的距离，当患者感觉温热舒适时固定不动，每穴灸 10 ～ 15 分钟，以局部皮肤出现潮红为度。术者可将食、中指置于施灸部位两侧，通过术者的手指感受温热程度，以防止烫伤。每天 1 次，10 次为 1 个疗程。应当注意孕妇、经期妇女禁灸关元、合谷。

（3）温灸器灸

灸材： 艾绒、温灸器。

制法： 温灸器是专门用于施灸的工具，常用的有温盒和温筒。可以直接购买，也可以根据病情就地取材自行制作。

取穴： 足三里、关元、肾俞、复溜、合谷。

方义：同上。

操作：将艾绒放入温灸器，点燃后盖好温灸器的盖子，放于穴位上施灸。以有温热感而无灼痛感为宜，每穴灸 15 ～ 20 分钟，至所灸部位皮肤红润为度。每天 1 次，10 次为 1 个疗程。应当注意孕妇、经期妇女禁灸关元、合谷。

2. 其他灸法

（1）火龙灸

灸材：酒精、纱布、湿毛巾、注射器、中药。

制法：取当归 24g、桂枝 12g、生地黄 15g、牛膝 10g、杜仲 12g、赤芍 12g、红花 12g、川草乌 15g、冰片 1g、甘草 9g 浸泡于 1.5kg 高浓度白酒中，浸泡过程中要经常搅动，2 周后取其浸出液备用。

取穴：背部督脉、膀胱经第一侧线上。

方义：督脉总督一身之阳气；膀胱经第一侧线上的背俞穴可疏通经络、调理脏腑，达到固表止汗、补气养血、疏肝理气之效。

操作：用毛巾将患者头发全部包好，背部用酒精消毒，把纱布条放入药酒中浸透后取出，逐条循经络走向摆放在患者背部督脉、膀胱经第一侧线上，在纱布条上盖两条湿毛巾。沿纱布条的摆放形状，用注射器在毛巾上洒上酒精并点燃，等患者感到背部灼热，立刻用备好的湿毛巾按照从头至脚的方向扑灭火焰。热感减退后再倒酒精、点火，反复操作 3 ～ 5 次。隔 2 天 1 次，5 次为 1 个疗程。

（2）药物灸

灸材：吴茱萸粉、食醋。

制法：取吴茱萸适量，烘干，研细末，装瓶备用。

取穴：足三里、关元、肾俞。

方义：同上。

操作：每次用 3 ～ 5g 吴茱萸粉，以食醋 5 ～ 7mL 调成糊状。直接置于穴区，上盖消毒敷料，以医用胶布固定；或加温至 40℃左右，摊于两层方纱布上（约 5mm 厚），将四周折起，敷贴于穴区，以医用胶布固定。12 ～ 24 小时后取下。每天或隔天 1 次，7 ～ 10 次为 1 个疗程。

（3）电热灸

灸材：电热灸疗器。

制法：直接购买。

取穴：足三里、关元、肾俞、复溜。

方义：同上。

操作：接通电热灸疗器电源，打开调节开关，待电热轮发热，调节温度至患者感觉温热为宜，一般在 40℃左右。然后在所选的穴区或病变部位用电热轮刺激治疗，每穴每次 10 ～ 30 分钟。对不同穴区进行轮流温灼治疗。每天 1 ～ 2 次，7 ～ 10 次为 1 个疗程。

（4）扶阳罐灸

灸材： 扶阳罐。

制法： 直接购买。

取穴： 关元、肾俞、足三里、复溜、合谷。

方义： 同上。

操作： 将扶阳罐预热 5 ～ 8 分钟，依次温灸上述穴位各 5 分钟，每天 1 次，10 次为 1 个疗程。

【调护】

应注意饮食调理。古人说"药补不如食补"，自汗者宜吃鸡、鸭、鱼、蛋、山药、扁豆、羊肉、桂圆、狗肉等。自汗者不宜吃生冷的瓜菜，少吃凉拌的菜肴。多饮水，保持体内的正常液体量。保持乐观情绪。注意劳逸结合，不可劳累过度，节制房事。注意运动锻炼，增强身体素质。

第十七节 盗 汗

盗汗是指睡时出汗，醒后汗止的汗出异常表现。亚健康状态之盗汗不包括各种疾病（如结核病、佝偻病和温热性外感病等）所致之盗汗。

【判断依据】

在清晨或觉醒后觉得全身或身体某些部位稍有汗液溢出，汗出量较少，一般无不舒适的感觉，醒后则无汗液再度泄出。也可伴口干咽燥、头晕、疲乏、五心烦热、大便干。上述情况每周发生不超过 4 次，并持续 2 周以上。应排除已诊断为风湿、结核、甲状腺功能亢进、佝偻病、感染等器质性疾病过程中的患者，或 7、8、9 月高温季节之盗汗者，以及时时汗出、动辄益甚的自汗者。

【发生原因】

1.多见于冬春转季时，阳气蒸腾，迫汗而出。

2.中老年人，尤其在更年期前后，因阴虚内热，迫汗而出。

3.常因腹泻、呕吐等伤阴，致阴虚盗汗。

4.长期处于情绪激动、多怒或压抑状态，肝火迫津外泄。

【调理原则】

滋阴降火，补肾固表。

【灸疗方法】

1.艾灸法

（1）艾炷灸

灸材： 艾炷、鲜生姜。

制法： 将艾绒搓成圆锥状，称为艾炷，小炷如麦粒大，可直接放在穴位上燃烧；中炷如半截枣核大；大炷如半截橄榄大，常用于隔物灸。每燃烧 1 个称为 1 壮。用鲜生姜制成直径 2 ～ 3cm、厚 0.2 ～ 0.3cm 的薄片，用针在中间扎一些小孔。

取穴：三阴交、关元、肾俞、复溜。

方义：三阴交可健脾胃、益肝肾、调气血、通经络；关元可培补元气；肾俞可补肾气；复溜可温肾阳、助气化、利水湿、调营卫。上述穴位共用可固表滋阴止汗。

操作：把扎有小孔的姜片放在穴位上，上面放置中或大艾炷，点燃施灸。如感觉疼痛可将姜片上提，反复进行，每次灸5～7壮，直到局部皮肤潮红为止。每天1次，10次为1个疗程。应当注意孕妇、经期妇女禁灸三阴交。

（2）艾条灸

灸材：艾条。

制法：将艾绒用绵纸卷成圆柱形长条，一般长20cm、直径1.5cm。也可以直接购买。

取穴：三阴交、关元、肾俞、复溜、合谷。

方义：合谷可通经活络、解表泄热，余同上，上述穴位共用可固表滋阴止汗。

操作：将艾条的一端点燃，对准穴位施灸，距皮肤2～3cm处进行熏烤，根据患者的热感情况调整合适的距离，当患者感觉温热舒适时固定不动，每穴灸10～15分钟，以局部皮肤出现潮红为度。术者可将食、中指置于施灸部位两侧，通过术者的手指感受温热程度，以防止烫伤。每天1次，10次为1个疗程。应当注意孕妇、经期妇女禁灸三阴交、合谷。

（3）温灸器灸

灸材：艾绒、温灸器。

制法：温灸器是专门用于施灸的工具，常用的有温盒和温筒。可以直接购买，也可以根据病情就地取材自行制作。

取穴：三阴交、关元、肾俞、复溜、合谷。

方义：同上。

操作：将艾绒放入温灸器，点燃后盖好温灸器的盖子，放于穴位上施灸。以有温热感而无灼痛感为宜，每穴灸15～20分钟，至所灸部位皮肤红润为度。每天1次，10次为1个疗程。应当注意孕妇、经期妇女禁灸三阴交、合谷。

2.其他灸法

（1）泥灸

灸材：微波炉，专用薄膜，有温热、机械压迫作用的专用市售蜡泥。

制法：直接购买。

取穴：心俞、安眠穴、三阴交。

方义：心俞可宁心安神、通调气血；安眠穴为经验有效穴；余同上。

操作：用微波炉将蜡泥加热3～5分钟熔化备用。清洁皮肤，用热毛巾将皮肤热敷3分钟，待人体感觉蜡泥温度适宜后，将其以上述穴位为中心向四周摊敷，厚度在1～2cm，盖上专用薄膜，30～40分钟后取下蜡泥。前3天每天做1次，3天后隔3天做1次，以后可1周或10天做1次。

（2）药物灸

灸材： 甘遂、食醋。

制法： 取甘遂适量，烘干，研细末，装瓶备用。

取穴： 三阴交、关元、肾俞。

方义： 同上，上述穴位共用可固表滋阴止汗。

操作： 每次用 3 ～ 5g 甘遂粉，以食醋 5 ～ 7mL 调成糊状。直接置于穴区，上盖消毒敷料，以医用胶布固定；或加温至 40℃左右，摊于两层方纱布上（约 5mm 厚），将四周折起，敷贴于穴区，以医用胶布固定。12 ～ 24 小时后取下。每天或隔天 1 次。7 ～ 10 次为 1 个疗程。

（3）红外线灸

灸材： 红外线灸疗仪。

制法： 直接购买。

取穴： 三阴交、关元、肾俞、复溜、合谷。

方义： 同上。

操作： 接通红外线灸疗仪的电源，使辐射器对准穴位。调节辐射器与皮肤的距离，以 30 ～ 60cm 为宜，每次照射 20 ～ 30 分钟，以患者有舒适的温热感、皮肤出现淡红色均匀的斑为宜。每天 1 ～ 2 次，10 次为 1 个疗程，疗程间间隔 3 ～ 5 天。

（4）扶阳罐灸

灸材： 扶阳罐。

制法： 直接购买。

取穴： 三阴交、关元、肾俞、复溜、合谷。

方义： 同上。

操作： 将扶阳罐预热 5 ～ 8 分钟，依次温灸上述穴位各 5 分钟，每天 1 次，10 次为 1 个疗程。

【调护】

中医学认为"汗为心之液"，若盗汗长期不止，心阴耗伤将十分严重，因此应积极治疗。在饮食方面可进行最适合自己的食疗调养，应禁食辛辣动火食物，切勿饮酒，并多食一些育阴清热的新鲜蔬菜等。在条件允许时，可适当调节居住环境的温度与湿度，被褥、铺板、睡衣等应经常拆洗或晾晒，以保持干燥。并应经常洗澡，以减少汗液对皮肤的刺激。注意观察面色、神志、出汗量大小等。在灸疗的同时，还要特别注意自我养护。应加强必要的体育锻炼，养成有规律的生活习惯，注意劳逸结合。

第十八节　经前乳胀

经前乳胀是指在临月经前 3 ～ 7 天发生乳房胀痛不适；或在经后半个月左右即发生乳胀，至月经来后 1 ～ 2 天才消失，甚至直到月经干净后才开始消失，于下次月经前又重复发作。

本症以青春期或育龄期妇女多见，其发生率不断上升，应早期干预，以防其转变成乳腺炎、乳腺小叶增生等乳房疾病。

【判断依据】

一般发生在临经前 3～7 天，或在经后半个月左右即发生乳胀。有少数人从排卵后即开始乳痛，以经前 2～3 日达高峰，至月经来后 1～2 天才消失。以乳胀为其主要表现，经前乳房作胀、疼痛，可兼有灼热感，多伴有精神抑郁，时时叹息，或烦躁易怒，或胸胁闷胀，或小腹胀痛等症状。上述症状引起了个体明显的苦恼，并不同程度地影响了工作和生活。应排除由于其他乳房疾病引起的经前乳胀，如急慢性乳腺炎或乳腺增生、乳腺癌等。

【发生原因】

1. 经常精神紧张、抑郁者很容易引起经前乳房胀痛。

2. 生活饮食没有规律，经常昼夜颠倒，嗜食肥甘厚味、辛辣、过酸、过咸食物，经常饮用咖啡等刺激性饮料，胸罩选择和穿戴不合理等，都容易导致经前乳房胀痛。

3. 性欲淡漠或者性生活不和谐者，因达不到性满足，乳房的充血、胀大就不容易消退，或消退不完全，发生持续性充血，加之经前期气血旺盛，可导致乳房胀痛。

4. 服用避孕药后体内激素水平异常，可造成乳腺结块及乳房疼痛。

【调理原则】

疏肝理气，通络止痛。

【灸疗方法】

1. 艾灸法

（1）艾炷灸

灸材：艾炷、鲜生姜。

制法：将艾绒搓成圆锥状，称为艾炷，小炷如麦粒大，可直接放在穴位上燃烧；中炷如半截枣核大；大炷如半截橄榄大，常用于隔物灸。每燃烧 1 个称为 1 壮。用鲜生姜制成直径 2～3cm、厚 0.2～0.3cm 的薄片，用针在中间扎一些小孔。

取穴：太冲、足临泣、内关、肩井。

方义：太冲为肝经原穴，足临泣为胆经输穴，两穴合用可疏肝解郁、通络止痛；内关系心包经穴，又是八脉交会穴，通心、胸、胃，取之以理气宽胸；肩井能降逆理气、散结补虚、通经活络，可治疗乳胀、乳痛。

操作：把扎有小孔的姜片放在穴位上，上面放置中或大艾炷，点燃施灸。如感觉疼痛可将姜片上提，反复进行，每次灸 5～7 壮，直到局部皮肤潮红为止。每天 1 次，10 次为 1 个疗程。

（2）艾条灸

灸材：艾条。

制法：将艾绒用绵纸卷成圆柱形长条，一般长 20cm、直径 1.5cm。也可以直接购买。

取穴：太冲、足临泣、内关、膻中。

方义：任脉穴膻中为气之会穴，能调气机、疏郁滞，以通乳络，余同上。

操作：将艾条的一端点燃，对准穴位施灸，距皮肤 2 ～ 3cm 处进行熏烤，根据患者的热感情况调整合适的距离，当患者感觉温热舒适时固定不动，每穴灸 10 ～ 15 分钟，以局部皮肤出现潮红为度。术者可将食、中指置于施灸部位两侧，通过术者的手指感受温热程度，以防止烫伤。每天 1 次，10 次为 1 个疗程。

（3）温灸器灸

灸材：艾绒、温灸器。

制法：温灸器是专门用于施灸的工具，常用的有温盒和温筒。可以直接购买，也可以根据病情就地取材自行制作。

取穴：太冲、足临泣、内关、膻中。

方义：同上。

操作：将艾绒放入温灸器，点燃后盖好温灸器的盖子，放于穴位上施灸。以有温热感而无灼痛感为宜，每穴灸 15 ～ 20 分钟，至所灸部位皮肤红润为度。每天 1 次，10 次为 1 个疗程。

2. 其他灸法

（1）火龙灸

灸材：酒精、纱布、湿毛巾、注射器、中药。

制法：取当归 24g、桂枝 12g、生地黄 15g、牛膝 10g、杜仲 12g、赤芍 12g、红花 12g、川草乌 15g、冰片 1g、甘草 9g 浸泡于 1.5kg 高浓度白酒中，浸泡过程中要经常搅动，2 周后取其浸出液备用。

取穴：背部督脉、膀胱经第一侧线上。

方义：督脉总督一身之阳气；膀胱经第一侧线上的背俞穴可疏肝理气、通络止痛，如肝俞、脾俞、胃俞等。

操作：用毛巾将患者头发全部包好，背部用酒精消毒，把纱布条放入药酒中浸透后取出，逐条循经络走向摆放在患者背部督脉、膀胱经第一侧线上，在纱布条上盖两条湿毛巾。沿纱布条的摆放形状，用注射器在毛巾上洒上酒精，并点燃，等患者感到背部灼热，立刻用备好的湿毛巾按照从头至脚的方向扑灭火焰，热感减退后再倒酒精、点火，反复操作 3 ～ 5 次。隔 2 天 1 次，5 次为 1 个疗程。

（2）药物灸

灸材：白芥子 30g、甘遂 15g、细辛 15g、生姜适量。

制法：将白芥子、甘遂、细辛粉碎研细末，生姜捣烂取汁备用。

取穴：太冲、内关、膻中。

方义：同上。

操作：将上述药物细末用姜汁调和成团，每个团如黄豆大小，直接放在医用胶布上，然后贴在穴位上，胶布大小约 3cm 见方。每次贴 6 小时，每 3 天 1 次。一般连续贴 5 次即可收到良好效果。

（3）红外线灸

灸材： 红外线灸疗仪。

制法： 直接购买。

取穴： 太冲、足临泣、内关、膻中。

方义： 同上。

操作： 接通红外线灸疗仪的电源，使辐射器对准穴位。调节辐射器与皮肤的距离，以 30～60cm 为宜，每次照射 20～30 分钟，以患者有舒适的温热感、皮肤出现淡红色均匀的斑为宜。每天 1～2 次，10 次为 1 个疗程，疗程间间隔 3～5 天。

（4）扶阳罐灸

灸材： 扶阳罐。

制法： 直接购买。

取穴： 膻中、肩井、天宗、太冲、足临泣、内关。

方义： 肩井能降逆理气、散结补虚、通经活络，可治疗乳胀、乳痈；天宗为经验穴；余同上。

操作： 将扶阳罐预热 5～8 分钟，依次温灸上述穴位，太冲 2 分钟，其余各 5 分钟，每天 1 次，10 次为 1 个疗程。

【调护】

饮食宜清淡，素多于荤，鱼多于肉。保证充足睡眠，以免使心情烦躁而肝火上升。本症同情绪抑郁不畅关系密切，故患者治疗时一定要调整情绪，力求心胸开阔，处事泰然。遇经行乳胀者要仔细询问病史，了解乳胀与月经周期的关系。早期可以采用气功锻炼与灸疗相结合的方法控制症状，有望获得改善。

第十九节　月经失调

月经失调是指月经失去正常的规律性，泛指由各种生物、社会、行为、情绪等因素引起的月经改变，包括初潮年龄的提前、延后和月经周期、经期与经量的变化。本症是女性最常见的亚健康症状之一，常见于青年女性及夫妻长期分居女性。

【判断依据】

月经先期或后期（即经期提前或错后）7 天以上，或月经先后不定期（即月经周期或前或后）；月经量过多或过少，月经色、质改变异常，或与经期、经量异常同时发生。引起了个体明显的不适感，不同程度地影响了工作、生活、学习及家庭的和谐等。应排除临床确诊的月经失调疾病，如功能失调性子宫出血、闭经、痛经、经前期紧张综合征、更年期综合征等；或其他疾病所导致的月经失调，如生殖器官局部炎症、肿瘤及发育异常、营养不良、肝脏疾患；或使用了治疗精神病的药物、内分泌制剂等。

【发生原因】

1. 精神情志因素

生活工作压力大，经常忧郁寡欢，闷闷不乐，或心烦易怒等。

2. 生活习惯因素

生活经常没有规律，起居无常，饮食不节。

3. 吸烟

尼古丁能降低性激素的分泌量，干扰与月经有关的生理过程，引起月经不调。

4. 滥用药

滥用或经常大量使用抗生素易导致月经失调。

5. 便秘

直肠内大便过度充盈后，子宫颈被向前推移，子宫体则向后倾斜。子宫长久保持在后倾位置易诱发月经紊乱。

6. 噪音和电磁波

二者对女性的内分泌和生殖功能产生不良的影响，导致卵巢功能紊乱，可引起月经失调。

7. 贪凉

女性经期受寒会使盆腔内的血管收缩，导致卵巢功能紊乱，可引起月经失调。

8. 肥胖

肥胖者痰多，容易阻滞气血而引起月经不调。

【调理原则】

补肾扶脾疏肝，调理气血。

【灸疗方法】

1. 艾灸法

（1）艾炷灸

灸材： 艾炷、鲜生姜。

制法： 将艾绒搓成圆锥状，称为艾炷，小炷如麦粒大，可直接放在穴位上燃烧；中炷如半截枣核大；大炷如半截橄榄大，常用于隔物灸。每燃烧1个称为1壮。用鲜生姜制成直径2～3cm、厚0.2～0.3cm的薄片，用针在中间扎一些小孔。

取穴： 关元、气海、三阴交。

方义： 本方配穴的主要作用是通调冲任、理气和血。任主胞胎，任脉经气畅通则月事调和，故取任脉经穴关元、气海，可调一身元气，以气为血帅，气充则能统血；脾胃为后天之本，气血生化之源，脾气旺则血有所统，故配取三阴交。

操作： 把扎有小孔的姜片放在穴位上，上面放置中或大艾炷，点燃施灸。如感觉疼痛可将姜片上提，反复进行，每次灸5～7壮，直到局部皮肤潮红为止。每天1次，10次为1个疗程。

（2）艾条灸

灸材： 艾条。

制法： 将艾绒用绵纸卷成圆柱形长条，一般长20cm、直径1.5cm。也可以直接购买。

取穴： 气海、三阴交。

方义：同上。

操作：点燃艾条，对准穴位施灸，距皮肤 2～3cm，以有温热感而无灼痛感为宜，每穴灸 10～15 分钟，至皮肤出现红晕为度。术者可将食、中指置于施灸部位两侧，通过术者的手指感受温热程度，以防止烫伤。每天 1 次，10 次为 1 个疗程。

（3）温灸器灸

灸材：艾绒、温灸器。

制法：温灸器是专门用于施灸的工具，常用的有温盒和温筒。可以直接购买，也可以根据病情就地取材自行制作。

取穴：气海、关元。

方义：同上。

操作：将点燃的艾绒放入温灸器，对准穴位即可施灸，以有温热感而无灼痛感为宜，每穴灸 10～15 分钟，至皮肤出现红晕为度。每天 1 次，10 次为 1 个疗程。

2. 其他灸法

（1）火龙灸

灸材：酒精、纱布、湿毛巾、注射器、中药。

制法：取当归 24g、桂枝 12g、生地黄 15g、牛膝 10g、杜仲 12g、赤芍 12g、红花 12g、川草乌 15g、冰片 1g、甘草 9g 浸泡于 1.5kg 高浓度白酒中，浸泡过程中要经常搅动，2 周后取其浸出液备用。

取穴：背部督脉、膀胱经第一侧线上。

方义：督脉总督一身之阳气；膀胱经第一侧线上的背俞穴可补肾扶脾疏肝、调理气血。

操作：用毛巾将患者头发全部包好，背部用酒精消毒，把纱布条放入药酒中浸透后取出，逐条循经络走向摆放在患者背部督脉、膀胱经第一侧线上或腹部任脉上，在纱布条上盖两条湿毛巾。沿纱布条的摆放形状，用注射器在毛巾上洒上酒精，并点燃，等患者感到背部灼热，立刻用备好的湿毛巾按照从头至脚的方向扑灭火焰，热感减退后再倒酒精、点火，反复操作 3～5 次。隔 2 天 1 次，5 次为 1 个疗程。

（2）药物灸

灸材：白芥子 30g、甘遂 15g、细辛 15g、生姜适量。

制法：将白芥子、甘遂、细辛粉碎研细末，生姜捣烂取汁备用。

取穴：关元、三阴交、气海。

方义：同上。

操作：将上述药物细末用姜汁调和成团，每个团如黄豆大小，直接放在医用胶布上，然后贴在穴位上，胶布大小约 3cm 见方。每次贴 6 小时，每 3 天 1 次。一般连续贴 5 次即可收到良好效果。

（3）电热灸

灸材：电热灸疗器。

制法：直接购买。

取穴：关元、三阴交、气海。

方义：同上。

操作：接通电热灸疗器电源，打开调节开关，待电热轮发热，调节温度至患者感觉温热为宜，一般在 40℃左右。然后在所选的穴区或病变部位用电热轮刺激治疗，每穴每次 10～30 分钟。对不同穴区进行轮流温灼治疗。每天 1～2 次，7～10 次为 1 个疗程。

（4）扶阳罐灸

灸材：扶阳罐。

制法：直接购买。

取穴：关元、血海、三阴交、子宫、足三里、脾俞、胃俞、膈俞、太溪、肾俞、太冲、期门。

方义：冲任失调是本病的主要病机。关元为任脉要穴，又与足三阴经交会，任、冲同源，故关元为调理冲任要穴；血海、三阴交均属足太阴脾经，三阴交还与肝、肾交会，为妇科理血调经要穴；子宫为经验穴；足三里、脾俞、胃俞、膈俞旺生血之源；太溪、肾俞调补肾气；太冲、期门疏肝解郁。

操作：将扶阳罐预热 5～8 分钟，依次温灸膈俞、脾俞、胃俞、肾俞、关元、子宫、太冲、期门、血海、三阴交、足三里、太溪，其中太溪、期门各 2 分钟，其余各 5 分钟，每天 1 次，10 次为 1 个疗程。

【调护】

引起月经失调的原因比较多，有生物、社会、行为、情绪等因素，其中社会和行为原因可通过情绪反应而影响月经。所以，对其干预除了去除诱因、综合干预外，应该十分重视情志在其中的重要调节作用。日常生活中要养成良好的生活习惯，节制房事，调节情绪，保持平心静气、遇事勿怒，合理搭配摄取营养。经期要防寒避湿，避免淋雨。

第二十节　带下量多

带下量多是指女性阴道内分泌物增多，并伴有不同程度颜色、质地、气味的改变。多见于气虚质、阳虚质及痰湿质者。

【判断依据】

阴道分泌物较平常增多，并伴有不同程度颜色、质地和气味的改变。应排除由于阴道炎、子宫颈炎、盆腔炎、妇科肿瘤、性病等疾病引起的带下增多。

【发生原因】

1.卫生习惯不良，平时不注意对外阴、内裤、浴盆、坐便器等用品的清洗，易导致带下异常。

2.在性生活前没有洗手，同房前未清洗外生殖器，男方患有包皮过长或包茎，同房后懒于排尿和清洗，可导致带下异常。

3. 肥胖者多脾气虚或脾肾两虚，水湿失运，痰多湿盛，易导致下焦湿盛而带下异常。

【调理原则】

健脾祛湿，升阳益气，补肾固涩。

【灸疗方法】

1. 艾灸法

（1）艾炷灸

灸材： 艾炷、鲜生姜。

制法： 将艾绒搓成圆锥状，称为艾炷，小炷如麦粒大，可直接放在穴位上燃烧；中炷如半截枣核大；大炷如半截橄榄大，常用于隔物灸。每燃烧1个称为1壮。用鲜生姜制成直径2～3cm、厚0.2～0.3cm的薄片，用针在中间扎一些小孔。

取穴： 三阴交、脾俞、足三里、关元、肾俞。

方义： 三阴交可平肝泄热、健脾利湿、补肾强精；脾俞与足三里合用能健脾利湿；关元与肾俞配伍能固肾培元、固涩止带。

操作： 把扎有小孔的姜片放在穴位上，上面放置中或大艾炷，点燃施灸。如感觉疼痛可将姜片上提，反复进行，每次灸5～7壮，直到局部皮肤潮红为止。每天1次，10次为1个疗程。

（2）艾条灸

灸材： 艾条。

制法： 将艾绒用绵纸卷成圆柱形长条，一般长20cm、直径1.5cm。也可以直接购买。

取穴： 三阴交、脾俞、足三里、关元、肾俞、次髎。

方义： 次髎可理下焦、清散郁热、补益虚损，余同上。

操作： 令患者取适宜体位，术者右手如持笔写字状拿艾条，使艾条与局部皮肤成45°角，将艾条的一端点燃后对准穴位处施灸，点燃的艾头与皮肤的距离为1寸左右，以局部温热、泛红但不致烫伤为度。于每穴施艾条温和灸15分钟，每天1次，连续10次为1个疗程。

（3）温灸器灸

灸材： 艾绒、温灸器。

制法： 温灸器是专门用于施灸的工具，常用的有温盒和温筒。可以直接购买，也可以根据病情就地取材自行制作。

取穴： 关元、中极、脾俞、足三里、肾俞、次髎。

方义： 关元、中极、肾俞配伍能固肾培元、固涩止带，余同上。

操作： 将点燃的艾绒放入温灸器，对准穴位即可施灸，以有温热感而无灼痛感为宜，每穴灸10～15分钟，至皮肤出现红晕为度。每天1次，10次为1个疗程。

2. 其他灸法

（1）火龙灸

灸材： 酒精、纱布、湿毛巾、注射器、中药。

制法：取当归 24g、桂枝 12g、生地黄 15g、牛膝 10g、杜仲 12g、赤芍 12g、红花 12g、川草乌 15g、冰片 1g、甘草 9g 浸泡于 1.5kg 高浓度白酒中，浸泡过程中要经常搅动，2 周后取其浸出液备用。

取穴：背部督脉、膀胱经第一侧线上。

方义：督脉总督一身之阳气；膀胱经第一侧线上的背俞穴可健脾益气、补肾固涩，如脾俞、胃俞、肾俞等。

操作：用毛巾将患者头发全部包好，背部用酒精消毒，把纱布条放入药酒中浸透后取出，逐条循经络走向摆放在患者背部督脉、膀胱经第一侧线上，在纱布条上盖两条湿毛巾。沿纱布条的摆放形状，用注射器在毛巾上洒上酒精，并点燃，等患者感到背部灼热，立刻用备好的湿毛巾按照从头至脚的方向扑灭火焰，热感减退后再倒酒精、点火，反复操作 3～5 次。隔 2 天 1 次，5 次为 1 个疗程。

（2）药物灸

灸材：白芥子粉、食醋。

制法：取白芥子粉适量，烘干，研细末，装瓶备用。

取穴：三阴交、关元、脾俞、足三里、肾俞。

方义：同上。

操作：每次用 3～5g 白芥子粉，以食醋 5～7mL 调成糊状。直接置于穴区，上盖消毒敷料，以医用胶布固定；或加温至 40℃左右，摊于两层方纱布上（约 5mm 厚），将四周折起，敷贴于穴区，以医用胶布固定。12～24 小时后取下。每天或隔天 1 次。7～10 次为 1 个疗程。

（3）灯火灸

灸材：灯心草、麻油。

制法：灯心草 10～15cm 长一根，蘸麻油少许，浸 3～4cm。

取穴：三阴交、关元、中极、脾俞、足三里、肾俞。

方义：同上。

操作：选择烧灼穴位，并在皮肤上做标记。用拇、食指捏住蘸麻油的灯心草，点燃浸油端，迅速敏捷地向选定的穴位处烧灼，一触即提起，可听见清脆的爆响声，如无爆响声可重复 1 次。3～5 天 1 次，5～7 次为 1 个疗程。

（4）扶阳罐灸

灸材：扶阳罐。

制法：直接购买。

取穴：带脉、关元、三阴交、白环俞、足三里、阴陵泉、肾俞、命门。

方义：带脉穴属胆经，为胆经和带脉交会穴，是带脉经气所过之处，可协调冲任，有理下焦、调经血、止带的功效；关元、三阴交调理肝脾肾；白环俞属膀胱经，可调理下焦之气，利下焦湿邪，利湿止带；足三里、阴陵泉健脾化湿；肾俞、命门补肾培元。

操作：将扶阳罐预热 5～8 分钟，依次温灸命门、肾俞、白环俞、带脉、关元、三阴交、足三里、阴陵泉，每穴各 5 分钟，每天 1 次，10 次为 1 个疗程。

【调护】

灸疗调理本症效果较好。年龄在 40 岁以上者如带下赤黄，应注意排除癌症。节制房事，注意经期及产褥期的卫生，分娩时避免宫颈撕裂伤。保持外阴清洁，经期勿冒雨涉水和久居阴湿之地。经常参加运动，锻炼身体，防止肥胖。

第二十一节　皮肤瘙痒

皮肤瘙痒是指无原发皮损出现，以瘙痒为特征性表现的皮肤感觉异常症状。根据皮肤瘙痒的范围不同，可分为全身性和局限性瘙痒两种。全身性瘙痒所出现的瘙痒感可开始即为全身，或最初限于一处，继而扩散至全身，或痒无定处，常为阵发性且夜间加重；局限性瘙痒表现为局部阵发性剧痒，好发于外阴、阴囊、肛周、小腿和头皮部位。发作人群以老年人为主，男性多于女性，北方多于南方，且多见于冬、夏两季。

【判断依据】

自觉瘙痒为几乎唯一的不适感，主要为皮痒，呈阵发性，可持续数分钟或数小时不等。白天可因活动分散注意力或降低了大脑对痒感的敏感度，故可不觉痒，但夜晚敏感度相对增加，皮肤瘙痒者可觉得瘙痒难忍，易导致伴发睡眠障碍，不同程度地影响人们的学习、工作与生活。应排除由其他疾病引起的皮肤瘙痒，如神经衰弱、甲状腺功能异常、糖尿病、肝胆疾病、阻塞性黄疸、尿毒症、结核病、湿疹、荨麻疹，以及药物不良反应等所导致的皮肤瘙痒。

【发生原因】

皮肤瘙痒多与妊娠、神经精神因素、皮肤干燥或萎缩、气候改变、进食辛辣刺激性食物和饮酒有关。

【调理原则】

益气行血，活血祛风。

【灸疗方法】

1. 艾灸法

（1）艾炷灸

灸材：艾炷、鲜生姜。

制法：将艾绒搓成圆锥状，称为艾炷，小炷如麦粒大，可直接放在穴位上燃烧；中炷如半截枣核大；大炷如半截橄榄大，常用于隔物灸。每燃烧 1 个称为 1 壮。用鲜生姜制成直径 2 ～ 3cm、厚 0.2 ～ 0.3cm 的薄片，用针在中间扎一些小孔。

取穴：血海、膈俞、曲池、足三里、三阴交、大椎。

方义：血海、膈俞、曲池三穴合用能益气行血；大椎、足三里、三阴交三穴合用能活血祛风。

操作：把扎有小孔的姜片放在穴位上，上面放置中或大艾炷，点燃施灸。如感觉疼痛可将姜片上提，反复进行，每次灸 5 ～ 7 壮，直到局部皮肤潮红为止。每天 1 次，

10 次为 1 个疗程。

（2）艾条灸

灸材：艾条。

制法：将艾绒用绵纸卷成圆柱形长条，一般长 20cm、直径 1.5cm。也可以直接购买。

取穴：血海、膈俞、曲池、足三里、三阴交、大椎。

方义：同上。

操作：点燃艾条，对准穴位施灸，距皮肤 2 ～ 3cm，以有温热感而无灼痛感为宜，每穴灸 10 ～ 15 分钟，至皮肤出现红晕为度。术者可将食、中指置于施灸部位两侧，通过术者的手指感受温热程度，以防止烫伤。每天 1 次，10 次为 1 个疗程。

（3）温灸器灸

灸材：艾绒、温灸器。

制法：温灸器是专门用于施灸的工具，常用的有温盒和温筒。可以直接购买，也可以根据病情就地取材自行制作。

取穴：血海、膈俞、曲池、合谷、足三里、三阴交、大椎、肺俞。

方义：合谷能疏风解表；肺俞合用能益气通经、行气活血；余同上。

操作：将点燃的艾绒放入温灸器，对准穴位即可施灸，以有温热感而无灼痛感为宜，每穴灸 10 ～ 15 分钟，至皮肤出现红晕为度。每天 1 次，10 次为 1 个疗程。

2. 其他灸法

（1）蒸灸

灸材：中药、纱布袋、醋。

制法：把延胡索 20g、木瓜 20g、丹参 20g、黄芪 20g、鸡血藤 20g、制川乌 10g、细辛 10g、羌活 20g、独活 20g、桂枝 20g 放入纱布袋中，以醋浸泡 30 分钟。

取穴：血海、膈俞、足三里。

方义：同上。

操作：将上述药物一起加热至醋煮沸后离火，对患部进行熏蒸，至无热感。然后加热再行蒸灸。每处施灸 1 ～ 2 次，每日或隔日 1 次。7 ～ 10 次为 1 个疗程。

（2）药物灸

灸材：吴茱萸粉、食醋。

制法：取吴茱萸适量，烘干，研细末，装瓶备用。

取穴：血海、膈俞、足三里。

方义：同上。

操作：每次用 3 ～ 5g 吴茱萸粉，以食醋 5 ～ 7mL 调成糊状。直接置于穴区，上盖消毒敷料，以医用胶布固定；或加温至 40℃左右，摊于两层方纱布上（约 5mm 厚），将四周折起，敷贴于穴区，以医用胶布固定。12 ～ 24 小时后取下。每天或隔天 1 次。7 ～ 10 次为 1 个疗程。

（3）电热灸

灸材： 电热灸疗器。

制法： 直接购买。

取穴： 血海、膈俞、足三里。

方义： 同上。

操作： 接通电热灸疗器电源，打开调节开关，待电热轮发热，调节温度至患者感觉温热为宜，一般在40℃左右。然后在所选的穴区或病变部位用电热轮刺激治疗，每穴每次10～30分钟。对不同穴区进行轮流温灼治疗。每天1～2次，7～10次为1个疗程。

（4）扶阳罐灸

灸材： 扶阳罐。

制法： 直接购买。

取穴： 曲池、合谷、血海、膈俞、委中、足三里、三阴交。

方义： 曲池、合谷属阳明经穴可疏风解表；血海可养血润燥，祛风止痒，与膈俞、委中同用可调理营血，而起"治风先治血，血行风自灭"之效；足三里、三阴交健脾利湿，补益气血。

操作： 将扶阳罐预热5～8分钟，依次温灸膈俞、血海、委中、曲池、合谷、足三里、三阴交，每穴各5分钟，每天1次，10次为1个疗程。

【调护】

灸疗调理本症效果较好，通过调和气血、疏通经络，改善机体状况，可使病情得以缓解，但需坚持治疗。治疗期间忌食辛辣，忌饮酒，忌恼怒。

第二十二节 嗜 睡

嗜睡（睡眠过多亚健康）是指无任何器质性病变，发生与夜间睡眠无关的白天睡眠过多的现象，反复发作3个月或持续发作超过1个月。本症好发于春、夏季节，多见于老年人和肥胖者，也见于部分孕妇、经行期女性及青少年学生等。

【判断依据】

自觉睡眠过多，以嗜睡为几乎唯一的不适症状。常见症状是白天睡眠过多，不能完全用夜晚睡眠时间不足来解释，可兼有精神疲倦、食欲减退，可因此导致肢体功能协调能力下降，严重者影响工作、学习和生活。应排除确诊的嗜睡症，以及药物不良反应和由其他疾病所致的嗜睡，如睡眠呼吸综合征、发作性睡病、肺心病、肝癌、肾衰、头颅外伤、中毒、癫痫、痴呆、糖尿病、高血压等。

【发生原因】

1. 季节因素

春天气温回升，体表血液供应量增加，大脑供血相应减少，容易发生"春困"现象；夏暑季节气候炎热，易伤津耗气，加之暑湿易困人体阳气，容易引起嗜睡。

2. 环境因素

室内空气对流不畅，或长期用空调，空气中二氧化碳等气体含量过高，氧气相对不足，容易使大脑缺氧而导致嗜睡。

3. 体质因素

气虚质、阳虚质和痰湿质者容易出现嗜睡症状。

4. 生活习惯不良

生活缺乏规律，经常昼夜颠倒，或夜间睡眠时间不足，睡眠质量差，常处于半睡半醒之间。或白天活动太少，血液循环功能相对减弱，脑组织缺血而易疲倦嗜睡。或饮食不节，喜食肥甘厚味，致脾虚湿盛。或营养不良，能量摄入降低，脑髓失养而引起困倦。

5. 经行嗜睡

部分女性在月经来潮前就会感到困倦乏力思睡，多由脾虚湿困、气血不足，或肾精亏损所致。

6. 其他原因

老年人生活孤独、单调，同时体力欠佳，因而容易出现嗜睡。

【调理原则】

温肾健脾，理气化痰，调神醒脑。

【灸疗方法】

1. 艾灸法

（1）艾炷灸

灸材： 艾炷、鲜生姜。

制法： 将艾绒搓成圆锥状，称为艾炷，小炷如麦粒大，可直接放在穴位上燃烧；中炷如半截枣核大；大炷如半截橄榄大，常用于隔物灸。每燃烧1个称为1壮。用鲜生姜制成直径2～3cm、厚0.2～0.3cm的薄片，用针在中间扎一些小孔。

取穴： 三阴交、足三里、脾俞、肾俞、心俞。

方义： 三阴交、足三里同用可调畅气机、理气化痰；脾俞、肾俞同用能温肾健脾；心俞能调神醒脑。

操作： 把扎有小孔的姜片放在穴位上，上面放置中或大艾炷，点燃施灸。如感觉疼痛可将姜片上提，反复进行，每次灸5～7壮，直到局部皮肤潮红为止。每天1次，10次为1个疗程。

（2）艾条灸

灸材： 艾条。

制法： 将艾绒用绵纸卷成圆柱形长条，一般长20cm、直径1.5cm。也可以直接购买。

取穴： 三阴交、足三里、脾俞、肾俞、心俞。

方义： 同上。

操作： 点燃艾条，对准穴位施灸，距皮肤2～3cm，以有温热感而无灼痛感为宜，每穴灸10～15分钟，至皮肤出现红晕为度。术者可将食、中指置于施灸部位两侧，通过术者的手指感受温热程度，以防止烫伤。每天1次，10次为1个疗程。

（3）温灸器灸

灸材：艾绒、温灸器。

制法：温灸器是专门用于施灸的工具，常用的有温盒和温筒。可以直接购买，也可以根据病情就地取材自行制作。

取穴：三阴交、足三里、脾俞、肾俞、心俞、关元、胃俞。

方义：胃俞同用可调畅气机、理气化痰；关元、脾俞、肾俞同用能温肾健脾、通调水道；余同上。

操作：将点燃的艾绒放入温灸器，对准穴位即可施灸，以有温热感而无灼痛感为宜，每穴灸10～15分钟，至皮肤出现红晕为度。每天1次，10次为1个疗程。

2. 其他灸法

（1）泥灸

灸材：微波炉，专用薄膜，有温热、机械压迫作用的专用市售蜡泥。

制法：直接购买。

取穴：百会、风池、三阴交。

方义：百会可开窍醒神、通调气血；风池可清利头目；三阴交可健脾胃、益肝肾、调气血、通经络。

操作：用微波炉将蜡泥加热3～5分钟熔化备用。清洁皮肤，用热毛巾将皮肤热敷3分钟，待人体感觉蜡泥温度适宜后，将其以上述穴位为中心向四周摊敷，厚度在1～2cm，盖上专用薄膜，30～40分钟后取下蜡泥。前3天每天做1次，3天后隔3天做1次，以后可1周或10天做1次。

（2）药物灸

灸材：白芥子30g、甘遂15g、细辛15g、生姜适量。

制法：将白芥子、甘遂、细辛粉碎研细末，生姜捣烂取汁备用。

取穴：百会、风池、三阴交。

方义：同上。

操作：将上述药物粉末用姜汁调和成团，每个团如黄豆大小，直接放在医用胶布上，然后贴在穴位上，胶布大小3cm见方即可，每次贴6小时，每3天1次。一般连续贴5次即可收到良好效果。

（3）灯火灸

灸材：灯心草、麻油。

制法：灯心草10～15cm长一根，蘸麻油少许，浸3～4cm。

取穴：百会、风池、三阴交。

方义：同上。

操作：选择烧灼穴位，并在皮肤上做标记。用右手拇、食指捏住灯心草下1/3处，点燃灯心草浸油端，迅速敏捷地向选定的腧穴或部位烧灼，一触即提起，可听见清脆的爆响声，如无爆响声可重复 1 次。3～5 天 1 次，5～7 次为 1 个疗程。

（4）扶阳罐灸

灸材：扶阳罐。

制法：直接购买。

取穴：百会、四神聪、神门、内关、心俞、脾俞、肾俞、关元、三阴交、足三里。

方义：百会、四神聪调神醒脑，为治疗昏睡多寐的经验穴；心经原穴神门、心包经络穴内关益气养心，手少阳与手厥阴相表里，故内关能宣通三焦经气；心俞、脾俞、肾俞、关元同用能温肾健脾，调气血；三阴交、足三里同用可健脾化湿，补益气血。

操作：将扶阳罐预热 5～8 分钟，依次温灸上述穴位各 5 分钟，每天 1 次，10 次为 1 个疗程。

【调护】

一旦出现嗜睡现象就不容易自行消除，大多数情况下可以通过调理、有规律的小睡和良好的睡眠习惯，成功地控制消除嗜睡症状。保持生活节奏的规律和适当进行户外运动是调理过程中不可缺少的部分。

第二十三节　畏　寒

畏寒是指人体不因外在因素、病毒性感染等而比正常人更畏惧寒冷，或手足发凉，但是多加衣被或近火取暖，采取保暖措施，身体发冷的感觉可以缓解；或伴口唇色紫，呼吸减慢，血压偏低。并应排除各种疾病（如贫血、低血压病、甲状腺功能减退、内分泌失调等）所导致的畏寒。

【判断依据】

以畏寒怕冷为主要不适，其他不适感轻微，或伴口唇色紫、腰背四肢发凉等。自觉怕冷，加衣被或近火取暖，采取保暖措施，身体发冷的感觉可以缓解。上述情况经常发生，尤以冬季明显，且不为任何一种全身性疾病或局部病变不适感的一部分。应排除已诊断的各种疾病所导致的畏寒，如贫血、低血压病、甲状腺功能减退、内分泌失调等。

【发生原因】

1. 缺铁的人由于血红素较少，影响了血液的携氧能力，导致组织能量代谢发生障碍，人会因产生的热量不足而感到异常寒冷。

2. 血压低的人末梢血液循环不足，人体组织得不到足够的氧和能量。

3. 更年期女性的雌激素水平较低，影响了神经血管的稳定，容易出现腰、腹、手脚和全身发冷。

4. 运动太少，使血液循环减弱；或饮食过少，热量摄入不足，营养物质吸收不够。

【调理原则】

益气健脾，温补肾阳。

【灸疗方法】

1. 艾灸法

（1）艾炷灸

灸材：艾炷、鲜生姜。

制法：将艾绒搓成圆锥状，称为艾炷，小炷如麦粒大，可直接放在穴位上燃烧；中炷如半截枣核大；大炷如半截橄榄大，常用于隔物灸。每燃烧 1 个称为 1 壮。用鲜生姜制成直径 2～3cm、厚 0.2～0.3cm 的薄片，用针在中间扎一些小孔。

取穴：关元、足三里、梁门、大椎。

方义：关元能温中散寒；足三里、梁门同用能调理气血；大椎可通调全身之阳气。

操作：把扎有小孔的姜片放在穴位上，上面放置中或大艾炷，点燃施灸。如感觉疼痛可将姜片上提，反复进行，每次灸 5～7 壮，直到局部皮肤潮红为止。每天 1 次，10 次为 1 个疗程。

（2）艾条灸

灸材：艾条。

制法：将艾绒用绵纸卷成圆柱形长条，一般长 20cm、直径 1.5cm。也可以直接购买。

取穴：关元、足三里、中脘、大椎。

方义：中脘能调理胃肠，余同上。

操作：将艾条的一端点燃，对准穴位施灸，距皮肤 2～3cm 处进行熏烤，根据患者的热感情况调整合适的距离，当患者感觉温热舒适时固定不动，每穴灸 10～15 分钟，以局部皮肤出现潮红为度。术者可将食、中指置于施灸部位两侧，通过术者的手指感受温热程度，以防止烫伤。每天 1 次，10 次为 1 个疗程。

（3）温灸器灸

灸材：艾绒、温灸器。

制法：温灸器是专门用于施灸的工具，常用的有温盒和温筒。可以直接购买，也可以根据病情就地取材自行制作。

取穴：关元、足三里、中脘、下脘、大椎。

方义：中脘、下脘同用可温补脾胃，余同上。

操作：将艾绒放入温灸器，点燃后盖好温灸器的盖子，放于穴位上施灸。以有温热感而无灼痛感为宜，每穴灸 15～20 分钟，至所灸部位皮肤红润为度。每天 1 次，10 次为 1 个疗程。

2. 其他灸法

（1）火龙灸

灸材：酒精、纱布、湿毛巾、注射器、中药。

制法：取当归 24g、桂枝 12g、生地黄 15g、牛膝 10g、杜仲 12g、赤芍 12g、红花 12g、川草乌 15g、冰片 1g、甘草 9g 浸泡于 1.5kg 高浓度白酒中，浸泡过程中要经常搅动，2 周后取其浸出液备用。

取穴：背部督脉、膀胱经第一侧线上。

方义：督脉总督一身之阳气；膀胱经第一侧线上的背俞穴可益气健脾、温补肾阳，如脾俞、胃俞可健脾胃，肾俞可温补肾阳等。

操作：用毛巾将患者头发全部包好，背部用酒精消毒，把纱布条放入药酒中浸透后取出，逐条循经络走向摆放在患者背部督脉、膀胱经第一侧线上，在纱布条上盖两条湿毛巾。沿纱布条的摆放形状，用注射器在毛巾上洒上酒精，并点燃，等患者感到背部灼热，立刻用备好的湿毛巾按照从头至脚的方向扑灭火焰，热感减退后再倒酒精、点火，反复操作3～5次。隔2天1次，5次为1个疗程。

（2）药物灸

灸材：附子30g、细辛15g、生姜适量。

制法：将附子、细辛粉碎研细末，生姜捣烂取汁备用。

取穴：关元、足三里、胃俞、脾俞、中脘、大椎。

方义：足三里、脾俞、胃俞同用可温补脾胃、调理气血，余同上。

操作：将上述药物细末用姜汁调和成团，每个团如黄豆大小，直接放在医用胶布上，然后贴在穴位上，胶布大小约3cm见方。每次贴6小时，每3天1次。一般连续贴5次即可收到良好效果。

（3）灯火灸

灸材：灯心草、麻油。

制法：灯心草10～15cm长一根，蘸麻油少许，浸3～4cm。

取穴：关元、足三里、胃俞、脾俞、中脘、大椎。

方义：关元、中脘同用能温中散寒，余同上。

操作：选择烧灼穴位，并在皮肤上做标记。用拇、食指捏住蘸麻油的灯心草，点燃浸油端，迅速敏捷地向选定的穴位处烧灼，一触即提起，可听见清脆的爆响声，如无爆响声可重复1次。3～5天1次，5～7次为1个疗程。

（4）电热灸

灸材：电热灸疗器。

制法：直接购买。

取穴：关元、足三里、胃俞、脾俞、中脘、大椎。

方义：同上。

操作：接通电热灸疗器电源，打开调节开关，待电热轮发热，调节温度至患者感觉温热为宜，一般在40℃左右。然后在所选的穴区用电热轮刺激治疗，每穴每次10～30分钟。对不同穴区进行轮流温灼治疗。每天1～2次，7～10次为1个疗程。

（5）扶阳罐灸

灸材：扶阳罐。

制法：直接购买。

取穴：大椎、神阙、命门、关元、中脘、足三里、脾俞、肾俞。

方义：神阙、命门、肾俞可温补元阳，余同上。

操作：将扶阳罐预热5～8分钟，依次温灸命门、大椎、脾俞、肾俞、中脘、神阙、关元、足三里，每穴各 5 分钟，每天 1 次，10 次为 1 个疗程。

【调护】

畏寒者应加强身体锻炼，如练习太极拳、八段锦等。平时多揉搓双手，促进血液循环，长期坚持，不应以剧烈的运动来锻炼身体；多进食高蛋白、高热量的食物，如牛肉、羊肉、鱼、蛋；注意着装保暖；经常洗浴和按摩。

第二十四节　牙齿松软

牙齿松软是指自觉牙齿松动，外力拨弄牙齿不见动摇或见轻微动摇（活动范围在 1mm 以内），咀嚼食物时感觉牙齿软弱无力或疼痛的一种症状。可能伴有牙颈部遇酸、甜、冷、热刺激的不适感，不包括各种疾病（如牙周炎、牙神经损伤等）所致的牙齿松软。在亚健康状态，多见于老年人及有肾虚倾向的人群。

【判断依据】

以自觉牙齿松软为主要不适感，包括咬硬物无力，咬较软食物尚可，并伴有酸麻感。上述症状持续 2 周以上，且不为任何全身疾病或口腔疾病的一种临床症状。应排除已诊断为以牙齿松软为症状的口腔科疾病，如牙周炎、牙神经损伤等。

【发生原因】

1. 咬合不正常会导致牙齿松动，长期发展可造成牙齿松软；牙齿矫正治疗可以导致牙齿暂时松动，如术后护理不当，可造成牙齿松软。

2. 神经末梢因为激素水平改变可变得较为敏感。

3. 老年人骨质流失，造成牙齿松软；或肾虚之体，精髓不足，筋骨失养，也可导致牙齿松软。

4. 气滞、寒凝造成血液运行不畅，牙齿失养。

5. 脾胃运化失常，气血亏虚，全身失养，也可导致牙齿松软。

【调理原则】

补肾益精，强骨固齿。

【灸疗方法】

1. 艾灸法

（1）艾炷灸

灸材：艾炷、鲜生姜。

制法：将艾绒搓成圆锥状，称为艾炷，小炷如麦粒大，可直接放在穴位上燃烧；中炷如半截枣核大；大炷如半截橄榄大，常用于隔物灸。每燃烧 1 个称为 1 壮。用鲜生姜制成直径 2～3cm、厚 0.2～0.3cm 的薄片，用针在中间扎一些小孔。

取穴：悬钟、涌泉、肾俞、大杼。

方义：悬钟、大杼同用能强骨固齿；涌泉、肾俞同用能补肾益精。

操作：把扎有小孔的姜片放在穴位上，上面放置中或大艾炷，点燃施灸。如感觉疼痛可将姜片上提，反复进行，每次灸 5～7 壮，直到局部皮肤潮红为止。每天 1 次，

10 次为 1 个疗程。

（2）艾条灸

灸材：艾条。

制法：将艾绒用绵纸卷成圆柱形长条，一般长 20cm、直径 1.5cm。也可以直接购买。

取穴：悬钟、涌泉、肾俞、大杼。

方义：同上。

操作：将艾条的一端点燃，对准穴位施灸，距皮肤 2 ～ 3cm 处进行熏烤，根据患者的热感情况调整合适的距离，当患者感觉温热舒适时固定不动，每穴灸 10 ～ 15 分钟，以局部皮肤出现潮红为度。术者可将食、中指置于施灸部位两侧，通过术者的手指感受温热程度，以防止烫伤。每天 1 次，10 次为 1 个疗程。

（3）温灸器灸

灸材：艾绒、温灸器。

制法：温灸器是专门用于施灸的工具，常用的有温盒和温筒。可以直接购买，也可以根据病情就地取材自行制作。

取穴：悬钟、肝俞、脾俞、肾俞、大杼。

方义：肝俞、脾俞、肾俞同用能补肾益精、补脾调肝，余同上。

操作：将艾绒放入温灸器，点燃后盖好温灸器的盖子，放于穴位上施灸。以有温热感而无灼痛感为宜，每穴灸 15 ～ 20 分钟，至所灸部位皮肤红润为度。每天 1 次，10 次为 1 个疗程。

2.其他灸法

（1）火龙灸

灸材：酒精、纱布、湿毛巾、注射器、中药。

制法：取当归 24g、桂枝 12g、生地黄 15g、牛膝 10g、杜仲 12g、赤芍 12g、红花 12g、川草乌 15g、冰片 1g、甘草 9g 浸泡于 1.5kg 高浓度白酒中，浸泡过程中要经常搅动，2 周后取其浸出液备用。

取穴：背部督脉、膀胱经第一侧线上。

方义：督脉总督一身之阳气；膀胱经第一侧线上的背俞穴可补肾益精、强骨固齿，如脾俞、胃俞可健脾胃，肾俞可补肾益精、强骨固齿等。

操作：用毛巾将患者头发全部包好，背部用酒精消毒，把纱布条放入药酒中浸透后取出，逐条循经络走向摆放在患者背部督脉、膀胱经第一侧线上，在纱布条上盖两条湿毛巾。沿纱布条的摆放形状，用注射器在毛巾上洒上酒精，并点燃，等患者感到背部灼热，立刻用备好的湿毛巾按照从头至脚的方向扑灭火焰，热感减退后再倒酒精、点火，反复操作 3 ～ 5 次。隔 2 天 1 次，5 次为 1 个疗程。

（2）药物灸

灸材：白芥子 30g、甘遂 15g、细辛 15g、生姜适量。

制法：将白芥子、甘遂、细辛粉碎研细末，生姜捣烂取汁备用。

取穴：悬钟、涌泉、肾俞、大杼。

方义：同上。

操作：将上述药物细末用姜汁调和成团，每个团如黄豆大小，直接放在医用胶布上，然后贴在穴位上，胶布大小约3cm见方。每次贴6小时，每3天1次。一般连续贴5次即可收到良好效果。

（3）灯火灸

灸材：灯心草、麻油。

制法：灯心草10～15cm长一根，蘸麻油少许，浸3～4cm。

取穴：悬钟、涌泉、肾俞、大杼。

方义：同上。

操作：选择烧灼穴位，并在皮肤上做标记。用拇、食指捏住蘸麻油的灯心草，点燃浸油端，迅速敏捷地向选定的穴位处烧灼，一触即提起，可听见清脆的爆响声，如无爆响声可重复1次。3～5天1次，5～7次为1个疗程。

（4）扶阳罐灸

灸材：扶阳罐。

制法：直接购买。

取穴：悬钟、大杼、肝俞、脾俞、肾俞。

方义：悬钟乃髓会，能填精充髓，大杼乃骨会，与悬钟同用能强骨固齿；肝俞、脾俞、肾俞同用能补肾益精、补脾调肝。

操作：将扶阳罐预热5～8分钟，依次温灸大杼、肝俞、脾俞、肾俞、悬钟，每穴各5分钟，每天1次，10次为1个疗程。

【调护】

牙齿松软是一种自觉症状，与个体的身体状况、饮食情况、精神生活等密切相关。干预原则主要是调整身体状态，改善生活习惯，避免干硬食物，调畅情志。还应注意随个体情况及年龄大小进行调理。

第二十五节　情绪低落

情绪低落是指在身体健康的情况下出现兴趣丧失，没有愉快感；或伴精力减退，常有无缘无故的疲乏感；或自我评价过低，时常自责或有内疚感；或联想困难，或自觉思考能力下降，对一些日常生活小事也难以决断；或食欲减退，或体重明显减轻。上述心理反应持续时间短（一般不超过2周），并随外界情况好转而好转。同时应排除各种疾病（如抑郁症、精神分裂症、狂躁症等）引起的情绪低落。

【判断依据】

以自觉兴趣丧失、情绪低落为主要不适，其他心理和身体不适皆为伴发或继发症状，包括精力减退、兴趣丧失、联想困难、意志消沉、焦躁不安、食欲减退、体重明显减轻等。上述情况时有发生，但持续时间不超过2周，且不为任何一种躯体疾病或精神疾病的某一表现。应排除诊断有情绪低落症状的其他心理和身体疾病，如抑郁症、神经官能症、大脑外伤等。

【发生原因】

1. 不良生活事件，如丧偶、离婚、婚姻不和谐、失业、工作变动、家庭成员去世等；或工作强度增加，生活节奏加快，产生心理、精神压力，导致情绪低落。

2. 外界环境的改变，如光污染、噪音等；或气候的影响，如长期寒冷的冬天、持续的阴雨天气等容易诱发情绪低落。

3. 身体状况不良或机能的改变，如营养的变化、激素水平的改变可诱发情绪低落。

4. 女性的月经前期。

【调理原则】

疏肝理气，养血安神。

【灸疗方法】

1. 艾灸法

（1）艾炷灸

灸材：艾炷、鲜生姜。

制法：将艾绒搓成圆锥状，称为艾炷，小炷如麦粒大，可直接放在穴位上燃烧；中炷如半截枣核大；大炷如半截橄榄大，常用于隔物灸。每燃烧1个称为1壮。用鲜生姜制成直径2～3cm、厚0.2～0.3cm的薄片，用针在中间扎一些小孔。

取穴：肝俞、脾俞、肾俞、太冲。

方义：肝俞、脾俞同用能疏肝理气、养血安神；肾俞能补肾益髓；太冲能平息肝火。

操作：把扎有小孔的姜片放在穴位上，上面放置中或大艾炷，点燃施灸。如感觉疼痛可将姜片上提，反复进行，每次灸5～7壮，直到局部皮肤潮红为止。每天1次，10次为1个疗程。

（2）艾条灸

灸材：艾条。

制法：将艾绒用绵纸卷成圆柱形长条，一般长20cm、直径1.5cm。也可以直接购买。

取穴：肝俞、脾俞、肾俞、太冲。

方义：同上。

操作：将艾条的一端点燃，对准穴位施灸，距皮肤2～3cm处进行熏烤，根据患者的热感情况调整合适的距离，当患者感觉温热舒适时固定不动，每穴灸10～15分钟，以局部皮肤出现潮红为度。术者可将食、中指置于施灸部位两侧，通过术者的手指感受温热程度，以防止烫伤。每天1次，10次为1个疗程。

（3）温灸器灸

灸材：艾绒、温灸器。

制法：温灸器是专门用于施灸的工具，常用的有温盒和温筒。可以直接购买，也可以根据病情就地取材自行制作。

取穴：肝俞、脾俞、肾俞、心俞、太冲。

方义：心俞能补气养心，余同上。

操作：将艾绒放入温灸器，点燃后盖好温灸器的盖子，放于穴位上施灸。以有温热感而无灼痛感为宜，每穴灸 15～20 分钟，至所灸部位皮肤红润为度。每天 1 次，10 次为 1 个疗程。

2. 其他灸法

（1）泥灸

灸材：微波炉，专用薄膜，有温热、机械压迫作用的专用市售蜡泥。

制法：直接购买。

取穴：百会、风池、三阴交、太冲。

方义：百会可开窍醒神、通调气血；风池可清利头目；三阴交可健脾胃、益肝肾、调气血、通经络；余同上。

操作：用微波炉将蜡泥加热 3～5 分钟熔化备用。清洁皮肤，用热毛巾将皮肤热敷 3 分钟，待人体感觉蜡泥温度适宜后，将其以上述穴位为中心向四周摊敷，厚度在 1～2cm，盖上专用薄膜，30～40 分钟后取下蜡泥。前 3 天每天做 1 次，3 天后隔 3 天做 1 次，以后可 1 周或 10 天做 1 次。

（2）药物灸

灸材：白芥子 15g、细辛 15g、生姜适量。

制法：将白芥子、细辛粉碎研细末，生姜捣烂取汁备用。

取穴：肝俞、脾俞、肾俞、太冲。

方义：同上。

操作：将上述药物细末用姜汁调和成团，每个团如黄豆大小，直接放在医用胶布上，然后贴在穴位上，胶布大小约 3cm 见方。每次贴 6 小时，每 3 天 1 次。一般连续贴 5 次即可收到良好效果。

（3）灯火灸

灸材：灯心草、麻油。

制法：灯心草 10～15cm 长一根，蘸麻油少许，浸 3～4cm。

取穴：肝俞、脾俞、肾俞、太冲。

方义：同上。

操作：选择烧灼穴位，并在皮肤上做标记。用拇、食指捏住蘸麻油的灯心草，点燃浸油端，迅速敏捷地向选定的穴位处烧灼，一触即提起，可听见清脆的爆响声，如无爆响声可重复 1 次。3～5 天 1 次，5～7 次为 1 个疗程。

（4）扶阳罐灸

灸材：扶阳罐。

制法：直接购买。

取穴：肝俞、期门、脾俞、肾俞、心俞、太冲。

方义：期门可健脾疏肝、理气活血，余同上。

操作：将扶阳罐预热 5 ~ 8 分钟，依次温灸心俞、肝俞、脾俞、肾俞、期门、太冲，其中太冲 2 分钟，其余各 5 分钟，每天 1 次，10 次为 1 个疗程。

【调护】

情绪低落与个体的身体状况、心理应激因素、社会应激因素、外界环境条件等密切相关。干预原则主要是去除影响情绪的因素，进行自我心理调适，怡情养性；同时加强身体锻炼，综合调理。调理方案还应注意个体对象的性格、社会、生活等因素。

第二十六节　烦躁易怒

烦躁易怒是指经常自觉烦乱不适，常因微小的精神刺激而突然爆发非常强烈的愤怒和冲动，自我完全不能控制，盛怒之下出现残酷的或破坏性的冲动及攻击行为，这种突然出现的情绪和行为变化与平时不同。本症持续时间短（少于 2 周），并应排除各种疾病（如狂躁症、癫狂、精神分裂等）引起的烦躁易怒。

【判断依据】

以自觉烦乱、容易激怒为主要不适感，其他不适感均为继发或伴发，包括情绪恶劣、激动、大发雷霆等。上述情况时有发生，但每次持续时间不超过 2 周，且不为任何躯体疾病或精神疾病的某一症状。应排除已诊断为肝硬化引起的肝性脑病、癫痫、狂躁症等有烦躁易怒表现者；并应排除因药物原因引起的情绪改变，如长期使用安眠药、吸毒、酗酒等。

【发生原因】

1.遭遇重大事件，如丧偶、离婚、失业、工作变动等，产生心理、精神压力。或学习、工作等受挫，计划未能实现，自觉人生悲观，精神压抑，导致情绪波动，容易激惹。

2.长期受疾病困扰，身体状况不良，导致情绪变化。

3.外界环境影响，如噪音、空气污染等，影响心情；或居住环境较差，影响休息；或长期的阴雨天或漫长的冬季和室内生活，影响心情。

4.长期药物依赖，对情绪产生负面影响。或长期大量吸烟、酗酒，突然戒断，造成身体不适，使人情绪变化。

5.妇女的月经期。

【调理原则】

疏肝理气，清热除烦，宁心安神。

【灸疗方法】

1.艾灸法

（1）艾炷灸

灸材：艾炷、鲜生姜。

制法：将艾绒搓成圆锥状，称为艾炷，小炷如麦粒大，可直接放在穴位上燃烧；

中炷如半截枣核大；大炷如半截橄榄大，常用于隔物灸。每燃烧 1 个称为 1 壮。用鲜生姜制成直径 2～3cm、厚 0.2～0.3cm 的薄片，用针在中间扎一些小孔。

取穴： 肝俞、太冲、合谷、三阴交。

方义： 肝俞能养肝柔肝、补养肝血；太冲能滋肝阴、降肝火；三阴交为阴经交会穴，能调节全身阴阳；合谷为调理保健之要穴。

操作： 把扎有小孔的姜片放在穴位上，上面放置中或大艾炷，点燃施灸。如感觉疼痛可将姜片上提，反复进行，每次灸 5～7 壮，直到局部皮肤潮红为止。每天 1 次，10 次为 1 个疗程。

（2）艾条灸

灸材： 艾条。

制法： 将艾绒用绵纸卷成圆柱形长条，一般长 20cm、直径 1.5cm。也可以直接购买。

取穴： 肝俞、太冲、三阴交、合谷。

方义： 同上。

操作： 将艾条的一端点燃，对准穴位施灸，距皮肤 2～3cm 处进行熏烤，根据患者的热感情况调整合适的距离，当患者感觉温热舒适时固定不动，每穴灸 10～15 分钟，以局部皮肤出现潮红为度。术者可将食、中指置于施灸部位两侧，通过术者的手指感受温热程度，以防止烫伤。每天 1 次，10 次为 1 个疗程。

2. 其他灸法

（1）泥灸

灸材： 微波炉，专用薄膜，有温热、机械压迫作用的专用市售蜡泥。

制法： 直接购买。

取穴： 肝俞、风池、三阴交、太冲。

方义： 风池可清利头目；太冲、肝俞可疏肝解郁；三阴交可健脾胃、益肝肾、调气血、通经络。

操作： 用微波炉将蜡泥加热 3～5 分钟熔化备用。清洁皮肤，用热毛巾将皮肤热敷 3 分钟，待人体感觉蜡泥温度适宜后，将其以上述穴位为中心向四周摊敷，厚度在 1～2cm，盖上专用薄膜，30～40 分钟后取下蜡泥。前 3 天每天做 1 次，3 天后隔 3 天做 1 次，以后可 1 周或 10 天做 1 次。

（2）药物灸

灸材： 吴茱萸粉、食醋。

制法： 取吴茱萸适量，烘干，研细末，装瓶备用。

取穴： 肝俞、太冲、三阴交。

方义： 同上。

操作： 每次用 3～5g 吴茱萸粉，以食醋 5～7mL 调成糊状。直接置于穴区，上盖消毒敷料，以医用胶布固定；或加温至 40℃左右，摊于两层方纱布上（约 5mm 厚），将四周折起，敷贴于穴区，以医用胶布固定。12～24 小时后取下。每天或隔天 1 次。

7 ～ 10 次为 1 个疗程。

（3）红外线灸

灸材：红外线灸疗仪。

制法：直接购买。

取穴：肝俞、太冲、三阴交。

方义：同上。

操作：接通红外线灸疗仪的电源，使辐射器对准穴位。调节辐射器与皮肤的距离，以 30 ～ 60cm 为宜，每次照射 20 ～ 30 分钟，以患者有舒适的温热感、皮肤出现淡红色均匀的斑为宜。每天 1 ～ 2 次，10 次为 1 个疗程，疗程间间隔 3 ～ 5 天。

（4）扶阳罐灸

灸材：扶阳罐。

制法：直接购买。

取穴：肝俞、膈俞、期门、太冲、劳宫、三阴交。

方义：肝俞、膈俞、期门、太冲可疏肝解郁；劳宫为心包经荥穴，可清心除烦；余同上。

操作：将扶阳罐预热 5 ～ 8 分钟，依次温灸上述穴位，其中期门、太冲、劳宫各 2 分钟，其余各 5 分钟，每天 1 次，10 次为 1 个疗程。

【调护】

烦躁易怒多为人体全身内分泌系统失调的表现，在治疗的同时应加强身体锻炼，创造舒适的睡眠环境，保证充足的睡眠，经常进行户外活动，注意饮食要全面营养均衡。

第二十七节　下肢无力

下肢无力是指自觉双下肢筋脉弛缓，软弱无力，休息后可缓解的表现。症状应持续 2 周以上，但应排除各种疾病（如腰椎间盘突出症、脑血管疾病、神经炎、血管闭塞性脉管炎等）引起的下肢无力。在亚健康状态，多见于各种虚弱体质和血瘀体质者。

【判断依据】

以自觉下肢无力为主要不适，其他不适均为继发或伴发，如神疲乏力、腰膝酸软等。上述情况持续 2 周以上，无明显好转，且不为任何一种躯体疾病，如神经系统和运动系统疾病的临床表现。应排除已诊断为某一疾病而有下肢无力表现者，如脑血管意外后遗症等。

【发生原因】

1. 长期高强度体力劳动，造成身体疲劳，出现下肢无力、酸软现象。

2. 长期营养不良，蛋白质、微量元素（尤其是钙、钾）摄入不足。

3. 体内环境改变，激素水平变化等。

4. 个体心理波动造成的自我感觉改变。

5. 年老体虚，肝肾不足，筋骨失养。

【调理原则】

补益肝肾，强筋健骨。

【灸疗方法】

1. 艾灸法

（1）艾条灸

灸材： 艾条。

制法： 将艾绒用绵纸卷成圆柱形长条，一般长 20cm、直径 1.5cm。也可以直接购买。

取穴： 足三里、血海、梁丘、脾俞、肝俞、肾俞。

方义： 足三里、血海、梁丘同用能调理气血；脾俞、肝俞、肾俞同用能补益肝肾、强筋健骨。

操作： 将艾条的一端点燃，对准穴位施灸，距皮肤 2～3cm 处进行熏烤，根据患者的热感情况调整合适的距离，当患者感觉温热舒适时固定不动，每穴灸 10～15 分钟，以局部皮肤出现潮红为度。术者可将食、中指置于施灸部位两侧，通过术者的手指感受温热程度，以防止烫伤。每天 1 次，10 次为 1 个疗程。

（2）温灸器灸

灸材： 艾绒、温灸器。

制法： 温灸器是专门用于施灸的工具，常用的有温盒和温筒。可以直接购买，也可以根据病情就地取材自行制作。

取穴： 足三里、血海、梁丘、脾俞、肝俞、肾俞。

方义： 同上。

操作： 将艾绒放入温灸器，点燃后盖好温灸器的盖子，放于穴位上施灸。以有温热感而无灼痛感为宜，每穴灸 15～20 分钟，至所灸部位皮肤红润为度。每天 1 次，10 次为 1 个疗程。

2. 其他灸法

（1）火龙灸

灸材： 酒精、纱布、湿毛巾、注射器、中药。

制法： 取当归 24g、桂枝 12g、生地黄 15g、牛膝 10g、杜仲 12g、赤芍 12g、红花 12g、川草乌 15g、冰片 1g、甘草 9g 浸泡于 1.5kg 高浓度白酒中，浸泡过程中要经常搅动，2 周后取其浸出液备用。

取穴： 背部督脉、膀胱经第一侧线上。

方义： 督脉总督一身之阳气；膀胱经第一侧线上的背俞穴可补益肝肾、强筋健骨，如肝俞、肾俞等。

操作： 用毛巾将患者头发全部包好，背部用酒精消毒，把纱布条放入药酒中浸透后取出，逐条循经络走向摆放在患者背部督脉、膀胱经第一侧线上，在纱布条上盖两条湿毛巾。沿纱布条的摆放形状，用注射器在毛巾上洒上酒精，并点燃，等患者感到背部灼热，立刻用备好的湿毛巾按照从头至脚的方向扑灭火焰，热感减退后再倒酒精、点火，反复操作 3～5 次。隔 2 天 1 次，5 次为 1 个疗程。

（2）药物灸

灸材： 白芥子 30g、甘遂 15g、细辛 15g、生姜适量。

制法： 将白芥子、甘遂、细辛粉碎研细末，生姜捣烂取汁备用。

取穴： 足三里、血海、梁丘、脾俞、肝俞、肾俞。

方义： 同上。

操作： 将上述药物细末用姜汁调和成团，每个团如黄豆大小，直接放在医用胶布上，然后贴在穴位上，胶布大小约 3cm 见方。每次贴 6 小时，每 3 天 1 次。一般连续贴 5 次即可收到良好效果。

（3）电热灸

灸材： 电热灸疗器。

制法： 直接购买。

取穴： 足三里、血海、梁丘、脾俞、肝俞、肾俞。

方义： 同上。

操作： 接通电热灸疗器电源，打开调节开关，待电热轮发热，调节温度至患者感觉温热为宜，一般在 40℃ 左右。然后在所选的穴区用电热轮刺激治疗，每穴每次 10～30 分钟。对不同穴区进行轮流温灼治疗。每天 1～2 次，7～10 次为 1 个疗程。

（4）扶阳罐灸

灸材： 扶阳罐。

制法： 直接购买。

取穴： 脾俞、足三里、血海、梁丘、肝俞、肾俞、太溪、阳陵泉。

方义： 脾俞、足三里、血海、梁丘同用能健脾调气血，充养肌肉；阳陵泉为筋会，能通调诸筋；太溪可滋阴益肾；余同上。

操作： 将扶阳罐预热 5～8 分钟，依次温灸肝俞、脾俞、肾俞、梁丘、血海、足三里、太溪、阳陵泉，各 5 分钟，每天 1 次，10 次为 1 个疗程。

【调护】

日常生活中应注意加强营养，注重身体锻炼，养成良好的生活、工作、休息习惯。调畅情志、保持良好的心情等都能很好地预防该症的发生。

第七章 常见体质的灸疗调理

中医体质是指人体生命过程中，在先天禀赋和后天获得的基础上所形成的形态结构、生理功能和心理状态方面综合的、相对稳定的固有特质，是人类在生长发育过程中所形成的与自然、社会环境相适应的人体个性特征。不同体质的人有着不同的病理反应状态和发病倾向，因而有着不同的调理方法。本章根据2009年《中医体质分类与判定》标准中体质分类的九个类型，分别介绍常见体质的灸疗调理。

第一节 平和质

平和质即指完全健康人的体质状态。体内阴阳气血调和，以体态适中、面色红润、精力充沛等为主要特征。平和质者性格随和开朗，平素患病较少，对自然环境和社会环境适应能力较强。

【体质特征】

体形匀称健壮，面色、肤色润泽，头发稠密有光泽，目光有神，鼻色明润，嗅觉通利，唇色红润，不易疲劳，精力充沛，耐受寒热，睡眠良好，胃纳佳，二便正常，舌色淡红，苔薄白，脉和缓有力。

【形成原因】

先天禀赋良好，后天调养得当。

【调理原则】

强身健体，防病保健。

【灸疗方法】

1. 艾灸法

（1）艾炷灸

灸材： 艾炷、鲜生姜。

制法： 将艾绒搓成圆锥状，称为艾炷，小炷如麦粒大，可直接放在穴位上燃烧；中炷如半截枣核大；大炷如半截橄榄大，常用于隔物灸。每燃烧1个称为1壮。用鲜生姜制成直径2～3cm、厚0.2～0.3cm的薄片，用针在中间扎一些小孔。

取穴： 关元、足三里、脾俞、肾俞、三阴交、膏肓。

方义： 关元可培补元气；足三里、脾俞可健脾和胃；肾俞可补益肾气；三阴交可疏肝健脾益肾；膏肓可理肺气。

操作： 把扎有小孔的姜片放在穴位上，上面放置中艾炷，点燃施灸。如感觉疼痛可将姜片上提，反复进行，每次灸5～7壮，直到局部皮肤潮红为止。每周灸2次，连续灸 1～3 个月。

（2）艾条灸

灸材：艾条。

制法：将艾绒用绵纸卷成圆柱形长条，一般长 20cm、直径 1.5cm。也可以直接购买。

取穴：关元、神阙、足三里。

方义：关元可培补元气、强身健体；神阙可温补元阳；足三里可健脾和胃。三穴均为养生保健的要穴，灸之可起到调节胃肠功能、提高机体免疫功能、强身健体的作用。

操作：将艾条的一端点燃，对准穴位施灸，距皮肤 2～3cm 处进行熏烤，根据患者的热感情况调整合适的距离，当患者感觉温热舒适时固定不动，每穴灸 10～15 分钟，以局部皮肤出现潮红为度。术者可将食、中指置于施灸部位两侧，通过术者的手指感受温热程度，以防止烫伤。每周 2 次，连续灸 1 个月。

（3）温灸器灸

灸材：艾绒、温灸器。

制法：温灸器是专门用于施灸的工具，常用的有温盒和温筒。可以直接购买，也可以根据病情就地取材自行制作。

取穴：关元、命门、中脘、足三里。

方义：关元、命门可补肾以资先天；中脘、足三里可健脾胃以助后天。

操作：将艾绒放入温灸器，点燃后盖好温灸器的盖子，放于穴位上施灸。以有温热感而无灼痛感为宜，每穴灸 15～20 分钟，至所灸部位皮肤红润为度。隔日灸 1 次，连续灸 3 个月。

2. 其他灸法

（1）泥灸

灸材：微波炉，专用薄膜，有强身保健作用的专用市售蜡泥。

制法：直接购买。

取穴：关元、足三里。

方义：关元可培补元气、强身健体；足三里可健脾和胃。二穴均为养生保健的要穴。

操作：用微波炉将蜡泥加热 3～5 分钟熔化备用。清洁皮肤，用热毛巾将皮肤热敷 3 分钟，待人体感觉蜡泥温度适宜后，将其以穴区为中心向四周摊敷，厚度在 1～2cm，盖上专用薄膜，30～40 分钟后取下蜡泥。前 3 天每天做 1 次，3 天后隔 3 天做 1 次，以后可 1 周或 10 天做 1 次。

（2）药物灸

灸材：乳香、没药、煅鼠粪、青盐、两头尖、续断各 6g，麝香 0.3g；荞麦面、水适量；槐树皮 1 块。

制法：将上述中药共同研成细末，混匀备用。将荞麦面、水和匀后捏成条状，再捏成面圈，直径约 3cm。

取穴： 神阙。

方义： 神阙有温补元阳、调补脾胃、复苏固脱之效，常灸此穴可提高机体免疫功能。

操作： 患者仰卧位。术者把面圈放于脐上，将药末放于脐内，用 1 块槐树皮盖于药上，以大艾炷灸之，每次灸 10～20 壮，以灸之汗出为度。每年中秋日灸 1 次即可。

（3）电热灸

灸材： 电热灸疗器。

制法： 直接购买。

取穴： 关元、足三里、脾俞、肾俞。

方义： 同上。

操作： 接通电热灸疗器电源，打开调节开关，待电热轮发热，调节温度至患者感觉温热为宜，一般在 40℃左右。然后在所选的穴区用电热轮刺激治疗，每穴每次10～30 分钟。对不同穴区进行轮流温灼治疗。每天 1～2 次，7～10 次为 1 个疗程。

（4）扶阳罐灸

灸材： 扶阳罐。

制法： 直接购买。

取穴： 神阙、关元、命门、中脘、足三里。

方义： 同上。

操作： 将扶阳罐预热 5～8 分钟，依次温灸上述穴位各 5 分钟，每天 1 次，10 次为 1 个疗程。

【调护】

平和质是正常的体质，重在维护。平时应注意饮食有节、劳逸结合、坚持锻炼。饮食应有节制，不要过饥过饱，不要常吃过冷过热或不干净的食物，粗细粮食要合理搭配，多吃五谷杂粮、蔬菜瓜果，少食过于油腻及辛辣之物。生活应有规律，不宜食后即睡，不要过度劳累，应劳逸结合，保持充足的睡眠时间。运动重在持之以恒，且应根据年龄和性别参加适度的运动，如年轻人可适当跑步、打球，老年人可适当散步、打太极拳等。

第二节 气虚质

气虚质是指元气不足，以疲乏、气短、自汗等气虚表现为主要特征的一种体质状态。气虚质者性格内向，不喜冒险；易患感冒、内脏下垂等病，病后康复缓慢；不耐受风、寒、暑、湿邪。

【体质特征】

肌肉松软不实，平素语音低弱，气短懒言，容易疲乏，精神不振，易出汗，舌淡红，舌边有齿痕，脉弱。

【形成原因】

先天不足或后天失养所致。如孕育时父母体弱、早产、人工喂养不当、偏食、厌食，或因病后气亏、年老气弱。

【调理原则】

健脾益气，培元补虚。

【灸疗方法】

1. 艾灸法

（1）艾炷灸

灸材： 艾炷、鲜生姜。

制法： 将艾绒搓成圆锥状，称为艾炷，小炷如麦粒大，可直接放在穴位上燃烧；中炷如半截枣核大；大炷如半截橄榄大，常用于隔物灸。每燃烧1个称为1壮。用鲜生姜制成直径2～3cm、厚0.2～0.3cm的薄片，用针在中间扎一些小孔。

取穴： 中脘、足三里、脾俞、胃俞。

方义： 中脘、足三里可健脾和胃；脾俞、胃俞可健脾胃、益气补中。

操作： 把扎有小孔的姜片放在穴位上，上面放置中艾炷，点燃施灸。如感觉疼痛可将姜片上提，反复进行，每次灸3～5壮，直到局部皮肤潮红为止。隔天施灸1次，连续灸1个月。

（2）艾条灸

灸材： 艾条。

制法： 将艾绒用绵纸卷成圆柱形长条，一般长20cm、直径1.5cm。也可以直接购买。

取穴： 风池、大椎、中脘、足三里。

方义： 风池、大椎可疏风解表；中脘、足三里可健脾和胃、补中益气。

操作： 将艾条的一端点燃，对准穴位施灸，距皮肤2～3cm处进行熏烤，根据患者的热感情况调整合适的距离，当患者感觉温热舒适时固定不动，每穴灸10～15分钟，以局部皮肤出现潮红为度。术者可将食、中指置于施灸部位两侧，通过术者的手指感受温热程度，以防止烫伤。每天1次，连续灸1个月。

（3）温灸器灸

灸材： 艾绒、温灸器。

制法： 温灸器是专门用于施灸的工具，常用的有温盒和温筒。可以直接购买，也可以根据病情就地取材自行制作。

取穴： 中脘、足三里、气海、关元。

方义： 中脘、足三里可健脾和胃；气海可培补元气；关元可调理气机、强身健体。

操作： 将艾绒放入温灸器，点燃后盖好温灸器的盖子，放于穴位上施灸。以有温热感而无灼痛感为宜，每穴灸15～20分钟，至所灸部位皮肤红润为度。每天1次，连续灸1个月。

2. 其他灸法

（1）泥灸

灸材： 微波炉，专用薄膜，有健脾益气作用的专用市售蜡泥。

制法： 直接购买。

取穴： 中脘、气海、关元、脾俞、胃俞。

方义： 中脘、脾俞、胃俞可健脾和胃、益气补中，余同上。

操作： 用微波炉将蜡泥加热3～5分钟熔化备用。清洁皮肤，用热毛巾将皮肤热敷3分钟，待人体感觉蜡泥温度适宜后，将其以穴区为中心向四周摊敷，厚度在1～2cm，盖上专用薄膜，30～40分钟后取下蜡泥。前3天每天做1次，3天后隔3天做1次，以后可1周或10天做1次。

（2）药物灸

灸材： 细辛、生姜适量。

制法： 将细辛粉碎研细末，生姜捣烂取汁备用。

取穴： 大椎、肺俞、膏肓、足三里。

方义： 大椎可解表通阳；肺俞可通调肺气；膏肓可调理肺气、益气补虚；余同上。

操作： 将细辛粉用姜汁调和成团，每个团如黄豆大小，直接放在医用胶布上，然后贴在穴位上，胶布大小约3cm见方。每次贴6小时，每3天1次，连续贴5次。

（3）红外线灸

灸材： 红外线灸疗仪。

制法： 直接购买。

取穴： 足三里、气海、肺俞、膏肓。

方义： 同上。

操作： 接通红外线灸疗仪的电源，使辐射器对准穴位。调节辐射器与皮肤的距离，以30～60cm为宜，每次照射20～30分钟，以患者有舒适的温热感、皮肤出现淡红色均匀的斑为宜。每天1次，10次为1个疗程，疗程间间隔3～5天。连续灸1个月。

（4）扶阳罐灸

灸材： 扶阳罐。

制法： 直接购买。

取穴： 大椎、肺俞、膏肓、气海、关元、足三里。

方义： 同上。

操作： 将扶阳罐预热5～8分钟，依次温灸上述穴位各5分钟，每天1次，10次为1个疗程。

【调护】

气虚体质之人宜益气培元，平时应注意食宜益气健脾、起居勿过劳、运动宜柔缓。多食用具有益气健脾作用的食物，如黄豆、白扁豆、鸡肉、香菇、大枣、桂圆、蜂蜜等；少食具有耗气作用的食物，如空心菜、生萝卜等。起居宜有规律，保持充足睡眠，夏季午间应适当休息；平时注意保暖，避免劳动或激烈运动时出汗受风；不要过于劳作，以免损伤正气。可做一些柔缓的运动，如散步、打太极拳、做操等，并持之以恒；不宜做大负荷运动和出大汗的运动，忌用猛力或做长久憋气的动作。应多参加有益的社会活动，多与别人交谈、沟通，以积极进取的态度应对生活。

第三节　阳虚质

阳虚质是指阳气不足，以畏寒怕冷、手足不温等虚寒表现为主要特征的一种体质状态。阳虚质者性格多沉静、内向；易患痰饮、肿胀、泄泻等病，感邪易从寒化；耐夏不耐冬，易感风、寒、湿邪。

【体质特征】

肌肉松软不实，平素畏冷，手足不温，喜热饮食，精神不振，舌淡胖嫩，脉沉迟。

【形成原因】

有先天和后天之分。先天因素如遗传、早产、父母老年得子、孕育时营养失衡等；后天因素如久处寒凉环境、长期偏嗜寒凉之品、房劳过度、久病伤阳等。

【调理原则】

温补脾肾，益气助阳。

【灸疗方法】

1. 艾灸法

（1）艾炷灸

灸材： 艾炷、附子、黄酒。

制法： 将艾绒搓成圆锥状，称为艾炷，小炷如麦粒大，可直接放在穴位上燃烧；中炷如半截枣核大；大炷如半截橄榄大，常用于隔物灸。每燃烧1个称为1壮。将附子研成细末，用黄酒调和，制成直径约3cm、厚约0.8cm的饼，用针在中间扎一些小孔。

取穴： 肾俞、三阴交、关元、中脘、足三里。

方义： 中脘、足三里可温胃健脾；肾俞可培补肾气、强健腰背；三阴交可补益肝肾、健运脾土；关元可温肾固精。

操作： 把扎有小孔的附子饼放在穴位上，上面放置中艾炷，点燃施灸。如感觉疼痛可将附子饼上提，反复进行，每次灸3～5壮，直到局部皮肤潮红为止。隔天施灸1次，连续灸1个月。

（2）艾条灸

灸材： 艾条。

制法： 将艾绒用绵纸卷成圆柱形长条，一般长20cm、直径1.5cm。也可以直接购买。

取穴： 大椎、命门、神阙。

方义： 大椎可通达阳气；命门可温补肾阳；神阙可温补元阳、调补脾胃。

操作： 将艾条的一端点燃，对准穴位施灸，距皮肤2～3cm处进行熏烤，根据患者的热感情况调整合适的距离，当患者感觉温热舒适时固定不动，每穴灸10～15分钟，以局部皮肤出现潮红为度。术者可将食、中指置于施灸部位两侧，通过术者的手指感受温热程度，以防止烫伤。先灸背部大椎、命门穴，最好 2 支艾条同时施灸，能出现循督脉经上通下达的灸感更佳；然后再灸神阙穴。隔天 1 次，或每周 2 次，连续灸 1 个月。

（3）温灸器灸

灸材：艾绒、温灸器。

制法：温灸器是专门用于施灸的工具，常用的有温盒和温筒。可以直接购买，也可以根据病情就地取材自行制作。

取穴：脾俞、胃俞、肾俞、命门、涌泉。

方义：脾俞、胃俞可温补脾胃；肾俞、命门、涌泉可补肾壮阳。

操作：将艾绒放入温灸器，点燃后盖好温灸器的盖子，放于穴位上施灸。以有温热感而无灼痛感为宜，每穴灸 15 ～ 20 分钟，至所灸部位皮肤红润为度。每天 1 次，连续灸 1 个月。

2. 其他灸法

（1）火龙灸

灸材：酒精、纱布、湿毛巾、注射器、中药。

制法：取当归 24g、桂枝 12g、生地黄 15g、牛膝 10g、杜仲 12g、赤芍 12g、红花 12g、川草乌 15g、冰片 1g、甘草 9g 浸泡于 1.5kg 高浓度白酒中，浸泡过程中要经常搅动，2 周后取其浸出液备用。

取穴：背部督脉、膀胱经第一侧线上。

方义：督脉总督一身之阳气；膀胱经第一侧线上的背俞穴可温阳补气，如脾俞、胃俞可温补脾胃，肾俞可培补肾气、强健腰背等。

操作：用毛巾将患者头发全部包好，背部用酒精消毒，把纱布条放入药酒中浸透后取出，逐条循经络走向摆放在患者背部督脉、膀胱经第一侧线上，在纱布条上盖两条湿毛巾。沿纱布条的摆放形状，用注射器在毛巾上洒上酒精，并点燃，等患者感到背部灼热，立刻用备好的湿毛巾按照从头至脚的方向扑灭火焰，热感减退后再倒酒精、点火，反复操作 3 ～ 5 次。隔 2 天 1 次，5 次为 1 个疗程。

（2）蒸灸

灸材：中药、纱布袋、白酒。

制法：把延胡索 20g、木瓜 20g、丹参 20g、黄芪 20g、鸡血藤 20g、制川乌 10g、细辛 10g、羌活 20g、独活 20g、桂枝 20g 放入纱布袋中，以白酒浸泡 30 分钟。

取穴：脾俞、肾俞、足三里、涌泉。

方义：同上。

操作：把泡有中药的白酒加热煮沸后离火，对穴区进行熏蒸，至无热感后加热再行蒸灸。每处施灸 1 ～ 2 次，每日或隔日 1 次，7 ～ 10 次为 1 个疗程。

（3）电热灸

灸材：电热灸疗器。

制法：直接购买。

取穴：脾俞、肾俞、足三里、涌泉。

方义：同上。

操作：接通电热灸疗器电源，打开调节开关，待电热轮发热，调节温度至患者感觉温热为宜，一般在40℃左右。然后在所选的穴区用电热轮刺激治疗，每穴每次10～30分钟。对不同穴区进行轮流温灼治疗。每天1～2次，7～10次为1个疗程。

（4）扶阳罐灸

灸材：扶阳罐。

制法：直接购买。

取穴：命门、肾俞、中脘、神阙、关元、足三里。

方义：命门、肾俞可温阳补肾；中脘、神阙温补元阳、健运脾胃；关元可培补元气、强身健体；余同上。

操作：将扶阳罐预热5～8分钟，依次温灸上述穴位各5分钟，每天1次，10次为1个疗程。

【调护】

阳虚体质之人宜温阳益气。平时应注意食宜温阳、起居要保暖、运动要避风寒。平时可多食牛肉、羊肉、韭菜、生姜等温阳之品，少食梨、西瓜、荸荠等生冷寒凉食物，少饮绿茶；居住环境应空气流通，秋冬注意保暖，夏季避免长时间处于空调房间，平时注意足下、背部及下腹部丹田部位的防寒保暖，防止出汗过多。可在阳光充足的情况下适当进行户外活动，运动以舒缓柔和为宜，如慢跑、散步、做广播操，夏天不宜做过分剧烈的运动，冬天避免在大风、大寒、大雾、大雪及空气污染的环境中锻炼。应多与别人交谈，平时多听一些激扬、高亢、豪迈的音乐，让人体机能适度兴奋一下。

第四节　阴虚质

阴虚质是指阴液亏少，以口燥咽干、手足心热等虚热表现为主要特征的一种体质状态。阴虚质者性情急躁，外向好动，活泼；易患虚劳、失精、不寐等病，感邪易从热化；耐冬不耐夏，不耐受暑、热、燥邪。

【体质特征】

体形偏瘦，手足心热，口燥咽干，鼻微干，喜冷饮，大便干燥，舌红少津，脉细数。

【形成原因】

先天遗传，或后天失养，如经常熬夜、长期处于炎热环境、喜嗜辛辣或常服用助热利湿之方药等。

【调理原则】

培元补肾，滋阴降火。

【灸疗方法】

1. 艾灸法

（1）艾炷灸

灸材： 艾炷、鲜生姜。

制法： 将艾绒搓成圆锥状，称为艾炷，小炷如麦粒大，可直接放在穴位上燃烧；中炷如半截枣核大；大炷如半截橄榄大，常用于隔物灸。每燃烧1个称为1壮。用鲜生姜制成直径2～3cm、厚0.2～0.3cm的薄片，用针在中间扎一些小孔。

取穴： 肺俞、脾俞、肾俞、心俞。

方义： 肺俞可培补肺阴；心俞、肾俞可滋补肾阴、交通心肾；脾俞可健脾以助津液生化。

操作： 把扎有小孔的姜片放在穴位上，上面放置中艾炷，点燃施灸。如感觉疼痛可将姜片上提，反复进行，每次灸3～5壮。每周灸2次，连续灸1个月。

（2）艾条灸

灸材： 艾条。

制法： 将艾绒用绵纸卷成圆柱形长条，一般长20cm、直径1.5cm。也可以直接购买。

取穴： 脾俞、肺俞、肾俞、太溪、三阴交、涌泉。

方义： 肾俞、太溪可滋补肾阴；三阴交可滋补肝肾；涌泉可引火归原；余同上。

操作： 将艾条的一端点燃，对准穴位施灸，距皮肤2～3cm处进行熏烤，根据患者的热感情况调整合适的距离，当患者感觉温热舒适时固定不动，每穴灸5～10分钟。术者可将食、中指置于施灸部位两侧，通过术者的手指感受温热程度，以防止烫伤。每周灸2次，连续灸1个月。

（3）温灸器灸

灸材： 艾绒、温灸器。

制法： 温灸器是专门用于施灸的工具，常用的有温盒和温筒。可以直接购买，也可以根据病情就地取材自行制作。

取穴： 肺俞、脾俞、肾俞、太溪。

方义： 同上。

操作： 将艾绒放入温灸器，点燃后盖好温灸器的盖子，放于穴位上施灸。以有温热感而无灼痛感为宜，每穴灸15～20分钟，至所灸部位皮肤红润为度。每周灸2次，连续灸1个月。

2. 其他灸法

（1）蒸灸

灸材： 中药、纱布袋、醋。

制法： 把延胡索20g、木瓜20g、丹参20g、黄芪20g、鸡血藤20g、制川乌10g、细辛10g、羌活20g、独活20g、桂枝20g放入纱布袋中，以醋浸泡30分钟。

取穴： 脾俞、肺俞、肾俞、太溪、三阴交。

方义：同上。

操作：把泡有中药的醋加热煮沸后离火，对穴区进行熏蒸，至无热感后加热再行蒸灸。每处施灸 1 ～ 2 次，每日或隔日 1 次。7 ～ 10 次为 1 个疗程。

（2）药物灸

灸材：大蒜（以紫皮蒜为优）适量。

制法：将大蒜捣烂如泥，备用。

取穴：脾俞、心俞、太溪、三阴交、涌泉。

方义：心俞、太溪可交通心肾、滋阴降火；余同上。

操作：取 3 ～ 5g 大蒜泥敷贴在施灸部位 1 ～ 3 小时，以局部皮肤发痒、变红起泡为度。每 3 天 1 次，连续贴 3 次。

（3）灯火灸

灸材：灯心草、麻油。

制法：灯心草 10 ～ 15cm 长一根，蘸麻油少许，浸 3 ～ 4cm。

取穴：肺俞、心俞、脾俞、肾俞、三阴交、涌泉。

方义：同上。

操作：选择烧灼穴位，并在皮肤上做标记。用拇、食指捏住蘸麻油的灯心草，点燃浸油端，迅速敏捷地向选定的穴位处烧灼，一触即提起，可听见清脆的爆响声，如无爆响声可重复 1 次。3 ～ 5 天 1 次，5 ～ 7 次为 1 个疗程。

（4）扶阳罐灸

灸材：扶阳罐。

制法：直接购买。

取穴：肺俞、心俞、脾俞、肾俞、三阴交、太溪、涌泉。

方义：同上。

操作：将扶阳罐预热 5 ～ 8 分钟，依次温灸上述穴位各 5 分钟，每天 1 次，10 次为 1 个疗程。

【调护】

阴虚体质之人宜滋阴降火。平时应注意食宜滋阴、起居忌熬夜、运动勿太过。宜多食猪瘦肉、鸭肉、绿豆、冬瓜等甘凉滋润之品，少食羊肉、韭菜、辣椒、葵花子等性温燥烈之品。起居应有规律，居住环境宜安静，避免熬夜、剧烈运动和在高温酷暑下工作，不宜洗桑拿。适合做有氧运动，可选择太极拳、太极剑等动静结合的传统健身项目，锻炼时要控制出汗量，注意及时补充水分。平时应克制急躁情绪，遇事要冷静，正确对待顺境和逆境。平时多听一些曲调舒缓、轻柔、抒情的音乐，防止恼怒；可以用练书法、下棋来怡情悦性，用旅游来寄情山水、陶冶情操。

第五节 痰湿质

痰湿质是指痰湿凝聚，以形体肥胖、腹部肥满、口黏苔腻等痰湿表现为主要特征的一种体质状态。痰湿质者性格偏温和、稳重，多善于忍耐；易患消渴、中风、胸痹等病；对梅雨季节及湿重环境适应能力差。

【体质特征】

体形肥胖，腹部肥满松软；面部皮肤油脂较多，多汗且黏，胸闷，痰多，口黏腻或甜，喜食肥甘甜黏，苔腻，脉滑。

【形成原因】

先天禀赋，或后天饮食起居、疾病和药物的影响所致。如嗜食肥甘厚味，或疾病日久，或滥用某些特殊药物等。

【调理原则】

健脾化痰，行气祛湿。

【灸疗方法】

1. 艾灸法

（1）艾炷灸

灸材： 艾炷、鲜生姜。

制法： 将艾绒搓成圆锥状，称为艾炷，小炷如麦粒大，可直接放在穴位上燃烧；中炷如半截枣核大；大炷如半截橄榄大，常用于隔物灸。每燃烧 1 个称为 1 壮。用鲜生姜制成直径 2～3cm、厚 0.2～0.3cm 的薄片，用针在中间扎一些小孔。

取穴： 中脘、足三里、丰隆、阴陵泉、三阴交。

方义： 中脘、足三里可健运脾胃，以绝生痰之源；丰隆可降逆祛痰；阴陵泉可利湿降浊；三阴交可健脾疏肝、行气通络。

操作： 把扎有小孔的姜片放在穴位上，上面放置中或大艾炷，点燃施灸。如感觉疼痛可将姜片上提，反复进行，每次灸 5～7 壮，直到局部皮肤潮红为止。每天 1 次，10 次为 1 个疗程。

（2）艾条灸

灸材： 艾条。

制法： 将艾绒用绵纸卷成圆柱形长条，一般长 20cm、直径 1.5cm。也可以直接购买。

取穴： 足三里、丰隆、阴陵泉、合谷、内关。

方义： 合谷可行气通络；内关可和胃降逆；余同上。

操作： 将艾条的一端点燃，对准穴位施灸，距皮肤 2～3cm 处进行熏烤，根据患者的热感情况调整合适的距离，当患者感觉温热舒适时固定不动，每穴灸 10～15 分钟，以局部皮肤出现潮红为度。术者可将食、中指置于施灸部位两侧，通过术者的手指感受温热程度，以防止烫伤。每天 1 次，10 次为 1 个疗程。

（3）温灸器灸

灸材： 艾绒、温灸器。

制法： 温灸器是专门用于施灸的工具，常用的有温盒和温筒。可以直接购买，也可以根据病情就地取材自行制作。

取穴：中脘、膻中、脾俞、胃俞。

方义：中脘、脾俞、胃俞可健脾化痰；膻中可行气宽中。

操作：将艾绒放入温灸器，点燃后盖好温灸器的盖子，放于穴位上施灸。以有温热感而无灼痛感为宜，每穴灸 15 ～ 20 分钟，至所灸部位皮肤红润为度。每天 1 次，10 次为 1 个疗程。

2. 其他灸法

（1）火龙灸

灸材：酒精、纱布、湿毛巾、注射器、中药。

制法：取当归 24g、桂枝 12g、生地黄 15g、牛膝 10g、杜仲 12g、赤芍 12g、红花 12g、川草乌 15g、冰片 1g、甘草 9g 浸泡于 1.5kg 高浓度白酒中，浸泡过程中要经常搅动，2 周后取其浸出液备用。

取穴：背部督脉、膀胱经第一侧线上。

方义：督脉总督一身之阳气；膀胱经第一侧线上的背俞穴可化痰祛湿，如脾俞、胃俞可健脾胃、化痰祛湿等。

操作：用毛巾将患者头发全部包好，背部用酒精消毒，把纱布条放入药酒中浸透后取出，逐条循经络走向摆放在患者背部督脉、膀胱经第一侧线上，在纱布条上盖两条湿毛巾。沿纱布条的摆放形状，用注射器在毛巾上洒上酒精，并点燃，等患者感到背部灼热，立刻用备好的湿毛巾按照从头至脚的方向扑灭火焰，热感减退后再倒酒精、点火，反复操作 3 ～ 5 次。隔 2 天 1 次，5 次为 1 个疗程。

（2）药物灸

灸材：白芥子 7g、延胡索 7g、甘遂 4g、细辛 4g、鲜生姜适量。

制法：将上药共研细末储瓶，生姜捣烂取汁备用。

取穴：中脘、足三里、丰隆、阴陵泉、合谷、内关。

方义：同上。

操作：将上述药物细末用姜汁调成糊膏状，取黄豆大小直接放在医用胶布上，然后贴在穴位上。成人一般贴 4 ～ 6 小时后揭去。敷贴最佳节气常选择夏季三伏天和冬季三九天。每周敷贴 2 次，4 周为 1 个疗程，一般使用 1 ～ 2 个疗程。

（3）红外线灸

灸材：红外线灸疗仪。

制法：直接购买。

取穴：足三里、丰隆、阴陵泉、三阴交。

方义：同上。

操作：接通红外线灸疗仪的电源，使辐射器对准穴位。调节辐射器与皮肤的距离，以 30 ～ 60cm 为宜，每次照射 20 ～ 30 分钟，以患者有舒适的温热感、皮肤出现淡红色均匀的斑为宜。每天 1 ～ 2 次，10 次为 1 个疗程，疗程间间隔 3 ～ 5 天。

（4）扶阳罐灸

灸材：扶阳罐。

制法： 直接购买。

取穴： 脾俞、肾俞、神阙、中脘、足三里、丰隆、阴陵泉。

方义： 脾俞、肾俞、神阙可温补脾肾，健脾利湿；余同上。

操作： 将扶阳罐预热 5 ～ 8 分钟，依次温灸上述穴位各 5 分钟，每天 1 次，10 次为 1 个疗程。

【调护】

痰湿体质之人宜化痰祛湿。平时应注意食宜清淡、起居忌潮湿、运动宜渐进。饮食应以清淡为主，少食肥肉及甜、黏、油腻的食物，可多食海带、冬瓜等。居住环境宜干燥而不宜潮湿，平时多进行户外活动，不要过于安逸。衣着应透气散湿，应经常晒太阳或进行日光浴。在湿冷的气候条件下，应减少户外活动，避免受寒淋雨。因形体肥胖，易于困倦，故应根据自己的具体情况循序渐进，长期坚持运动锻炼，如散步、慢跑、打乒乓球、打羽毛球、打网球、游泳、练武术及适合自己的各种舞蹈。

第六节　湿热质

湿热质是指湿热内蕴，以面垢油光、口苦、苔黄腻等湿热表现为主要特征的一种体质状态。湿热质者容易心烦急躁，易患疮疖、黄疸、热淋等病，对夏末秋初的湿热气候，以及湿重或气温偏高的环境均较难适应。

【体质特征】

形体中等或偏瘦，面垢油光，易生痤疮，口苦口干，身重困倦，大便黏滞不畅或燥结，小便短黄，男性易阴囊潮湿，女性易带下增多，舌质偏红，苔黄腻，脉滑数。

【形成原因】

先天遗传因素，或后天因素，如经常熬夜、居住地潮湿、长期处于湿热环境，或过食辛温助热、甘温滋腻之品等。

【调理原则】

健脾化湿，清热利湿。

【灸疗方法】

1. 艾灸法

（1）艾炷灸

灸材： 豆豉、花椒、鲜生姜、青盐、葱白各等份。

制法： 用上述药物共捣成泥状，制成约 1cm 厚的药饼，用针在中间扎一些小孔。

取穴： 中极、足三里、阴陵泉、三阴交、合谷、曲池。

方义： 中极可清理下焦、利湿化浊；足三里可健脾利湿；阴陵泉可清热利湿；三阴交可健脾利湿、调理肝肾；合谷、曲池可清热行气。

操作： 把扎有小孔的药饼放在穴位上，上面放置中或大艾炷，点燃施灸。如感觉疼痛可将药饼上提，反复进行，每次灸 3 ～ 5 壮，直到局部皮肤潮红为止。每天 1 次，10 次为 1 个疗程。

（2）艾条灸

灸材：艾条。

制法：将艾绒用绵纸卷成圆柱形长条，一般长 20cm、直径 1.5cm。也可以直接购买。

取穴：阴陵泉、三阴交、行间、阳陵泉、隐白、内庭。

方义：行间、阳陵泉可清泻肝胆经火毒；隐白、内庭可清泻脾胃湿热；余同上。

操作：将艾条的一端点燃，对准穴位施灸，距皮肤 2 ～ 3cm 处进行熏烤，根据患者的热感情况调整合适的距离，当患者感觉温热舒适时固定不动，每穴灸 10 ～ 15 分钟，以局部皮肤出现潮红为度。术者可将食、中指置于施灸部位两侧，通过术者的手指感受温热程度，以防止烫伤。每天 1 次，10 次为 1 个疗程。

（3）温灸器灸

灸材：艾绒、温灸器。

制法：温灸器是专门用于施灸的工具，常用的有温盒和温筒。可以直接购买，也可以根据病情就地取材自行制作。

取穴：中极、膀胱俞、白环俞、脾俞、肝俞。

方义：膀胱俞、白环俞可促进气化，以利化湿；脾俞可健脾，肝俞可行气，以助化湿；余同上。

操作：将艾绒放入温灸器，点燃后盖好温灸器的盖子，放于穴位上施灸。以有温热感而无灼痛感为宜，每穴灸 15 ～ 20 分钟，至所灸部位皮肤红润为度。每天 1 次，10 次为 1 个疗程。

2. 其他灸法

（1）泥灸

灸材：微波炉，专用薄膜，有清热利湿作用的专用市售蜡泥。

制法：直接购买。

取穴：膀胱俞、白环俞、脾俞、肝俞。

方义：同上。

操作：用微波炉将蜡泥加热 3 ～ 5 分钟熔化备用。清洁皮肤，用热毛巾将皮肤热敷 3 分钟，待人体感觉蜡泥温度适宜后，将其以穴区为中心向四周摊敷，厚度在 1 ～ 2cm，盖上专用薄膜，30 ～ 40 分钟后取下蜡泥。前 3 天每天做 1 次，3 天后隔 3 天做 1 次，以后可 1 周或 10 天做 1 次。

（2）灯火灸

灸材：灯心草、麻油。

制法：灯心草 10 ～ 15cm 长一根，蘸麻油少许，浸 3 ～ 4cm。

取穴：中极、足三里、阴陵泉、三阴交。

方义：同上。

操作：选择烧灼穴位，并在皮肤上做标记。用拇、食指捏住蘸麻油的灯心草，点燃浸油端，迅速敏捷地向选定的穴位处烧灼，一触即提起，可听见清脆的爆响声，如无爆响声可重复 1 次。3～5 天 1 次，5～7 次为 1 个疗程。

（3）电热灸

灸材：电热灸疗器。

制法：直接购买。

取穴：中极、膀胱俞、阴陵泉、三阴交、合谷。

方义：同上。

操作：接通电热灸疗器电源，打开调节开关，待电热轮发热，调节温度至患者感觉温热为宜，一般在 40℃左右。然后在所选的穴区用电热轮刺激治疗，每穴每次 10～30 分钟。对不同穴区进行轮流温灼治疗。每天 1～2 次，7～10 次为 1 个疗程。

（4）扶阳罐灸

灸材：扶阳罐。

制法：直接购买。

取穴：中极、足三里、阴陵泉、三阴交、合谷、曲池。

方义：同上。

操作：将扶阳罐预热 5～8 分钟，依次温灸上述穴位各 5 分钟，每天 1 次，10 次为 1 个疗程。

【调护】

湿热体质之人宜清热利湿。平时应注意食忌辛温滋腻、起居避暑湿、运动宜增强。饮食以清淡为主，可多食赤小豆、绿豆、芹菜、黄瓜、藕等甘寒、甘平的食物。少食羊肉、韭菜、生姜、辣椒、胡椒、花椒等甘温滋腻及火锅、烹炸、烧烤等辛温助热的食物。避免居住在低洼潮湿的地方，居住环境宜干燥、通风。不要熬夜、过于劳累，应保持充足而有规律的睡眠。盛夏暑湿较重的季节应减少户外活动的时间。适合做大强度、大运动量的锻炼，如中长跑、游泳、爬山、各种球类、武术等。夏天由于气温高、湿度大，最好选择凉爽时锻炼。

第七节　血瘀质

血瘀质是指血行不畅，以肤色晦暗、舌质紫暗等血瘀表现为主要特征的一种体质状态。血瘀质者易烦，健忘；易患癥瘕及痛证、血证等；不耐受寒邪。

【体质特征】

形体胖瘦均见，肤色晦暗，色素沉着，容易出现瘀斑，口唇暗淡，舌暗或有瘀点，舌下络脉紫暗或增粗，脉涩。

【形成原因】

先天遗传因素，或后天因素，如长期强烈的精神刺激，饮食膏粱厚味且过于安逸，久病致瘀，或久服寒凉药物或食物等。

【调理原则】

行气活血，化瘀通络。

【灸疗方法】

1. 艾灸法

（1）艾炷灸

灸材：艾炷、鲜生姜。

制法：将艾绒搓成圆锥状，称为艾炷，小炷如麦粒大，可直接放在穴位上燃烧；中炷如半截枣核大；大炷如半截橄榄大，常用于隔物灸。每燃烧 1 个称为 1 壮。用鲜生姜制成直径 2～3cm、厚 0.2～0.3cm 的薄片，用针在中间扎一些小孔。

取穴：期门、阳陵泉、血海、三阴交、足三里。

方义：期门可疏肝解郁、宽胸理气；阳陵泉可理肝胆、调气血；血海可活血化瘀；三阴交可健脾疏肝、行气通络；足三里可补益脾胃、调和气血。

操作：把扎有小孔的姜片放在穴位上，上面放置中或大艾炷，点燃施灸。如感觉疼痛可将姜片上提，反复进行，每次灸 3～5 壮，直到局部皮肤潮红为止。隔日灸 1 次，连续灸 20 次。

（2）艾条灸

灸材：艾条。

制法：将艾绒用绵纸卷成圆柱形长条，一般长 20cm、直径 1.5cm。也可以直接购买。

取穴：太冲、阳陵泉、血海、三阴交、膻中。

方义：太冲可疏肝理气；膻中可宽胸理气；余同上。

操作：将艾条的一端点燃，对准穴位施灸，距皮肤 2～3cm 处进行熏烤，根据患者的热感情况调整合适的距离，当患者感觉温热舒适时固定不动，每穴灸 10～15 分钟，以局部皮肤出现潮红为度。术者可将食、中指置于施灸部位两侧，通过术者的手指感受温热程度，以防止烫伤。每天 1 次，7 次为 1 个疗程。

（3）温灸器灸

灸材：艾绒、温灸器。

制法：温灸器是专门用于施灸的工具，常用的有温盒和温筒。可以直接购买，也可以根据病情就地取材自行制作。

取穴：期门、膈俞、膻中。

方义：膈俞可活血化瘀，余同上。

操作：将艾绒放入温灸器，点燃后盖好温灸器的盖子，放于穴位上施灸。以有温热感而无灼痛感为宜，每穴灸 15～20 分钟，至所灸部位皮肤红润为度。每天 1 次，7 次为 1 个疗程。

2. 其他灸法

（1）火龙灸

灸材：酒精、纱布、湿毛巾、注射器、中药。

制法：取当归 24g、桂枝 12g、生地黄 15g、牛膝 10g、杜仲 12g、赤芍 12g、红花 12g、川草乌 15g、冰片 1g、甘草 9g 浸泡于 1.5kg 高浓度白酒中，浸泡过程中要经常搅动，2周后取其浸出液备用。

取穴：背部督脉、膀胱经第一侧线上。

方义：督脉总督一身之阳气；膀胱经第一侧线上的背俞穴可疏通经络、行气活血，如肝俞可疏肝理气、膈俞可活血化瘀等。

操作：用毛巾将患者头发全部包好，背部用酒精消毒，把纱布条放入药酒中浸透后取出，逐条循经络走向摆放在患者背部督脉、膀胱经第一侧线上，在纱布条上盖两条湿毛巾。沿纱布条的摆放形状，用注射器在毛巾上洒上酒精，并点燃，等患者感到背部灼热，立刻用备好的湿毛巾按照从头至脚的方向扑灭火焰，热感减退后再倒酒精、点火，反复操作3～5次。隔2天1次，5次为1个疗程。

（2）泥灸

灸材：微波炉，专用薄膜，有活血化瘀作用的专用市售蜡泥。

制法：直接购买。

取穴：肝俞、膈俞、三阴交、足三里。

方义：肝俞可疏肝理气，余同上。

操作：用微波炉将蜡泥加热3～5分钟熔化备用。清洁皮肤，用热毛巾将皮肤热敷3分钟，待人体感觉蜡泥温度适宜后，将其以穴区为中心向四周摊敷，厚度在1～2cm，盖上专用薄膜，30～40分钟后取下蜡泥。前3天每天做1次，3天后隔3天做1次，以后可1周或10天做1次。

（3）红外线灸

灸材：红外线灸疗仪。

制法：直接购买。

取穴：期门、阳陵泉、血海、三阴交、合谷。

方义：合谷可行气通络，余同上。

操作：接通红外线灸疗仪的电源，使辐射器对准穴位。调节辐射器与皮肤的距离，以30～60cm为宜，每次照射20～30分钟，以患者有舒适的温热感、皮肤出现淡红色均匀的斑为宜。每天1～2次，10次为1个疗程，疗程间间隔3～5天。

（4）扶阳罐灸

灸材：扶阳罐。

制法：直接购买。

取穴：膈俞、肝俞、曲池、合谷、血海、三阴交、太冲。

方义：膈俞为"血之会"，与肝俞、太冲合用可疏肝理气，活血化瘀；曲池可活血止痛；余同上。

操作：将扶阳罐预热5～8分钟，依次温灸上述穴位，其中太冲温灸2分钟，其余各5分钟，每天1次，10次为1个疗程。

【调护】

血瘀体质之人宜活血化瘀。平时应注意食宜行气活血、起居勿安逸、运动促血行。多食山楂、醋、玫瑰花、金橘等具有活血、散结、行气、疏肝解郁作用的食物，少食肥肉等滋腻之品。作息时间宜有规律，应保持足够的睡眠，可早睡早起多锻炼，不可过于安逸，以免气机郁滞而致血行不畅。可进行一些有助于促进气血运行的运动项目，如各种舞蹈、步行健身法、徒手健身操等。

第八节　气郁质

气郁质是指气机郁滞，以神情抑郁、忧虑脆弱等气郁表现为主要特征的一种体质状态。气郁质者性格内向不稳定、敏感多虑，易患脏躁、梅核气、百合病及郁证等，对精神刺激适应能力较差；不适应阴雨天气。

【体质特征】

形体以瘦者为多，神情抑郁，情感脆弱，烦闷不乐，舌淡红，苔薄白，脉弦。

【形成原因】

先天遗传，或后天失养，如经常熬夜，或长期压力过大，思虑过度，或突发的精神刺激等。

【调理原则】

疏肝解郁，行气通络。

【灸疗方法】

1. 艾灸法

（1）艾炷灸

灸材：艾炷、厚朴、鲜生姜适量。

制法：将艾绒搓成圆锥状，称为艾炷，小炷如麦粒大，可直接放在穴位上燃烧；中炷如半截枣核大；大炷如半截橄榄大，常用于隔物灸。每燃烧1个称为1壮。先把鲜生姜捣汁，然后将厚朴适量研成细末，加入生姜汁调成膏状，捏成厚约3mm的圆饼，用针在中间扎一些小孔。

取穴：肝俞、期门、三阴交、合谷、天突。

方义：肝俞、期门可疏肝解郁、宽胸理气；三阴交可健脾疏肝、行气通络；合谷可行气通络；天突可化痰理气。

操作：把扎有小孔的厚朴饼放在穴位上，上面放置中或大艾炷，点燃施灸。如感觉疼痛可将厚朴饼上提，反复进行，每次灸3～5壮，直到局部皮肤潮红为止。每天1次，10次为1个疗程。

（2）艾条灸

灸材：艾条。

制法：将艾绒用绵纸卷成圆柱形长条，一般长20cm、直径1.5cm。也可以直接购买。

取穴：期门、阳陵泉、膻中、三阴交、合谷。

方义：阳陵泉可理肝胆、调气血；膻中可行气宽中；余同上。

操作：将艾条的一端点燃，对准穴位施灸，距皮肤2～3cm处进行熏烤，根据患者的热感情况调整合适的距离，当患者感觉温热舒适时固定不动，每穴灸 10～15 分钟，以局部皮肤出现潮红为度。术者可将食、中指置于施灸部位两侧，通过术者的手指感受温热程度，以防止烫伤。每天 1 次，10 次为 1 个疗程。

（3）温灸器灸

灸材：艾绒、温灸器。

制法：温灸器是专门用于施灸的工具，常用的有温盒和温筒。可以直接购买，也可以根据病情就地取材自行制作。

取穴：肝俞、期门、胆俞、膻中。

方义：胆俞可疏肝利胆、清热化湿，余同上。

操作：将艾绒放入温灸器，点燃后盖好温灸器的盖子，放于穴位上施灸。以有温热感而无灼痛感为宜，每穴灸 15～20 分钟，至所灸部位皮肤红润为度。每天 1 次，10 次为 1 个疗程。

2. 其他灸法

（1）蒸灸

灸材：中药、纱布袋、白酒。

制法：把延胡索 20g、木瓜 20g、丹参 20g、黄芪 20g、鸡血藤 20g、制川乌 10g、细辛 10g、羌活 20g、独活 20g、桂枝 20g 放入纱布袋中，以白酒浸泡 30 分钟。

取穴：肝俞、胆俞、期门、膻中。

方义：同上。

操作：把泡有中药的白酒加热煮沸后离火，对穴区进行熏蒸，至无热感后加热再行蒸灸。每处施灸 1～2 次，每日或隔日 1 次。7～10 次为 1 个疗程。

（2）药物灸

灸材：白芥子 30g、甘遂 15g、细辛 15g、生姜适量。

制法：将白芥子、甘遂、细辛粉碎研细末，生姜捣烂取汁备用。

取穴：阳陵泉、太冲、三阴交、合谷、天突。

方义：太冲可疏肝理气，余同上。

操作：将上述药物细末用姜汁调和成团，每个团如黄豆大小，直接放在医用胶布上，然后贴在穴位上，胶布大小约 3cm 见方。每次贴 6 小时，每 3 天 1 次。一般连续贴 5 次即可收到良好效果。

（3）电热灸

灸材：电热灸疗器。

制法：直接购买。

取穴：期门、阳陵泉、三阴交、合谷、天突。

方义：同上。

操作：接通电热灸疗器电源，打开调节开关，待电热轮发热，调节温度至患者感觉温热为宜，一般在 40℃ 左右。然后在所选的穴区用电热轮刺激治疗，每穴每次 10～30 分钟。对不同穴区进行轮流温灼治疗。每天 1～2 次，7～10 次为 1 个疗程。

（4）扶阳罐灸

灸材： 扶阳罐。

制法： 直接购买。

取穴： 肝俞、期门、太冲、膻中。

方义： 同上。

操作： 将扶阳罐预热 5～8 分钟，依次温灸上述穴位，其中太冲温灸 2 分钟，其余各 5 分钟，每天 1 次，10 次为 1 个疗程。

【调护】

气郁体质之人宜行气解郁。平时应注意食宜宽胸理气、起居宜动不宜静、宜参加群体活动。多食黄花菜、海带、山楂、玫瑰花等具有行气、解郁、消食作用的食物。居住环境应安静，防止嘈杂的环境影响心情，应保持有规律的睡眠，睡前避免饮茶、咖啡和可可等具有提神醒脑作用的饮料。应尽量增加户外活动，可坚持较大量的运动锻炼，如跑步、登山、游泳、武术等。要经常有意识地参加集体性的活动，多跟其他人交往，多交朋友，如参加群众性的体育运动项目，如打球、跳舞、下棋等，以便更多地融入社会。

第九节　特禀质

特禀质是指先天失常，以生理缺陷、过敏反应等为主要特征的一种体质状态。特禀质者的性格随禀质不同而情况各异，过敏体质者易患哮喘、荨麻疹、花粉症及药物过敏等；遗传性疾病有如血友病、先天愚型等；胎传性疾病有如五迟（立迟、行迟、发迟、齿迟和语迟）、五软（头软、项软、手足软、肌肉软、口软）、解颅、胎惊等；对外界环境适应能力差，对易致过敏季节适应能力差，易引发宿疾。

【体质特征】

过敏体质者形体一般无特殊；先天禀赋异常者或有畸形，或有生理缺陷。过敏体质者常见哮喘、风团、咽痒、鼻塞、喷嚏等；患遗传性疾病者有垂直遗传、先天性、家族性特征；患胎传性疾病者具有母体影响胎儿个体生长发育及相关疾病特征。

【形成原因】

先天遗传因素；或环境因素，环境中存在易过敏物质，如油漆、药物、染料和某些微生物、寄生虫、植物花粉等；或对某些食物、药物过敏；等等。

【调理原则】

益气固表，凉血消风。

【灸疗方法】

1.艾灸法

（1）艾炷灸

灸材： 艾炷、鲜生姜。

制法： 将艾绒搓成圆锥状，称为艾炷，小炷如麦粒大，可直接放在穴位上燃烧；

中炷如半截枣核大；大炷如半截橄榄大，常用于隔物灸。每燃烧 1 个称为 1 壮。用鲜生姜制成直径 2 ～ 3cm、厚 0.2 ～ 0.3cm 的薄片，用针在中间扎一些小孔。

取穴： 曲池、合谷、血海、膈俞、阴陵泉、足三里。

方义： 曲池、合谷可疏风解表，清泻阳明热邪；血海、膈俞可调理营血，以收"治风先治血，血行风自灭"之效；阴陵泉可清热利湿；足三里可补益脾胃、调和气血。

操作： 把扎有小孔的姜片放在穴位上，上面放置中或大艾炷，点燃施灸。如感觉疼痛可将姜片上提，反复进行，每次灸 3 ～ 5 壮，直到局部皮肤潮红为止。每天 1 次，3 次为 1 个疗程。

（2）艾条灸

灸材： 艾条。

制法： 将艾绒用绵纸卷成圆柱形长条，一般长 20cm、直径 1.5cm。也可以直接购买。

取穴： 曲池、合谷、风池、血海、三阴交。

方义： 风池可疏风解表；血海、三阴交可调营活血；余同上。

操作： 将艾条的一端点燃，对准穴位施灸，距皮肤 2 ～ 3cm 处进行熏烤，根据患者的热感情况调整合适的距离，当患者感觉温热舒适时固定不动，每穴灸 10 ～ 15 分钟，以局部皮肤出现潮红为度。术者可将食、中指置于施灸部位两侧，通过术者的手指感受温热程度，以防止烫伤。每天 1 次，5 次为 1 个疗程。

（3）温灸器灸

灸材： 艾绒、温灸器。

制法： 温灸器是专门用于施灸的工具，常用的有温盒和温筒。可以直接购买，也可以根据病情就地取材自行制作。

取穴： 曲池、合谷、血海、三阴交、足三里。

方义： 同上。

操作： 将艾绒放入温灸器，点燃后盖好温灸器的盖子，放于穴位上施灸。以有温热感而无灼痛感为宜，每穴灸 15 ～ 20 分钟，至所灸部位皮肤红润为度。每天 1 次，5 次为 1 个疗程。

2. 其他灸法

（1）灯火灸

灸材： 灯心草、麻油。

制法： 灯心草 10 ～ 15cm 长一根，蘸麻油少许，浸 3 ～ 4cm。

取穴： 曲池、合谷、血海、三阴交、委中、阳陵泉。

方义： 委中可清泄血热；阳陵泉可理肝胆、调气血；余同上。

操作： 选择烧灼穴位，并在皮肤上做标记。用拇、食指捏住蘸麻油的灯心草，点燃浸油端，迅速敏捷地向选定的穴位处烧灼，一触即提起，可听见清脆的爆响声，如无爆响声可重复 1 次。3 ～ 5 天 1 次，5 ～ 7 次为 1 个疗程。

（2）红外线灸

灸材： 红外线灸疗仪。

制法： 直接购买。

取穴： 曲池、合谷、血海、三阴交、阴陵泉、足三里。

方义： 同上。

操作： 接通红外线灸疗仪的电源，使辐射器对准穴位。调节辐射器与皮肤的距离，以 30 ～ 60cm 为宜，每次照射 20 ～ 30 分钟，以患者有舒适的温热感、皮肤出现淡红色均匀的斑为宜。每天 1 ～ 2 次，10 次为 1 个疗程，疗程间间隔 3 ～ 5 天。

（3）电热灸

灸材： 电热灸疗器。

制法： 直接购买。

取穴： 曲池、合谷、血海、三阴交、阴陵泉、足三里。

方义： 同上。

操作： 接通电热灸疗器电源，打开调节开关，待电热轮发热，调节温度至患者感觉温热为宜，一般在 40℃左右。然后在所选的穴区用电热轮刺激治疗，每穴每次 10 ～ 30 分钟。对不同穴区进行轮流温灼治疗。每天 1 ～ 2 次，7 ～ 10 次为 1 个疗程。

（4）扶阳罐灸

灸材： 扶阳罐。

制法： 直接购买。

取穴： 曲池、合谷、血海、膈俞、三阴交、足三里。

方义： 血海、膈俞、三阴交可调理营血，以收"治风先治血，血行风自灭"之效；余同上。

操作： 将扶阳罐预热 5 ～ 8 分钟，依次温灸上述穴位各 5 分钟，每天 1 次，10 次为 1 个疗程。

【调护】

特禀体质之人宜特别调护。平时注意食宜益气固表、起居避免过敏原、加强体育锻炼。饮食宜清淡、均衡，粗细搭配适当，荤素配伍合理，多食益气固表的食物，少食荞麦、蚕豆、白扁豆、牛肉、鹅肉、鲤鱼、虾、蟹、茄子、酒、辣椒、浓茶、咖啡等辛辣之品、腥膻发物及含致敏物质的食物。起居应有规律，保持充足的睡眠时间。居室宜通风良好，保持室内清洁，被褥、床单要经常洗晒，可防止对尘螨过敏。室内装修后不宜立即搬进居住，应打开窗户，让油漆、甲醛等化学物质充分挥发后再搬进新居。不宜养宠物，以免对动物皮毛过敏。春季室外花粉较多时，要减少室外活动时间，防止对花粉过敏。要积极参加各种体育锻炼，增强体质，天气寒冷时锻炼要注意防寒保暖，防止感冒。

第八章　亚健康特色灸疗方法

第一节　特色辨证灸

一、肝气郁结证

肝气郁结证是因情志抑郁，或突然的情志刺激，以及其他原因导致肝失疏泄，肝气郁滞所表现的证候。在亚健康状态下，肝气郁结多发于成年人，而又以女性为多，尤其在妇女更年期前后，常表现为情绪易于激动、喜悲伤欲哭、烦躁不安、心悸、失眠、健忘、耳鸣、眩晕等。肝气郁结证与情绪的变化关系非常密切，在情绪不稳定时即可出现，情绪稳定后各种表现可减轻。善于移情易性者患此证较少。

【证候特点】

胁肋胀痛或窜痛，痛无定处，时作时止，情志抑郁，多疑善虑，易怒，善太息或嗳气。舌淡红，苔薄白，脉弦。或伴见嗳气吞酸，不欲饮食，咽中似有物梗阻感，吞之不下、吐之不出，胁下痞块胀闷，按之疼痛而质柔软，脘腹胀闷，甚则疼痛，小便涩滞或淋沥不爽，女子月经不调，或痛经、闭经，经前乳房胀痛。

【证候分析】

肝位于胁下，肝经循阴器，过少腹，布两胁与两乳处。肝主疏泄，关系着人体气机的调畅，故精神刺激若导致情志不遂，则郁怒伤肝，肝气郁结，疏泄失职，会出现情志抑郁苦闷、喜静喜睡、烦躁易怒等情志异常的变化。肝气郁结时，其所主之胁部、乳房、少腹等必因经气不畅而胀痛，并有胸部憋闷、善太息并呼出为快等表现。肝气郁结，郁久化火，火热上扰神明，可有夜卧不安；郁久伤血，肝木犯土，不仅会影响脾胃功能而使饮食减少，也可出现胃气不降的呕逆及脾气不升的腹泻。脉弦为肝气郁结、失于疏泄的表现。

【调理原则】

疏肝行气，活血止痛。

【灸疗方法】

1. 艾灸法

（1）艾炷灸

灸材：艾炷。

制法：将艾绒搓成圆锥状，称为艾炷，小炷如麦粒大，可直接放在穴位上燃烧；中炷如半截枣核大；大炷如半截橄榄大，常用于隔物灸。每燃烧 1 个称为 1 壮。

取穴：太冲、膻中、内关、神门。

方义：内关、神门可调理心神而安神定志；太冲可疏肝解郁；膻中为八脉交会穴之气会，可以调畅气机。

操作：施灸部位涂抹少量润滑物质如凡士林，点燃艾炷施灸。从上端开始点燃，当艾炷剩下 2/5 左右，患者感觉到烫时，换炷再灸，反复进行。每次 3 ～ 6 壮，直到局部皮肤充血、出现红晕为止。每天 1 次，10 次为 1 个疗程。

（2）艾条灸

灸材：艾条。

制法：将艾绒用绵纸卷成圆柱形长条，一般长 20cm、直径 1.5cm。也可以直接购买。

取穴：太冲、膻中、内关、肝俞。

方义：肝俞可滋肝阴，余同上。

操作：点燃艾条，对准穴位施灸，距皮肤 2 ～ 3cm，以有温热感而无灼痛感为宜，每穴灸 10 ～ 15 分钟，至皮肤充血、出现红晕为度。术者可将食、中指置于施灸部位两侧，通过术者的手指感受温热程度，以防止烫伤。每天 1 次，10 次为 1 个疗程。

（3）温灸器灸

灸材：艾绒、温灸器。

制法：温灸器是专门用于施灸的工具，常用的有温盒和温筒。可以直接购买，也可以根据病情就地取材自行制作。

取穴：太冲、膻中、内关、神门。

方义：同上。

操作：将点燃的艾绒放入温灸器，对准穴位即可施灸，以有温热感而无灼痛感为宜，每穴灸 10 ～ 15 分钟，至皮肤出现红晕为度。每天 1 次，10 次为 1 个疗程。

2. 其他灸法

（1）火龙灸

灸材：酒精、纱布、湿毛巾、注射器、中药。

制法：取当归 24g、桂枝 12g、生地黄 15g、牛膝 10g、杜仲 12g、赤芍 12g、红花 12g、川草乌 15g、冰片 1g、甘草 9g 浸泡于 1.5kg 高浓度白酒中，浸泡过程中要经常搅动，2 周后取其浸出液备用。

取穴：背部督脉、膀胱经第一侧线上。

方义：督脉总督一身之阳气；膀胱经第一侧线上的背俞穴可疏肝行气、活血止痛，如肝俞可滋肝阴，脾俞、胃俞可温补脾胃，肾俞可培补肾气、强健腰背等。

操作：用毛巾将患者头发全部包好，背部用酒精消毒，把纱布条放入药酒中浸透后取出，逐条循经络走向摆放在患者背部督脉、膀胱经第一侧线上，在纱布条上盖两条湿毛巾。沿纱布条的摆放形状，用注射器在毛巾上洒上酒精，并点燃，等患者感到背部灼热，立刻用备好的湿毛巾按照从头至脚的方向扑灭火焰，热感减退后再倒酒精、点火，反复操作 3 ～ 5 次。隔 2 天 1 次，5 次为 1 个疗程。

（2）药物灸

灸材： 白芥子21g、延胡索21g、甘遂12g、细辛12g。

制法： 将上药共同烘干研细末，储瓶备用，此为1人3次用量。

取穴： 太冲、膻中、神门。

方义： 同上。

操作： 每次用上药末之1/3量，加鲜姜汁调成糊膏状，并加麝香少许，调和能成一团即可。直接放在医用胶布上，然后贴在穴位上，胶布大小约3cm见方。每次贴6小时，每3天1次。一般连续贴5次即可收到良好效果，一般在夏天使用。

（3）蒸灸

灸材： 中药、纱布袋、白酒。

制法： 把延胡索20g、木瓜20g、丹参20g、黄芪20g、鸡血藤20g、制川乌10g、细辛10g、羌活20g、独活20g、桂枝20g放入纱布袋中，以白酒浸泡30分钟。

取穴： 太冲、肝俞、膻中。

方义： 同上。

操作： 把泡有中药的白酒加热煮沸后离火，对穴区进行熏蒸，至无热感后加热再行蒸灸。每处施灸1～2次，每日或隔日1次。7～10次为1个疗程。

（4）扶阳罐灸

灸材： 扶阳罐。

制法： 直接购买。

取穴： 肝俞、期门、太冲、膻中、内关、神门。

方义： 期门可健脾疏肝、理气活血，余同上。

操作： 将扶阳罐预热5～8分钟，依次温灸上述穴位，其中太冲温灸2分钟，其余各5分钟，每天1次，10次为1个疗程。

【调护】

本证同情绪抑郁不畅密切相关，故患者治疗时一定要调整情绪，力求心胸开阔，处事泰然。早期可以采用气功锻炼与灸疗相结合的方法控制病情，有望获得改善。饮食注意多吃素，少吃荤，多吃鱼，少吃肉。保证充足睡眠，免使心情烦躁、肝火上升。

二、脾虚痰阻证

脾虚痰阻证是因素体脾气不足，或饮食所伤等原因导致脾失健运，水谷精微失布，痰湿内生，临床上主要表现为倦怠困重、体胖喜睡、大便偏稀等。在亚健康状态，脾虚痰阻证多与生活饮食习惯及体质因素有关，气郁质、气虚质和阳虚质易出现本证，加之生活规律失常、饮食不节，则更易损伤脾胃而导致痰湿困阻。

【证候特点】

倦怠困重，神情呆板，精神抑郁或忽哭忽笑，面色白或晦暗而无光泽，体胖喜睡，胸闷腹胀，大便偏稀，舌质淡，舌体胖大，舌苔白腻，脉滑。

【证候分析】

脾虚痰盛、清阳不升则倦怠困重、体胖喜睡；脾虚，气血生化乏源，则面色白而无光泽；痰湿内盛，阻滞气机，则胸闷腹胀；心神受蒙，则神情呆板，忽哭忽笑；气机不畅，肝气郁结，脾虚痰阻，则精神抑郁；脾虚失运，清浊不分，则大便不调。舌质淡、舌体胖大、舌苔白腻、脉滑均为脾虚痰阻之表现。

【调理原则】

健脾益气，祛湿化痰。

【灸疗方法】

1. 艾灸法

（1）艾炷灸

灸材：艾炷、鲜生姜。

制法：将艾绒搓成圆锥状，称为艾炷，小炷如麦粒大，可直接放在穴位上燃烧；中炷如半截枣核大；大炷如半截橄榄大，常用于隔物灸。每燃烧 1 个称为 1 壮。用鲜生姜制成直径 2～3cm、厚 0.2～0.3cm 的薄片，用针在中间扎一些小孔。

取穴：中脘、天枢、合谷、公孙、足三里。

方义：中脘、足三里可温中理气；天枢可调理胃肠气机；合谷可调理大肠传导功能；公孙可治腹胀。

操作：把扎有小孔的姜片放在穴位上，上面放置中或大艾炷，点燃施灸。如感觉疼痛可将姜片上提，反复进行，每次灸 5～7 壮，直到局部皮肤潮红为止。每天 1 次，10 次为 1 个疗程。

（2）艾条灸

灸材：艾条。

制法：将艾绒用绵纸卷成圆柱形长条，一般长 20cm、直径 1.5cm。也可以直接购买。

取穴：中脘、天枢、合谷、公孙、足三里。

方义：同上。

操作：点燃艾条，对准穴位施灸，距皮肤 2～3cm，以有温热感而无灼痛感为宜，每穴灸 10～15 分钟，至皮肤出现红晕为度。术者可将食、中指置于施灸部位两侧，通过术者的手指感受温热程度，以防止烫伤。每天 1 次，10 次为 1 个疗程。

（3）温灸器灸

灸材：艾绒、温灸器。

制法：温灸器是专门用于施灸的工具，常用的有温盒和温筒。可以直接购买，也可以根据病情就地取材自行制作。

取穴：中脘、天枢、合谷、足三里。

方义：同上。

操作：将点燃的艾绒放入温灸器，对准穴位即可施灸，以有温热感而无灼痛感为宜，每穴灸 10～15 分钟，至皮肤出现红晕为度。每天 1 次，10 次为 1 个疗程。

2. 其他灸法

（1）泥灸

灸材：微波炉，专用薄膜，有健脾益气作用的专用市售蜡泥。

制法：直接购买。

取穴：天枢、足三里。

方义：同上。

操作：用微波炉将蜡泥加热 3～5 分钟熔化备用。清洁皮肤，用热毛巾将皮肤热敷 3 分钟，待人体感觉蜡泥温度适宜后，将其以穴区为中心向四周摊敷，厚度在 1～2cm，盖上专用薄膜，30～40 分钟后取下蜡泥。前 3 天每天做 1 次，3 天后隔 3 天做 1 次，以后可 1 周或 10 天做 1 次。

（2）药物灸

灸材：茯苓 30g、苍术 15g、厚朴 15g、生姜适量。

制法：将茯苓、苍术、厚朴粉碎研细末，生姜捣烂取汁备用。

取穴：中脘、合谷、公孙。

方义：同上。

操作：将上述药物细末用姜汁调和成团，每个团如黄豆大小，直接放在医用胶布上，然后贴在穴位上，胶布大小约 3cm 见方。每次贴 6 小时，每 3 天 1 次。一般连续贴 5 次即可收到良好效果。

（3）火龙灸

灸材：酒精、纱布、湿毛巾、注射器、中药。

制法：取当归 24g、桂枝 12g、生地黄 15g、牛膝 10g、杜仲 12g、赤芍 12g、红花 12g、川草乌 15g、冰片 1g、甘草 9g 浸泡于 1.5kg 高浓度白酒中，浸泡过程中要经常搅动，2 周后取其浸出液备用。

取穴：背部督脉、膀胱经第一侧线上。

方义：督脉总督一身之阳气；膀胱经第一侧线上的背俞穴可温中理气，如脾俞、胃俞可健脾益气、祛湿化痰，肾俞可培补肾气、强健腰背等。

操作：用毛巾将患者头发全部包好，背部用酒精消毒，把纱布条放入药酒中浸透后取出，逐条循经络走向摆放在患者背部督脉、膀胱经第一侧线上，在纱布条上盖两条湿毛巾。沿纱布条的摆放形状，用注射器在毛巾上洒上酒精，并点燃，等患者感到背部灼热，立刻用备好的湿毛巾按照从头至脚的方向扑灭火焰，热感减退后再倒酒精、点火，反复操作 3～5 次。隔 2 天 1 次，5 次为 1 个疗程。

（4）扶阳罐灸

灸材：扶阳罐。

制法：直接购买。

取穴：脾俞、膻中、丰隆、肾俞、神阙、中脘、足三里。

方义：脾俞、膻中、丰隆健脾蠲饮，理气和胃化痰；肾俞、神阙可温补脾肾阳，祛湿化痰；中脘、足三里可健运脾胃，以绝生痰之源。

操作：将扶阳罐预热 5～8 分钟，依次温灸上述穴位各 5 分钟，每天 1 次，10 次为 1 个疗程。

【调护】

本证与生活饮食习惯及体质因素有关，故患者治疗时宜起居有常，饮食有节，不妄作劳，对提高疗效、促进康复均有益处。应清淡饮食，怀山药、薏苡仁、赤小豆、茯苓、冬瓜可以适当多吃。

三、肝郁化火证

肝郁化火证是因情志不遂，肝郁化火，以及其他原因而导致肝失疏泄、肝气郁滞、气郁而化火所表现的证候。肝郁化火的人常表现为烦躁不安、易于激动、心悸、失眠、胁肋灼痛等。肝郁化火证与个人的情绪变化关系非常密切，在情绪不稳定或出现较大波动时即可出现；待情绪稳定后，各种症状都有所缓解。

【证候特点】

情绪躁动，烦躁暴怒，神魂不安，噩梦纷纭，头晕胀痛，面红目赤，口苦，咽干，便秘，舌红，苔黄，脉弦数。

【证候分析】

情志不遂，肝气郁结，久而化火，火性上炎，肝火循经上攻头目，气血上涌络脉，故头晕胀痛，面红目赤；肝胆相为表里，肝热传胆，胆气循经上溢，则口苦；津为火热所灼，故咽干；肝气郁结，肝失条达柔顺之性，所以情绪躁动，烦躁暴怒；火热内扰，故神魂不安，噩梦纷纭；热盛耗津，故便秘。舌红、苔黄、脉弦数为肝郁化火的表现。

【调理原则】

清热泻火，平肝利胆。

【灸疗方法】

1. 艾灸法

（1）艾炷灸

灸材：艾炷。

制法：将艾绒搓成圆锥状，称为艾炷，小炷如麦粒大，可直接放在穴位上燃烧；中炷如半截枣核大；大炷如半截橄榄大，常用于隔物灸。每燃烧 1 个称为 1 壮。

取穴：阳陵泉、太冲、合谷、日月、期门。

方义：阳陵泉可疏理胸胁；太冲配合谷可疏肝解郁；日月是胆之募穴，期门是肝之募穴，合用可调和脏腑。

操作：施灸部位涂抹少量润滑物质如凡士林，点燃艾炷施灸，从上端开始点燃，当艾炷剩下 2/5 左右，患者感觉到烫时，换炷再灸，反复进行，每次 3～6 壮，直到局部皮肤充血、出现红晕为止。每天 1 次，10 次为 1 个疗程。

（2）艾条灸

灸材：艾条。

制法：将艾绒用绵纸卷成圆柱形长条，一般长 20cm、直径 1.5cm。也可以直接购买。

取穴：阳陵泉、太冲、合谷、期门。

方义：同上。

操作：点燃艾条，对准穴位施灸，距皮肤 2～3cm，以有温热感而无灼痛感为宜，每穴灸 10～15 分钟，至皮肤出现红晕为度。术者可将食、中指置于施灸部位两侧，通过术者的手指感受温热程度，以防止烫伤。每天 1 次，10 次为 1 个疗程。

（3）温灸器灸

灸材：艾绒、温灸器。

制法：温灸器是专门用于施灸的工具，常用的有温盒和温筒。可以直接购买，也可以根据病情就地取材自行制作。

取穴：阳陵泉、太冲、合谷、日月、期门。

方义：同上。

操作：将点燃的艾绒放入温灸器，对准穴位即可施灸，以有温热感而无灼痛感为宜，每穴灸 10～15 分钟，至皮肤出现红晕为度。每天 1 次，10 次为 1 个疗程。

2. 其他灸法

（1）泥灸

灸材：微波炉，专用薄膜，有疏肝解郁作用的专用市售蜡泥。

制法：直接购买。

取穴：肝俞、太冲、期门。

方义：肝俞益肝降火，行气止痛；太冲可疏肝解郁；期门调和脏腑。

操作：用微波炉将蜡泥加热 3～5 分钟熔化备用。清洁皮肤，用热毛巾将皮肤热敷 3 分钟，待人体感觉蜡泥温度适宜后，将其以穴区为中心向四周摊敷，厚度在 1～2cm，盖上专用薄膜，30～40 分钟后取下蜡泥。前 3 天每天做 1 次，3 天后隔 3 天做 1 次，以后可 1 周或 10 天做 1 次。

（2）药物灸

灸材：柴胡 30g、薄荷 15g、香附 15g、生姜适量。

制法：将柴胡、薄荷、香附粉碎研细末，生姜捣烂取汁备用。

取穴：太冲、合谷、肝俞。

方义：同上。

操作：将上述药物细末用姜汁调和成团，每个团如黄豆大小，直接放在医用胶布上，然后贴在穴位上，胶布大小约 3cm 见方。每次贴 6 小时，每 3 天 1 次。一般连续贴 5 次即可收到良好效果。

（3）红外线灸

灸材：红外线灸疗仪。

制法：直接购买。

取穴：太冲、阳陵泉、期门。

方义：同上。

操作：接通红外线灸疗仪的电源，使辐射器对准穴位。调节辐射器与皮肤的距离，以 30 ～ 60cm 为宜，每次照射 20 ～ 30 分钟，以患者有舒适的温热感、皮肤出现淡红色均匀的斑为宜。每天 1 ～ 2 次，10 次为 1 个疗程，疗程间间隔 3 ～ 5 天。

（4）扶阳罐灸

灸材：扶阳罐。

制法：直接购买。

取穴：肝俞、胆俞、太冲、阳陵泉、期门。

方义：肝俞、胆俞益肝降火，行气止痛，余同上。

操作：将扶阳罐预热 5 ～ 8 分钟，依次温灸上述穴位各 2 分钟，每天 1 次，10 次为 1 个疗程。

【调护】

本证与个人的情绪变化关系非常密切，患者应保持心情舒畅，切勿急躁大怒，避免体力与脑力的过度劳累，保证充足睡眠。饮食宜以清淡饮食为主，忌食酒、肉、过于油腻辛辣之品。

四、肾精不足证

肾精不足证是由于肾精亏损，表现以生殖功能低下、早衰为主症的一类证候。多由先天发育不良，禀赋不足，或后天调摄失宜，房事过度，大病久病等引起。本证常表现为早衰、性功能减退等。在亚健康状态，肾精不足证多发于成年人，频繁抽烟、喝酒，生活和饮食无规律，营养不良，或工作过于繁忙，精神紧张，或长时间久坐、操作电脑及性生活频繁，或常吃速效壮阳药的男性常出现本证。另外，疾病康复中的患者也易出现肾精不足证。

【证候特点】

精神疲乏，头昏，头发脱落，或早生白发，牙齿动摇，耳鸣耳聋，健忘恍惚，腰膝酸软，动作迟缓，足痿无力，神情呆滞，性欲或性功能下降，或精少经闭，尿频便秘，舌淡，脉细弱。

【证候分析】

肾精不足，不能化气生血，精亏髓少，骨骼失养，则见成年人早衰。肾之华在发，精不足，则发不长，早生白发，易脱发；齿为骨之余，失精气之充养，故牙齿动摇；耳为肾窍，脑为髓海，精少髓亏，脑海空虚，故见耳鸣耳聋，健忘恍惚；精气充足则筋骨隆盛，动作矫健，精气亏损则筋骨疲惫，故腰膝酸软，动作迟缓，足痿无力；肾精衰，则精神疲乏、头昏、记忆模糊，故见精神呆滞；肾主生殖，肾精不足，故性欲或性功能下降，或精少经闭；肾开窍于二阴，主二便，肾精不足，二便传导失司，故二便失调。

【调理原则】

温补肾气，填精益髓。

【灸疗方法】

1. 艾灸法

（1）艾炷灸

灸材：艾炷、附子。

制法：将艾绒搓成圆锥状，称为艾炷，小炷如麦粒大，可直接放在穴位上燃烧；中炷如半截枣核大；大炷如半截橄榄大，常用于隔物灸。每燃烧1个称为1壮。附子研成细末，以黄酒调和，制成直径约3cm、厚约0.8cm的附子饼，中间以针穿刺数孔。

取穴：关元、气海、命门、肾俞。

方义：关元可调理冲任、温肾益精；气海可增补元气；命门可益肾壮阳、强膝壮腰；肾俞可补肾脏、益肾精。

操作：把扎有小孔的附子饼放在穴位上，上置中或大艾炷，点燃施灸，如感觉疼痛，将附子饼上提，反复进行，每次5～7壮，直到局部皮肤潮红为止。每天1次，10次为1个疗程。

（2）艾条灸

灸材：艾条。

制法：将艾绒用绵纸卷成圆柱形长条，一般长20cm、直径1.5cm。也可以直接购买。

取穴：关元、气海、命门、肾俞。

方义：同上。

操作：点燃艾条，对准穴位施灸，距皮肤2～3cm，以有温热感而无灼痛感为宜，每穴灸10～15分钟，至皮肤出现红晕为度。术者可将食、中指置于施灸部位两侧，通过术者的手指感受温热程度，以防止烫伤。每天1次，10次为1个疗程。

（3）温灸器灸

灸材：艾绒、温灸器。

制法：温灸器是专门用于施灸的工具，常用的有温盒和温筒。可以直接购买，也可以根据病情就地取材自行制作。

取穴：关元、命门、肾俞。

方义：同上。

操作：将点燃的艾绒放入温灸器，对准穴位即可施灸，以有温热感而无灼痛感为宜，每穴灸10～15分钟，至皮肤出现红晕为度。每天1次，10次为1个疗程。

2. 其他灸法

（1）火龙灸

灸材：酒精、纱布、湿毛巾、注射器、中药。

制法：取当归24g、桂枝12g、生地黄15g、牛膝10g、杜仲12g、赤芍12g、红花12g、川草乌15g、冰片1g、甘草9g浸泡于1.5kg高浓度白酒中，浸泡过程中要经常搅动，2周后取其浸出液备用。

取穴：背部督脉、膀胱经第一侧线上。

方义：督脉总督一身之阳气；膀胱经第一侧线上的背俞穴可温补肾气，如命门可益肾壮阳，肾俞可培补肾气、强健腰背等。

操作：用毛巾将患者头发全部包好，背部用酒精消毒，把纱布条放入药酒中浸透后取出，逐条循经络走向摆放在患者背部督脉、膀胱经第一侧线上，在纱布条上盖两条湿毛巾。沿纱布条的摆放形状，用注射器在毛巾上洒上酒精，并点燃，等患者感到背部灼热，立刻用备好的湿毛巾按照从头至脚的方向扑灭火焰，热感减退后再倒酒精、点火，反复操作 3～5 次。隔 2 天 1 次，5 次为 1 个疗程。

（2）药物灸

灸材：杜仲 30g、牡蛎 15g、菟丝子 15g、山茱萸 15g、生姜适量。

制法：将杜仲、牡蛎、菟丝子、山茱萸粉碎研细末，生姜捣烂取汁备用。

取穴：关元、气海、命门。

方义：同上。

操作：将上述药物细末用姜汁调和成团，每个团如黄豆大小，直接放在医用胶布上，然后贴在穴位上，胶布大小约 3cm 见方。每次贴 6 小时，每 3 天 1 次。一般连续贴 5 次即可收到良好效果。

（3）灯火灸

灸材：灯心草、麻油。

制法：灯心草 10～15cm 长一根，蘸麻油少许，浸 3～4cm。

取穴：关元、气海、肾俞。

方义：同上。

操作：选择烧灼穴位，并在皮肤上做标记。用拇、食指捏住蘸麻油的灯心草，点燃浸油端，迅速敏捷地向选定的穴位处烧灼，一触即提起，可听见清脆的爆响声，如无爆响声可重复 1 次。3～5 天 1 次，5～7 次为 1 个疗程。

（4）扶阳罐灸

灸材：扶阳罐。

制法：直接购买。

取穴：气海、关元、命门、肾俞、太溪。

方义：肾俞、太溪可滋阴补肾，余同上。

操作：将扶阳罐预热 5～8 分钟，依次温灸上述穴位各 5 分钟，每天 1 次，10 次为 1 个疗程。

【调护】

本证乃肾精亏虚，发育、生殖等功能减退所致的病证。患者在治疗的同时可配合气功导引等辅助疗法以提高疗效，并可配合中药治疗。体质虚弱者要多食营养丰富、蛋白质含量高的饮食。

五、脾虚湿困证

脾虚湿困即湿困脾土，指脾虚失运导致内湿阻滞、中阳受困而表现的证候。多由饮食不节、过食生冷、淋雨涉水、居住潮湿等因素引起。在亚健康状态，脾虚湿困证多见于成年人，尤其以成年肥胖人群居多。

【证候特点】

面色无华，精神疲惫，疲乏无力，食后欲睡，头重身困，小便短少，甚或浮肿，胸脘痞闷，食少便溏，口黏不爽，甚或恶心欲吐，女子白带量多，舌苔白腻，脉濡缓。

【证候分析】

脾虚不能运化水谷，故胸脘痞闷，食后欲睡；脾虚气血生化不足，则见面色无华，精神疲惫；脾主四肢，湿困脾土，故见四肢疲乏无力，头重身困；脾虚失运，寒湿困脾，土不制水，则小便短少，甚或浮肿，白带量多；脾气虚弱，脾阳不振，湿阻中焦，故纳呆便溏，口黏不爽，甚或恶心欲吐。舌苔白腻、脉濡缓皆为脾虚湿困之象。

【调理原则】

健脾助运，行气化湿。

【灸疗方法】

1. 艾灸法

（1）艾炷灸

灸材：艾炷、鲜生姜。

制法：将艾绒搓成圆锥状，称为艾炷，小炷如麦粒大，可直接放在穴位上燃烧；中炷如半截枣核大；大炷如半截橄榄大，常用于隔物灸。每燃烧1个称为1壮。用鲜生姜制成直径2～3cm、厚0.2～0.3cm的薄片，用针在中间扎一些小孔。

取穴：中脘、天枢、合谷、阴陵泉、足三里。

方义：中脘、足三里可温中理气；天枢可调理胃肠气机；合谷可调理大肠传导功能；阴陵泉可利湿。

操作：把扎有小孔的姜片放在穴位上，上面放置中或大艾炷，点燃施灸。如感觉疼痛可将姜片上提，反复进行，每次灸5～7壮，直到局部皮肤潮红为止。每天1次，10次为1个疗程。

（2）艾条灸

灸材：艾条。

制法：将艾绒用绵纸卷成圆柱形长条，一般长20cm、直径1.5cm。也可以直接购买。

取穴：中脘、天枢、合谷、阴陵泉、足三里。

方义：同上。

操作：点燃艾条，对准穴位施灸，距皮肤2～3cm，以有温热感而无灼痛感为宜，每穴灸10～15分钟，至皮肤出现红晕为度。术者可将食、中指置于施灸部位两侧，通过术者的手指感受温热程度，以防止烫伤。每天1次，10次为1个疗程。

（3）温灸器灸

灸材： 艾绒、温灸器。

制法： 温灸器是专门用于施灸的工具，常用的有温盒和温筒。可以直接购买，也可以根据病情就地取材自行制作。

取穴： 中脘、天枢、合谷、阴陵泉、丰隆。

方义： 丰隆可祛湿化痰，余同上。

操作： 将点燃的艾绒放入温灸器，对准穴位即可施灸，以有温热感而无灼痛感为宜，每穴灸10～15分钟，至皮肤出现红晕为度。每天1次，10次为1个疗程。

2. 其他灸法

（1）泥灸

灸材： 微波炉，专用薄膜，有健脾行气作用的专用市售蜡泥。

制法： 直接购买。

取穴： 中脘、天枢。

方义： 同上。

操作： 用微波炉将蜡泥加热3～5分钟熔化备用。清洁皮肤，用热毛巾将皮肤热敷3分钟，待人体感觉蜡泥温度适宜后，将其以穴区为中心向四周摊敷，厚度在1～2cm，盖上专用薄膜，30～40分钟后取下蜡泥。前3天每天做1次，3天后隔3天做1次，以后可1周或10天做1次。

（2）药物灸

灸材： 白芥子20g、白芷10g、甘遂10g、川乌10g、草乌10g、细辛5g、栀子20g、芦荟10g、杏仁10g、桃仁10g、白胡椒5g、使君子10g、草决明10g、皂角10g、冰片2g、红花10g。上药共研细末，密封干燥处保存；鲜姜汁适量。

制法： 用时取适量药物粉末，用鲜姜汁调成膏状，摊于方形硬纸上。

取穴： 中脘、天枢、足三里。

方义： 同上。

操作： 小儿每穴用量3～5g，成人5～8g，贴于穴位，胶布固定。48～72小时换穴换药，每次选6～10个穴位。3年为1个疗程。

（3）灯火灸

灸材： 灯心草、麻油。

制法： 灯心草10～15cm长一根，蘸麻油少许，浸3～4cm。

取穴： 中脘、合谷、阴陵泉。

方义： 同上。

操作： 选择烧灼穴位，并在皮肤上做标记。取灯心草10～15cm长一根，蘸麻油少许，浸3～4cm，用右手拇、食指捏住灯心草下1/3处，点燃灯心草浸油端，迅速敏捷地向选定的部位烧灼，一触即提起，可听见清脆的爆响声，如无爆响声可重复1次。3～5天1次，5～7次为1个疗程。

（4）扶阳罐灸

灸材：扶阳罐。

制法：直接购买。

取穴：中脘、神阙、天枢、阴陵泉、足三里、脾俞、肾俞。

方义：神阙、肾俞、脾俞可温补脾肾、健脾利湿，余同上。

操作：将扶阳罐预热 5～8 分钟，依次温灸上述穴位各 5 分钟，每天 1 次，10 次为 1 个疗程。

【调护】

本证与饮食不节、过食生冷、淋雨涉水、居住潮湿等因素有关。患者在治疗的同时应适当服用健脾祛湿的药物；注意饮食调养，三餐定时定量，不暴饮暴食，平时多吃易消化食物，少吃有刺激性和难于消化的食物；坚持适当的体育锻炼；保持积极乐观的生活态度。

六、脾肾两虚证

脾肾两虚证是指脾肾阳气虚弱所表现的一类证候，多因感受寒邪较重，或久病耗气而损伤脾肾之阳气，或久泻不止而损伤脾肾之阳，或其他脏腑的亏虚累及脾肾等引起。在亚健康状态，此型常见于平素喜爱生冷饮食者、老年人、大病久病后的恢复期人群等。

【证候特点】

神疲思睡，身倦乏力，少气懒言，耳目不聪，形寒肢冷，大便溏薄，小便清长，夜尿频多，舌淡胖，苔白滑，脉沉细。

【证候分析】

本证以脾肾阳虚、阴寒内盛为特征。脾肾两脏阳气虚衰，温煦、运化作用减弱则神疲思睡，身倦乏力，少气懒言，耳目不聪；阳气虚，阴寒内盛，则形寒肢冷；脾阳虚，运化失司，则大便溏薄；肾阳虚无以化气，则小便清长，夜尿频多。舌淡胖、苔白滑、脉沉细均为阳虚阴盛之象。

【调理原则】

健脾助运，温补肾阳。

【灸疗方法】

1. 艾灸法

（1）艾炷灸

灸材：艾炷、鲜生姜。

制法：将艾绒搓成圆锥状，称为艾炷，小炷如麦粒大，可直接放在穴位上燃烧；中炷如半截枣核大；大炷如半截橄榄大，常用于隔物灸。每燃烧 1 个称为 1 壮。用鲜生姜制成直径 2～3cm、厚 0.2～0.3cm 的薄片，用针在中间扎一些小孔。

取穴：中脘、天枢、足三里、关元。

方义：中脘、足三里可温中理气；天枢可调理胃肠气机；关元可温肾壮阳、大补元气。

操作： 把扎有小孔的姜片放在穴位上，上面放置中或大艾炷，点燃施灸。如感觉疼痛可将姜片上提，反复进行，每次灸 5～7 壮，直到局部皮肤潮红为止。每天 1 次，10 次为 1 个疗程。

（2）艾条灸

灸材： 艾条。

制法： 将艾绒用绵纸卷成圆柱形长条，一般长 20cm、直径 1.5cm。也可以直接购买。

取穴： 中脘、足三里、关元、气海。

方义： 气海可培补元气，余同上。

操作： 点燃艾条，对准穴位施灸，距皮肤 2～3cm，以有温热感而无灼痛感为宜，每穴灸 10～15 分钟，至皮肤出现红晕为度。术者可将食、中指置于施灸部位两侧，通过术者的手指感受温热程度，以防止烫伤。每天 1 次，10 次为 1 个疗程。

（3）温灸器灸

灸材： 艾绒、温灸器。

制法： 温灸器是专门用于施灸的工具，常用的有温盒和温筒。可以直接购买，也可以根据病情就地取材自行制作。

取穴： 天枢、足三里、关元、肾俞。

方义： 肾俞可补益肝肾、填精益髓，余同上。

操作： 将点燃的艾绒放入温灸器，对准穴位即可施灸，以有温热感而无灼痛感为宜，每穴灸 10～15 分钟，至皮肤出现红晕为度。每天 1 次，10 次为 1 个疗程。

2. 其他灸法

（1）火龙灸

灸材： 酒精、纱布、湿毛巾、注射器、中药。

制法： 取当归 24g、桂枝 12g、生地黄 15g、牛膝 10g、杜仲 12g、赤芍 12g、红花 12g、川草乌 15g、冰片 1g、甘草 9g 浸泡于 1.5kg 高浓度白酒中，浸泡过程中要经常搅动，2 周后取其浸出液备用。

取穴： 背部督脉、膀胱经第一侧线上。

方义： 督脉总督一身之阳气；膀胱经第一侧线上的背俞穴可温肾壮阳，如脾俞、胃俞可温补脾胃，肾俞可补益肝肾、填精益髓等。

操作： 用毛巾将患者头发全部包好，背部用酒精消毒，把纱布条放入药酒中浸透后取出，逐条循经络走向摆放在患者背部督脉、膀胱经第一侧线上，在纱布条上盖两条湿毛巾。沿纱布条的摆放形状，用注射器在毛巾上洒上酒精，并点燃，等患者感到背部灼热，立刻用备好的湿毛巾按照从头至脚的方向扑灭火焰，热感减退后再倒酒精、点火，反复操作 3～5 次。隔 2 天 1 次，5 次为 1 个疗程。

（2）药物灸

灸材： 白术 30g、附子 20g、茯苓 15g、芍药 15g、生姜适量。

制法：将白术、附子、茯苓、芍药粉碎研细末，生姜捣烂取汁备用。

取穴：天枢、足三里、气海。

方义：同上。

操作：将上述药物粉末用姜汁调和成团，每个团如黄豆大小，直接放在医用胶布上，然后贴在穴位上，胶布大小3cm见方，每次贴6小时，每3天1次。一般连续贴5次即可收到良好效果。

（3）灯火灸

灸材：灯心草、麻油。

制法：灯心草10～15cm长一根，蘸麻油少许，浸3～4cm。

取穴：中脘、天枢、关元、脾俞、气海。

方义：脾俞可健脾和胃，余同上。

操作：选择烧灼穴位，并在皮肤上做标记。用右手拇、食指捏住灯心草下1/3处，点燃灯心草浸油端，迅速敏捷地向选定的部位烧灼，一触即提起，可听见清脆的爆响声，如无爆响声可重复1次。

（4）扶阳罐灸

灸材：扶阳罐。

制法：直接购买。

取穴：中脘、神阙、天枢、关元、脾俞、肾俞。

方义：神阙、关元、肾俞可温肾壮阳，大补元气；脾俞可温补脾阳；余同上。

操作：将扶阳罐预热5～8分钟，依次温灸上述穴位各5分钟，每天1次，10次为1个疗程。

【调护】

患者在治疗的同时应注意冷暖，避风寒，适寒温，尽量减少伤风感冒。吸烟嗜酒有损正气，应该戒除。生活起居要有规律，做到动静结合，劳逸适度，适当节制房事。应多食性质温热或具有补益肾阳、温暖脾阳作用的食物，如狗肉、羊肉、韭菜、肉桂等。忌食性质寒凉、易伤阳气或滋腻味厚难以消化的食物，如粳米、荞麦、菠菜、芹菜等。

七、心脾两虚证

心脾两虚证是因饮食不节，劳倦伤脾，或思虑劳心过度，暗耗阴血，以及其他原因而导致心血不足、脾气虚弱所表现的证候。此证是亚健康状态最常见的类型之一。在亚健康状态，常见于操劳过度、思虑过度的人群。

【证候特点】

心悸胸闷，失眠多梦，头晕健忘，面色不华，气短乏力，自汗，食欲不振，脘腹胀满，便溏等；女性多见月经量少、色淡或淋沥不净；舌淡，脉细弱。因心病而影响脾的，以心悸胸闷、失眠多梦、眩晕健忘等心经症状为主；因脾病而影响心的，则以食欲不振、腹胀便溏、面色萎黄、耐力下降等脾虚症状为主。

【证候分析】

本证以心血虚、脾气虚为特征。心血虚，心失所养，则心悸胸闷，心神不宁则失眠多梦；气血两虚，不能上荣于头目，则头晕健忘；脾气虚弱，运化无力，气血生化不足，则自汗，面色不华，气短乏力，食欲不振，脘腹胀满，便溏；气血两虚则月经量少、色淡或淋沥不净，舌淡，脉细弱。脾为气血生化之源，主统血，心主血，两者在生理病理上均有联系。若脾气虚弱则生血不足，血虚则无以化气而气更虚，两者可互相影响。

【调理原则】

补脾养心，补气养血。

【灸疗方法】

1. 艾灸法

（1）艾炷灸

灸材： 艾炷。

制法： 将艾绒搓成圆锥状，称为艾炷，小炷如麦粒大，可直接放在穴位上燃烧；中炷如半截枣核大；大炷如半截橄榄大。每燃烧1个称为1壮。

取穴： 中脘、天枢、足三里、三阴交、关元。

方义： 中脘、足三里可温中健脾理气；天枢可调理胃肠气机；三阴交可补血健脾；关元可补气健脾养心。

操作： 上述穴位上涂抹少量凡士林，然后将艾炷放在上面，点燃施灸。感觉疼痛时换炷再灸，每次5～7壮，直到局部皮肤潮红为止。每天1次，10次为1个疗程。

（2）艾条灸

灸材： 艾条。

制法： 将艾绒用绵纸卷成圆柱形长条，一般长20cm、直径1.5cm。也可以直接购买。

取穴： 中脘、天枢、足三里、脾俞、关元。

方义： 脾俞可健脾和胃，余同上。

操作： 点燃艾条，对准穴位施灸，距皮肤2～3cm，以有温热感而无灼痛感为宜，每穴灸10～15分钟，至皮肤出现红晕为度。术者可将食、中指置于施灸部位两侧，通过术者的手指感受温热程度，以防止烫伤。每天1次，10次为1个疗程。

（3）温灸器灸

灸材： 艾绒、温灸器。

制法： 温灸器是专门用于施灸的工具，常用的有温盒和温筒。可以直接购买，也可以根据病情就地取材自行制作。

取穴： 中脘、天枢、三阴交、关元。

方义： 同上。

操作： 将点燃的艾绒放入温灸器，对准穴位即可施灸，以有温热感而无灼痛感为宜，每穴灸10～15分钟，至皮肤出现红晕为度。每天1次，10次为1个疗程。

2. 其他灸法

（1）泥灸

灸材： 微波炉，专用薄膜，有补脾养心作用的专用市售蜡泥。

制法： 直接购买。

取穴： 脾俞、心俞、关元。

方义： 心俞可安神定悸，余同上。

操作： 用微波炉将蜡泥加热 3～5 分钟熔化备用。清洁皮肤，用热毛巾将皮肤热敷 3 分钟，待人体感觉蜡泥温度适宜后，将其以穴区为中心向四周摊敷，厚度在 1～2cm，盖上专用薄膜，30～40 分钟后取下蜡泥。前 3 天每天做 1 次，3 天后隔 3 天做 1 次，以后可 1 周或 10 天做 1 次。

（2）药物灸

灸材： 党参 30g、黄芪 25g、白术 15g、当归 15g、远志 15g、木香 10g、生姜适量。

制法： 将上药粉碎研细末，生姜捣烂取汁备用。

取穴： 天枢、三阴交、关元、脾俞。

方义： 同上。

操作： 将上述药物粉末用姜汁调和成团，每个团如黄豆大小，直接放在医用胶布上，然后贴在穴位上，胶布大小 3cm 见方，每次贴 6 小时，每 3 天 1 次。一般连续贴 5 次即可收到良好效果。

（3）灯火灸

灸材： 灯心草、麻油。

制法： 灯心草 10～15cm 长一根，蘸麻油少许，浸 3～4cm。

取穴： 中脘、足三里、三阴交、关元。

方义： 同上。

操作： 选择烧灼穴位，并在皮肤上做标记。用右手拇、食指捏住灯心草下 1/3 处，点燃灯心草浸油端，迅速敏捷地向选定的部位烧灼，一触即提起，可听见清脆的爆响声，如无爆响声可重复 1 次。

（4）扶阳罐灸

灸材： 扶阳罐。

制法： 直接购买。

取穴： 中脘、天枢、关元、足三里、三阴交、脾俞、心俞。

方义： 同上。

操作： 将扶阳罐预热 5～8 分钟，依次温灸上述穴位各 5 分钟，每天 1 次，10 次为 1 个疗程。

【调护】

本证与饮食不节、劳倦伤脾或思虑劳心过度有关。患者应保持心情愉快，精神乐观，情绪稳定。进食营养丰富而易消化吸收的食物，平素饮食忌过饱、过饥，戒除烟、酒、浓茶。注意寒暑变化，应劳逸结合。可配合养血安神的药物则效果更佳。

八、肺脾气虚证

肺脾气虚证是因脾湿内停，伤及肺脾，或饮食不节，脾胃受损，或劳倦伤脾而致肺失所养，或其他原因影响肺脾，导致肺脾气虚所表现的证候。在亚健康状态，本证常见于容易感冒咳嗽者、肺系疾病后期调养者。

【证候特点】

胸闷气短，疲乏无力，自汗畏风，容易感冒，兴趣变淡，欲望骤减，精力下降，懒于交往，情绪低落，常感晨不愿起，昼常打盹，味觉不灵，食欲不振，腹胀便溏。舌淡，苔白，脉细弱或脉缓无力。

【证候分析】

本证以肺脾两虚所致的情绪消极、纳差、便溏为特征。脾为生痰之源，肺为贮痰之器。脾气虚，健运失职，则味觉不灵，食欲不振，腹胀便溏；脾虚生湿，湿聚生痰，上贮于肺，肺气不利，则胸闷；肺脾气虚，则气短、疲乏无力，自汗畏风，容易感冒，兴趣变淡，欲望骤减，精力下降，懒于交往，情绪低落，常感晨不愿起，昼常打盹。舌淡、苔白、脉细弱均为气虚之象。

【调理原则】

健脾助运，补肺益气。

【灸疗方法】

1. 艾灸法

（1）艾炷灸

灸材：艾炷。

制法：将艾绒搓成圆锥状，称为艾炷，小炷如麦粒大，可直接放在穴位上燃烧；中炷如半截枣核大；大炷如半截橄榄大。每燃烧1个称为1壮。

取穴：列缺、太渊、三阴交、天枢、中脘、足三里。

方义：列缺、太渊可补肺气、养肺阴，治疗肺经虚证；三阴交可调理胃肠气机兼补脾血；中脘、足三里可温中健脾理气；天枢可调理胃肠气机。

操作：在上述穴位上涂抹少量凡士林，然后将艾炷放在上面，点燃施灸。感觉疼痛时换炷再灸，每次5～7壮，直到局部皮肤潮红为止。每天1次，10次为1个疗程。

（2）艾条灸

灸材：艾条。

制法：将艾绒用绵纸卷成圆柱形长条，一般长20cm、直径1.5cm。也可以直接购买。

取穴：列缺、太渊、三阴交、中脘、足三里。

方义：同上。

操作：点燃艾条，对准穴位施灸，距皮肤2～3cm，以有温热感而无灼痛感为宜，每穴灸10～15分钟，至皮肤出现红晕为度。术者可将食、中指置于施灸部位两侧，通过术者的手指感受温热程度，以防止烫伤。每天 1 次，10 次为 1 个疗程。

（3）温灸器灸

灸材：艾绒、温灸器。

制法：温灸器是专门用于施灸的工具，常用的有温盒和温筒。可以直接购买，也可以根据病情就地取材自行制作。

取穴：列缺、太渊、三阴交、天枢。

方义：同上。

操作：将点燃的艾绒放入温灸器，对准穴位即可施灸，以有温热感而无灼痛感为宜，每穴灸 10 ～ 15 分钟，至皮肤出现红晕为度。每天 1 次，10 次为 1 个疗程。

2. 其他灸法

（1）泥灸

灸材：微波炉，专用薄膜，有健脾益气作用的专用市售蜡泥。

制法：直接购买。

取穴：肺俞、脾俞。

方义：肺俞可调补肺气、补虚清热；脾俞可健脾和胃。

操作：用微波炉将蜡泥加热 3 ～ 5 分钟熔化备用。清洁皮肤，用热毛巾将皮肤热敷 3 分钟，待人体感觉蜡泥温度适宜后，将其以穴区为中心向四周摊敷，厚度在 1 ～ 2cm，盖上专用薄膜，30 ～ 40 分钟后取下蜡泥。前 3 天每天做 1 次，3 天后隔 3 天做 1 次，以后可 1 周或 10 天做 1 次。

（2）药物灸

灸材：白芥子 30g、甘遂 15g、细辛 15g、生姜适量。

制法：将白芥子、甘遂、细辛粉碎研细末，生姜捣烂取汁备用。

取穴：肺俞、列缺、太渊、足三里。

方义：同上。

操作：将上述药物细末用姜汁调和成团，每个团如黄豆大小，直接放在医用胶布上，然后贴在穴位上，胶布大小约 3cm 见方。每次贴 6 小时，每 3 天 1 次。一般连续贴 5 次即可收到良好效果。

（3）灯火灸

灸材：灯心草、麻油。

制法：灯心草 10 ～ 15cm 长一根，蘸麻油少许，浸 3 ～ 4cm。

取穴：肺俞、列缺、太渊、三阴交、天枢。

方义：同上。

操作：选择烧灼穴位，并在皮肤上做标记。用右手拇、食指捏住灯心草下 1/3 处，点燃灯心草浸油端，迅速敏捷地向选定的部位烧灼，一触即提起，可听见清脆的爆响声，如无爆响声可重复 1 次。

（4）扶阳罐灸

灸材：扶阳罐。

制法：直接购买。

取穴：太渊、中脘、三阴交、足三里、肺俞、脾俞。

方义：同上。

操作：将扶阳罐预热 5 ～ 8 分钟，依次温灸上述穴位各 5 分钟，每天 1 次，10 次为 1 个疗程。

【调护】

本证在治疗的同时重在提高机体卫外功能，增强皮毛腠理御寒抗病能力。患者应注意气候变化，防寒保暖，饮食不宜肥甘、辛辣及过咸之物，嗜酒及吸烟等不良习惯应戒除，避免刺激性气体伤肺。适当参加体育锻炼，以增强体质，提高抗病能力。

九、气血亏虚证

气血亏虚证是因久病、年老耗伤气血，或先天不足，以及其他原因而导致的气血亏虚所表现的证候。在亚健康状态，常见于老年人、先天遗传不足人群、大病久病恢复期人群。

【证候特点】

心慌气短，不耐劳作，易自汗，纳呆便溏，食后脘腹胀满，面色萎黄或苍白少华；或有心悸失眠，面色淡白，头晕目眩，少气懒言，神疲乏力；舌质淡嫩，脉细弱。

【证候分析】

本证以气虚证与血虚证并见为证候特点。心慌气短、少气懒言、神疲乏力、不耐劳作、易自汗、脉弱等是气虚的主要表现；面色萎黄或苍白少华、头晕目眩、舌淡、脉细等是血虚的主要表现。脾为气血生化之源，气血亏虚者脾健运功能减弱，则表现为纳呆便溏，食后脘腹胀满。血不养心，则表现为心悸失眠。

【调理原则】

补益气血，健运脾胃。

【灸疗方法】

1. 艾灸法

（1）艾炷灸

灸材：艾炷。

制法：将艾绒搓成圆锥状，称为艾炷，小炷如麦粒大，可直接放在穴位上燃烧；中炷如半截枣核大；大炷如半截橄榄大。每燃烧 1 个称为 1 壮。

取穴：气海、三阴交、神门、内关。

方义：气海可补元气；三阴交可健脾调血；神门可补心养神；内关可宁心安神。

操作：上述穴位上涂抹少量凡士林，然后将艾炷放在上面，点燃施灸，感觉疼痛时换炷再灸，每次 5 ～ 7 壮，直到局部皮肤潮红为止。每天 1 次，10 次为 1 个疗程。

（2）艾条灸

灸材：艾条。

制法：将艾绒用绵纸卷成圆柱形长条，一般长 20cm、直径 1.5cm。也可以直接购买。

取穴： 气海、三阴交、神门、内关。

方义： 同上。

操作： 点燃艾条，对准穴位施灸，距皮肤 2～3cm，以有温热感而无灼痛感为宜，每穴灸 10～15 分钟，至皮肤出现红晕为度。术者可将食、中指置于施灸部位两侧，通过术者的手指感受温热程度，以防止烫伤。每天 1 次，10 次为 1 个疗程。

（3）温灸器灸

灸材： 艾绒、温灸器。

制法： 温灸器是专门用于施灸的工具，常用的有温盒和温筒。可以直接购买，也可以根据病情就地取材自行制作。

取穴： 心俞、气海、三阴交、血海。

方义： 心俞可宁心安神、通调气血；血海可补血养血；余同上。

操作： 将点燃的艾绒放入温灸器，对准穴位即可施灸，以有温热感而无灼痛感为宜，每穴灸 10～15 分钟，至皮肤出现红晕为度。每天 1 次，10 次为 1 个疗程。

2. 其他灸法

（1）火龙灸

灸材： 酒精、纱布、湿毛巾、注射器、中药。

制法： 取当归 24g、桂枝 12g、生地黄 15g、牛膝 10g、杜仲 12g、赤芍 12g、红花 12g、川草乌 15g、冰片 1g、甘草 9g 浸泡于 1.5kg 高浓度白酒中，浸泡过程中要经常搅动，2 周后取其浸出液备用。

取穴： 背部督脉、膀胱经第一侧线上。

方义： 督脉总督一身之阳气；膀胱经第一侧线上的背俞穴可益气养血，如心俞可宁心安神、通调气血，脾俞、胃俞可温补脾胃，肾俞可培补肾气、强健腰背等。

操作： 用毛巾将患者头发全部包好，背部用酒精消毒，把纱布条放入药酒中浸透后取出，逐条循经络走向摆放在患者背部督脉、膀胱经第一侧线上，在纱布条上盖两条湿毛巾。沿纱布条的摆放形状，用注射器在毛巾上洒上酒精，并点燃，等患者感到背部灼热，立刻用备好的湿毛巾按照从头至脚的方向扑灭火焰，热感减退后再倒酒精、点火，反复操作 3～5 次。隔 2 天 1 次，5 次为 1 个疗程。

（2）灯火灸

灸材： 灯心草、麻油。

制法： 灯心草 10～15cm 长一根，蘸麻油少许，浸 3～4cm。

取穴： 心俞、气海、脾俞。

方义： 脾俞可健脾和胃，余同上。

操作： 选择烧灼穴位，并在皮肤上做标记。用拇、食指捏住蘸麻油的灯心草，点燃浸油端，迅速敏捷地向选定的穴位处烧灼，一触即提起，可听见清脆的爆响声，如无爆响声可重复 1 次。3～5 天 1 次，5～7 次为 1 个疗程。

（3）泥灸

灸材： 微波炉，专用薄膜，有健脾调血作用的专用市售蜡泥。

制法： 直接购买。

取穴： 心俞、脾俞。

方义： 同上。

操作： 用微波炉将蜡泥加热 3 ～ 5 分钟熔化备用。清洁皮肤，用热毛巾将皮肤热敷 3 分钟，待人体感觉蜡泥温度适宜后，将其以穴区为中心向四周摊敷，厚度在 1 ～ 2cm，盖上专用薄膜，30 ～ 40 分钟后取下蜡泥。前 3 天每天做 1 次，3 天后隔 3 天做 1 次，以后可 1 周或 10 天做 1 次。

（4）扶阳罐灸

灸材： 扶阳罐。

制法： 直接购买。

取穴： 心俞、脾俞、气海、三阴交、血海。

方义： 同上。

操作： 将扶阳罐预热 5 ～ 8 分钟，依次温灸上述穴位各 5 分钟，每天 1 次，10 次为 1 个疗程。

【调护】

患者在治疗的同时，应注意饮食有节、起居有常。多食补益气血的食物，如牛肉、糯米、猪肉、猪血、猪肝等。避免情志过极，注意休息。

十、气虚血涩证

气虚血涩证是因元气亏虚，无力推动血液运行而出现血流涩滞的证候。本证常见于久病、重病治愈后，或因劳累等耗伤元气；或因先天不足、后天失养而致元气匮乏；或因年老体弱，脏腑功能减退而元气自衰，无力推动血液运行；或平素体态丰腴，缺乏运动，气血运行缓慢而出现血流涩滞的证候。在亚健康状态，本证以老年人和以静态生活者居多，常表现为身倦乏力、气短懒言、面色无华、舌淡紫、脉涩无力等。

【证候特点】

少气懒言，语声低微，身倦乏力，自汗，饮食不振，面色无华，舌淡紫，脉涩无力。偶见局部疼痛，痛如针刺，拒按，痛处固定不移，且常在夜间明显。或伴有面色晦暗，面唇色紫，口干不欲多饮，女子月经不调，或少腹隐痛，喜温喜按，经少质稀，经色淡暗等。

【证候分析】

元气不足可致脏腑功能减弱，而某一脏腑功能减弱亦可导致元气不足，气血运行涩滞。若肺气亏虚，肺主气的功能减退，影响其宣发和肃降作用，可出现少气懒言、语声低微、自汗等症状；若脾气亏虚，脾主运化的功能减退，水谷精微不能输布，生化之源被遏，可出现饮食不振、神疲乏力等症状；若心气虚，心主血脉、藏神的功能减退，心气不能鼓动血脉运行和收敛神气，则出现面色无华或晦暗，面唇色紫，神疲乏力，健忘心悸，舌淡紫，脉涩无力。气血运行涩滞，则气机失于畅达，升降失司，脾失升清，胃失降浊，肺失宣降，肝失疏泄，肾失温煦，膀胱失于气化，心气推动受阻，进而又加重气血涩滞不行，最终导致气血瘀阻，脏腑失于濡养而引发疾病。

【调理原则】

益气补血，活血化瘀。

【灸疗方法】

1. 艾灸法

（1）艾炷灸

灸材：艾炷、鲜生姜。

制法：将艾绒搓成圆锥状，称为艾炷，小炷如麦粒大，可直接放在穴位上燃烧；中炷如半截枣核大；大炷如半截橄榄大，常用于隔物灸。每燃烧1个称为1壮。用鲜生姜制成直径2～3cm、厚0.2～0.3cm的薄片，用针在中间扎一些小孔。

取穴：关元、气海、足三里、血海、太冲。

方义：关元、气海可调补冲任，补气则血行；足三里可补脾益气；血海可补血活血；太冲可疏肝调气，气行则血行。

操作：把扎有小孔的姜片放在穴位上，上面放置中或大艾炷，点燃施灸。如感觉疼痛可将姜片上提，反复进行，每次灸5～7壮，直到局部皮肤潮红为止。每天1次，10次为1个疗程。

（2）艾条灸

灸材：艾条。

制法：将艾绒用绵纸卷成圆柱形长条，一般长20cm、直径1.5cm。也可以直接购买。

取穴：关元、气海、足三里、血海、三阴交。

方义：三阴交可理气化瘀，余同上。

操作：将艾条的一端点燃，对准穴位施灸，距皮肤2～3cm处进行熏烤，根据患者的热感情况调整合适的距离，当患者感觉温热舒适时固定不动，每穴灸10～15分钟，以局部皮肤出现潮红为度。术者可将食、中指置于施灸部位两侧，通过术者的手指感受温热程度，以防止烫伤。每天1次，10次为1个疗程。

2. 其他灸法

（1）泥灸

灸材：微波炉，专用薄膜，有活血化瘀作用的专用市售蜡泥。

制法：直接购买。

取穴：关元、气海、足三里。

方义：同上，三穴均为养生保健的要穴。

操作：用微波炉将蜡泥加热3～5分钟熔化备用。清洁皮肤，用热毛巾将皮肤热敷3分钟，待人体感觉蜡泥温度适宜后，将其以穴区为中心向四周摊敷，厚度在

1～2cm，盖上专用薄膜，30～40分钟后取下蜡泥。前3天每天做1次，3天后隔3天做1次，以后可1周或10天做1次。

（2）药物灸

灸材： 党参30g、丹参15g、川芎15g、黄芪15g、当归15g、生姜适量。

制法： 将党参、丹参、川芎、黄芪、当归粉碎研细末，生姜捣烂取汁备用。

取穴： 关元、气海、足三里、血海、三阴交。

方义： 同上。

操作： 将上述药物细末用姜汁调和成团，每个团如黄豆大小，直接放在医用胶布上，然后贴在穴位上，胶布大小约3cm见方。每次贴6小时，每3天1次。一般连续贴5次即可收到良好效果。

（3）火龙灸

灸材： 酒精、纱布、湿毛巾、注射器、中药。

制法： 取当归24g、桂枝12g、生地黄15g、牛膝10g、杜仲12g、赤芍12g、红花12g、川草乌15g、冰片1g、甘草9g浸泡于1.5kg高浓度白酒中，浸泡过程中要经常搅动，2周后取其浸出液备用。

取穴： 背部督脉、膀胱经第一侧线上。

方义： 督脉总督一身之阳气；膀胱经第一侧线上的背俞穴可行气活血，如膈俞、脾俞、肝俞可疏肝调气、行气活血等。

操作： 用毛巾将患者头发全部包好，背部用酒精消毒，把纱布条放入药酒中浸透后取出，逐条循经络走向摆放在患者背部督脉、膀胱经第一侧线上，在纱布条上盖两条湿毛巾。沿纱布条的摆放形状，用注射器在毛巾上洒上酒精，并点燃，等患者感到背部灼热，立刻用备好的湿毛巾按照从头至脚的方向扑灭火焰，热感减退后再倒酒精、点火，反复操作3～5次。隔2天1次，5次为1个疗程。

（4）扶阳罐灸

灸材： 扶阳罐。

制法： 直接购买。

取穴： 关元、气海、足三里、血海、膈俞、太冲。

方义： 膈俞为"血之会"，可理气宽胸、行气活血，余同上。

操作： 将扶阳罐预热5～8分钟，依次温灸上述穴位各5分钟，每天1次，10次为1个疗程。

【调护】

本证与元气亏虚而无力推动血液运行有关。患者在治疗的同时，应适当服用具有补气活血作用的食物。注意调摄精神，避免情绪波动。应劳逸结合，坚持适当活动。

十一、气阴两虚证

气阴两虚证是指机体的元气和真阴两方面同时都出现不足，既有肺、脾、肾元气亏损的症状，又有五脏津液内耗、营阴不足的阴虚热盛的证候。在亚健康状态，本证好发于夏秋季节，因暑夏炎热，易于耗气伤阴；秋燥犯袭，易于化热，灼伤气阴。

【证候特点】

神疲乏力，呼吸气短，纳食少馨，干咳少痰，口干咽痛，午后潮热，手足心热，舌偏红，苔少，脉细数无力。或见身热，汗出，口渴，头晕目眩，心悸心烦，少寐，胃脘有灼热感，腰酸耳鸣，少腹坠胀，尿少便结。

【证候分析】

夏秋之令气候炎热，若失于防范，温热之邪外侵，耗伤气阴，胃肠传导失司，可出现身热，神疲乏力，口干咽痛，纳食少馨，午后潮热，尿少便结；或暑令炎热，热邪逼汗，易于耗伤气阴，可见身热，多汗，肢体倦怠，神疲乏力，口渴心烦；或秋令燥邪犯肺，燥邪化热灼伤肺胃，津液内耗，出现肺胃气阴两伤，症见身热不扬，气短喘促，干咳少痰，胃脘有灼热感，咽干口渴；或因素体虚弱，脾胃不足，思虑过度，耗伤心血，血虚而阴亏，出现心之气阴两虚，症见心悸自汗，头晕目眩，面色苍白，手足心热，神疲乏力；若劳累过度，房事不节，肾之气阴两伤，可见腰酸耳鸣，小便余沥不净，少腹坠胀，口干咽痛，五心烦热，舌淡红，苔少，脉细数无力。

【调理原则】

益气养阴生津。

【灸疗方法】

1. 艾灸法

（1）艾炷灸

灸材：艾炷、鲜生姜。

制法：将艾绒搓成圆锥状，称为艾炷，小炷如麦粒大，可直接放在穴位上燃烧；中炷如半截枣核大；大炷如半截橄榄大，常用于隔物灸。每燃烧 1 个称为 1 壮。用鲜生姜制成直径 2～3cm、厚 0.2～0.3cm 的薄片，用针在中间扎一些小孔。

取穴：气海、足三里、脾俞、太溪、肾俞。

方义：气海可补益正气；足三里乃强壮要穴，配以脾俞可补中气、资化源、复健运；太溪、肾俞可滋阴降火。

操作：把扎有小孔的姜片放在穴位上，上面放置中或大艾炷，点燃施灸。如感觉疼痛可将姜片上提，反复进行，每次灸 5～7 壮，直到局部皮肤潮红为止。每天 1 次，10 次为 1 个疗程。

（2）艾条灸

灸材：艾条。

制法：将艾绒用绵纸卷成圆柱形长条，一般长 20cm、直径 1.5cm。也可以直接购买。

取穴：气海、足三里、脾俞、太溪、肾俞。

方义：同上。

操作：将艾条的一端点燃，对准穴位施灸，距皮肤 2～3cm 处进行熏烤，根据患者的热感情况调整合适的距离，当患者感觉温热舒适时固定不动，每穴灸 10～15 分钟，以局部皮肤出现潮红为度。术者可将食、中指置于施灸部位两侧，通过术者的手指感受温热程度，以防止烫伤。每天1次，10次为1个疗程。

2. 其他灸法

（1）火龙灸

灸材：酒精、纱布、湿毛巾、注射器、中药。

制法：取当归24g、桂枝12g、生地黄15g、牛膝10g、杜仲12g、赤芍12g、红花12g、川草乌15g、冰片1g、甘草9g浸泡于1.5kg高浓度白酒中，浸泡过程中要经常搅动，2周后取其浸出液备用。

取穴：背部督脉、膀胱经第一侧线上。

方义：督脉总督一身之阳气；膀胱经第一侧线上的背俞穴可益气养阴，如脾俞可补中气、资化源、复健运，肾俞可滋阴降火等。

操作：用毛巾将患者头发全部包好，背部用酒精消毒，把纱布条放入药酒中浸透后取出，逐条循经络走向摆放在患者背部督脉、膀胱经第一侧线上，在纱布条上盖两条湿毛巾。沿纱布条的摆放形状，用注射器在毛巾上洒上酒精，并点燃，等患者感到背部灼热，立刻用备好的湿毛巾按照从头至脚的方向扑灭火焰，热感减退后再倒酒精、点火，反复操作3～5次。隔2天1次，5次为1个疗程。

（2）泥灸

灸材：微波炉，专用薄膜，有益气养阴作用的专用市售蜡泥。

制法：直接购买。

取穴：脾俞、肾俞。

方义：同上。

操作：用微波炉将蜡泥加热3～5分钟熔化备用。清洁皮肤，用热毛巾将皮肤热敷3分钟，待人体感觉蜡泥温度适宜后，将其以穴区为中心向四周摊敷，厚度在1～2cm，盖上专用薄膜，30～40分钟后取下蜡泥。前3天每天做1次，3天后隔3天做1次，以后可1周或10天做1次。

（3）红外线灸

灸材：红外线灸疗仪。

制法：直接购买。

取穴：气海、足三里、脾俞、太溪、肾俞。

方义：同上。

操作：接通红外线灸疗仪的电源，使辐射器对准穴位。调节辐射器与皮肤的距离，以30～60cm为宜，每次照射20～30分钟，以患者有舒适的温热感、皮肤出现淡红色均匀的斑为宜。每天1～2次，10次为1个疗程，疗程间间隔3～5天。

（4）扶阳罐灸

灸材：扶阳罐。

制法：直接购买。

取穴：气海、足三里、脾俞、太溪、涌泉、肾俞。

方义：太溪、涌泉、肾俞可滋阴降火，余同上。

操作：将扶阳罐预热 5～8 分钟，依次温灸上述穴位各 5 分钟，每天 1 次，10 次为 1 个疗程。

【调护】

根据身体情况，做适当的体育锻炼，以逐步增强体质，提高抗病能力。饮食应多吃蔬菜、鱼肉、豆类制品等易消化、高蛋白的食物。保持心情舒畅。平时可常服玉屏风散、肾气丸等药物，以调护正气。

十二、肝肾阴虚证

肝肾阴虚证是指肝肾阴液亏虚而致虚热内扰，阴不制阳，肝阳上亢所表现的证候。本证多由久病失调、房事不节、情志内伤等原因而引起。在亚健康状态，常表现为头晕目眩，耳鸣健忘，失眠多梦，咽干口燥，腰膝酸软，胁痛，五心烦热，颧红盗汗，女子月经失调，舌红少苔，脉细数。

【证候特点】

腰膝酸软，胁痛，耳鸣，遗精，眩晕，舌红少苔，脉细而数。或见咽干口燥，失眠多梦，健忘，五心烦热，盗汗颧红，男子遗精，女子月经失调。

【证候分析】

肝肾同源，肝肾阴液相互滋生，肝阴充足则下藏于肾，肾阴旺盛则上滋肝木，两者盛则同盛，衰则同衰。肝阴亏虚可下及肾阴，使肾阴不足；肾阴亏虚不能上荣肝木，可致肝阴亦虚。阴虚则阳亢，阴愈虚则阳愈亢，故肝肾阴虚证以阴液亏少、虚阳偏亢为病变特点。肾阴亏虚，水不涵木，肝阳上亢，则头晕目眩，耳鸣健忘；虚热内扰，心神不安，故失眠多梦；津不上润，则口燥咽干；阴液亏虚，肾腑与筋脉失其濡养，故腰膝酸软无力；肝阴不足，肝脉失养，可致胁部隐隐作痛；阴虚生内热，热蒸于里，故可见五心烦热；虚火上炎于面，则两颧发红；虚热内迫营阴，则盗汗；虚火扰动精室，故见梦遗；如虚热迫血妄行较甚，可见女子月经量多；冲任隶属于肝肾，肝肾阴伤，冲任空虚，故亦可见经量减少。舌红、少苔、脉细数为阴虚内热之象。

【调理原则】

滋补肝肾，养阴强精。

【灸疗方法】

1. 艾灸法

（1）艾炷灸

灸材：艾炷、鲜生姜。

制法：将艾绒搓成圆锥状，称为艾炷，小炷如麦粒大，可直接放在穴位上燃烧；中炷如半截枣核大；大炷如半截橄榄大，常用于隔物灸。每燃烧 1 个称为 1 壮。用鲜生姜制成直径 2～3cm、厚 0.2～0.3cm 的薄片，用针在中间扎一些小孔。

取穴：足三里、三阴交、太溪、内关、肾俞。

方义：足三里可补气益血；三阴交可补脾养血，又可滋肝肾之阴；太溪为肾经原穴，与肾俞合用有滋肾养肝之效；内关可益心阴、清虚火而清热除烦。

操作：把扎有小孔的姜片放在穴位上，上面放置中或大艾炷，点燃施灸。如感觉疼痛可将姜片上提，反复进行，每次灸 5～7 壮，直到局部皮肤潮红为止。每天 1 次，10 次为 1 个疗程。

（2）艾条灸

灸材：艾条。

制法：将艾绒用绵纸卷成圆柱形长条，一般长 20cm、直径 1.5cm。也可以直接购买。

取穴：足三里、三阴交、太溪、内关、肾俞。

方义：同上。

操作：将艾条的一端点燃，对准穴位施灸，距皮肤 2～3cm 处进行熏烤，根据患者的热感情况调整合适的距离，当患者感觉温热舒适时固定不动，每穴灸 10～15 分钟，以局部皮肤出现潮红为度。术者可将食、中指置于施灸部位两侧，通过术者的手指感受温热程度，以防止烫伤。每天 1 次，10 次为 1 个疗程。

2. 其他灸法

（1）泥灸

灸材：微波炉，专用薄膜，有滋补肝肾作用的专用市售蜡泥。

制法：直接购买。

取穴：肝俞、肾俞。

方义：肝俞合肾俞具有清利肝胆湿热、滋肾养肝之效。

操作：用微波炉将蜡泥加热 3～5 分钟熔化备用。清洁皮肤，用热毛巾将皮肤热敷 3 分钟，待人体感觉蜡泥温度适宜后，将其以穴区为中心向四周摊敷，厚度在 1～2cm，盖上专用薄膜，30～40 分钟后取下蜡泥。前 3 天每天做 1 次，3 天后隔 3 天做 1 次，以后可 1 周或 10 天做 1 次。

（2）灯火灸

灸材：灯心草、麻油。

制法：灯心草 10～15cm 长一根，蘸麻油少许，浸 3～4cm。

取穴：三阴交、太溪、内关、肾俞。

方义：同上。

操作：选择烧灼穴位，并在皮肤上做标记。用拇、食指捏住蘸麻油的灯心草，点燃浸油端，迅速敏捷地向选定的穴位处烧灼，一触即提起，可听见清脆的爆响声，如无爆响声可重复 1 次。3～5 天 1 次，5～7 次为 1 个疗程。

（3）红外线灸

灸材：红外线灸疗仪。

制法：直接购买。

取穴：肝俞、肾俞、足三里、三阴交、太溪。

方义：同上。

操作：接通红外线灸疗仪的电源，使辐射器对准穴位。调节辐射器与皮肤的距离，以 30～60cm 为宜，每次照射 20～30 分钟，以患者有舒适的温热感、皮肤出现淡红色均匀的斑为宜。每天 1～2 次，10 次为 1 个疗程，疗程间间隔 3～5 天。

（4）扶阳罐灸

灸材：扶阳罐。

制法：直接购买。

取穴：肝俞、肾俞、足三里、三阴交、太溪。

方义：同上。

操作：将扶阳罐预热 5～8 分钟，依次温灸上述穴位各 5 分钟，每天 1 次，10 次为 1 个疗程。

【调护】

本证与久病失调、房事不节、情志内伤等有关。患者在治疗的同时，应少吃或不吃醇酒肥甘及辛辣刺激性食品，如辣椒、羊肉等，避免湿热内生。注意生活起居，节制性欲，适当参加体力劳动。注意精神调养，保持心情舒畅。

十三、心肾不交证

心肾不交证是指心肾阴阳水火既济失调所导致的心肾阴虚阳亢的证候。本证常因禀赋不足，或久病虚劳，或房事过度等，致使肾水亏虚于下，不能上济于心火，心火亢于上，不能下交于肾；或因劳神过度，五志过极，或外感热邪，心火独亢等，致使心阴暗耗，心阳亢盛，心火不能下交于肾。心火不降，肾水不升，造成心肾水火不相既济而形成心肾不交证。

【证候特点】

惊悸失眠，多梦，遗精，头晕耳鸣，健忘，腰膝酸软，舌红，少苔或无苔，脉细数。或见心烦，多梦，五心烦热，头面烘热，或潮热盗汗，足冷，咽干口燥。

【证候分析】

心为火脏，心火下温肾水，使肾水不寒；肾为水脏，肾水上济心火，使心火不亢。水火互济，则心肾阴阳得以协调，故有心肾相交或水火既济之称。若肾水不足，心火失济，则心阳偏亢；或心火独炽，下及肾水，致肾阴耗伤，均可形成心肾不交的病理变化。肾水亏于下，心火炽盛于上，水火不济，心阳偏亢，心神不宁，故心烦不寐，惊悸多梦；水亏阴虚，骨髓不充，脑髓失养，则头晕耳鸣，记忆力下降；腰为肾府，失于阴液濡养则腰酸；精室为虚火扰动，故梦遗；五心烦热、咽干口燥、舌红、脉细数均为水亏火亢之象；心火亢于上，火不归原，肾水失于温煦而下凝，则腰足酸困发冷。

【调理原则】

滋阴降火，养心安神。

【灸疗方法】

1.艾灸法

（1）艾炷灸

灸材：艾炷、鲜生姜。

制法：将艾绒搓成圆锥状，称为艾炷，小炷如麦粒大，可直接放在穴位上燃烧；中炷如半截枣核大；大炷如半截橄榄大，常用于隔物灸。每燃烧1个称为1壮。用鲜生姜制成直径2～3cm、厚0.2～0.3cm的薄片，用针在中间扎一些小孔。

取穴：肾俞、太溪、心俞、三阴交。

方义：心俞可降心火，肾俞配肾经原穴太溪有滋补肾水之效，三穴相配可交通心肾，使水火相济；三阴交为肝脾肾三经之交，可育阴除烦。

操作：把扎有小孔的姜片放在穴位上，上面放置中或大艾炷，点燃施灸。如感觉疼痛可将姜片上提，反复进行，每次灸5～7壮，直到局部皮肤潮红为止。每天1次，10次为1个疗程。

（2）艾条灸

灸材：艾条。

制法：将艾绒用绵纸卷成圆柱形长条，一般长20cm、直径1.5cm。也可以直接购买。

取穴：肾俞、太溪、心俞、三阴交。

方义：同上。

操作：将艾条的一端点燃，对准穴位施灸，距皮肤2～3cm处进行熏烤，根据患者的热感情况调整合适的距离，当患者感觉温热舒适时固定不动，每穴灸10～15分钟，以局部皮肤出现潮红为度。术者可将食、中指置于施灸部位两侧，通过术者的手指感受温热程度，以防止烫伤。每天1次，10次为1个疗程。

（3）温灸器灸

灸材：艾绒、温灸器。

制法：温灸器是专门用于施灸的工具，常用的有温盒和温筒。可以直接购买，也可以根据病情就地取材自行制作。

取穴：肾俞、太溪、心俞、三阴交。

方义：同上。

操作：将艾绒放入温灸器，点燃后盖好温灸器的盖子，放于穴位上施灸。以有温热感而无灼痛感为宜，每穴灸15～20分钟，至所灸部位皮肤红润为度。每天1次，10次为1个疗程。

2.其他灸法

（1）火龙灸

灸材：酒精、纱布、湿毛巾、注射器、中药。

制法：取当归24g、桂枝12g、生地黄15g、牛膝10g、杜仲12g、赤芍12g、红花12g、川草乌15g、冰片1g、甘草9g浸泡于1.5kg高浓度白酒中，浸泡过程中要经常搅动，2周后取其浸出液备用。

取穴： 背部督脉、膀胱经第一侧线上。

方义： 督脉总督一身之阳气；膀胱经第一侧线上的背俞穴可温阳补气，如心俞可降心火，肾俞可培补肾气、强健腰背等。

操作： 用毛巾将患者头发全部包好，背部用酒精消毒，把纱布条放入药酒中浸透后取出，逐条循经络走向摆放在患者背部督脉、膀胱经第一侧线上，在纱布条上盖两条湿毛巾。沿纱布条的摆放形状，用注射器在毛巾上洒上酒精，并点燃，等患者感到背部灼热，立刻用备好的湿毛巾按照从头至脚的方向扑灭火焰，热感减退后再倒酒精、点火，反复操作 3～5 次。隔 2 天 1 次，5 次为 1 个疗程。

（2）泥灸

灸材： 微波炉，专用薄膜，有强身保健作用的专用市售蜡泥。

制法： 直接购买。

取穴： 肾俞、心俞、太溪。

方义： 同上。

操作： 用微波炉将蜡泥加热 3～5 分钟熔化备用。清洁皮肤，用热毛巾将皮肤热敷 3 分钟，待人体感觉蜡泥温度适宜后，将其以穴区为中心向四周摊敷，厚度在 1～2cm，盖上专用薄膜，30～40 分钟后取下蜡泥。前 3 天每天做 1 次，3 天后隔 3 天做 1 次，以后可 1 周或 10 天做 1 次。

（3）电热灸

灸材： 电热灸疗器。

制法： 直接购买。

取穴： 肾俞、太溪、心俞、三阴交。

方义： 同上。

操作： 接通电热灸疗器电源，打开调节开关，待电热轮发热，调节温度至患者感觉温热为宜，一般在 40℃左右。然后在所选的穴区用电热轮刺激治疗，每穴每次 10～30 分钟。对不同穴区进行轮流温灼治疗。每天 1～2 次，7～10 次为 1 个疗程。

（4）扶阳罐灸

灸材： 扶阳罐。

制法： 直接购买。

取穴： 肾俞、太溪、心俞、三阴交。

方义： 同上。

操作： 将扶阳罐预热 5～8 分钟，依次温灸上述穴位各 5 分钟，每天 1 次，10 次为 1 个疗程。

【调护】

本证与禀赋不足、久病虚劳、房事过度有关。患者在治疗的同时，可配合饮食疗法，如山药荔枝粥、茅根赤豆粥等。并可结合气功进行辅助治疗，以坐位练入静为主的强壮功为好。应保持精神舒畅，注意寒温适宜。

十四、心肝血虚证

心肝血虚证是指心肝血虚，心失所主、肝失所藏而表现出心神及所主官窍组织失养为主的血虚证候。本证多因内伤劳倦，久病耗伤营血，或思虑过度，暗耗阴血，或长期出血所致。在亚健康状态，本证多见于脑力劳动者和年老瘦弱者。

【证候特点】

心悸健忘，失眠多梦，头晕目眩，两目干涩，视物模糊，面色无华，爪甲不荣，舌质淡白，脉细。或见耳鸣，肢体麻木，震颤拘挛，或女子月经量少，色淡，甚则闭经。

【证候分析】

心主血，肝藏血、主疏泄、调节血量。若心血不足则肝无所藏，肝血不足则无以调节血液进入脉道。心血虚，心失所养则心悸怔忡；心神不安故失眠多梦；血不上荣则眩晕耳鸣、面色无华；目为肝之窍，肝血不足，目失滋养则两目干涩、视物模糊；肝主筋，其华在爪，筋脉爪甲失血濡养，则爪甲可变干枯脆薄，肢体感觉迟钝、麻木不仁，或筋脉挛急而出现手足震颤或拘急屈伸不利之状；肝血不足，血海不充，女子月经来源告乏，故经量减少，色淡质稀，甚至月经闭止。舌淡苔白、脉细弱均为血虚之象。

【调理原则】

补血养肝，宁心安神。

【灸疗方法】

1. 艾灸法

（1）艾炷灸

灸材：艾炷、鲜生姜。

制法：将艾绒搓成圆锥状，称为艾炷，小炷如麦粒大，可直接放在穴位上燃烧；中炷如半截枣核大；大炷如半截橄榄大，常用于隔物灸。每燃烧1个称为1壮。用鲜生姜制成直径2～3cm、厚0.2～0.3cm的薄片，用针在中间扎一些小孔。

取穴：心俞、肝俞、血海、三阴交、膈俞。

方义：心俞、肝俞可补益心肝；血海可补血养血；三阴交可健脾和血；膈俞为血之会，能改善血虚诸症。

操作：把扎有小孔的姜片放在穴位上，上面放置中或大艾炷，点燃施灸。如感觉疼痛可将姜片上提，反复进行，每次灸5～7壮，直到局部皮肤潮红为止。每天1次，10次为1个疗程。

（2）艾条灸

灸材：艾条。

制法：将艾绒用绵纸卷成圆柱形长条，一般长20cm、直径1.5cm。也可以直接购买。

取穴：心俞、肝俞、血海、三阴交、膈俞。

方义：同上。

操作：将艾条的一端点燃，对准穴位施灸，距皮肤 2～3cm 处进行熏烤，根据患者的热感情况调整合适的距离，当患者感觉温热舒适时固定不动，每穴灸 10～15 分钟，以局部皮肤出现潮红为度。术者可将食、中指置于施灸部位两侧，通过术者的手指感受温热程度，以防止烫伤。每天 1 次，10 次为 1 个疗程。

（3）温灸器灸

灸材：艾绒、温灸器。

制法：温灸器是专门用于施灸的工具，常用的有温盒和温筒。可以直接购买，也可以根据病情就地取材自行制作。

取穴：心俞、肝俞、血海、三阴交、膈俞。

方义：同上。

操作：将艾绒放入温灸器，点燃后盖好温灸器的盖子，放于穴位上施灸。以有温热感而无灼痛感为宜，每穴灸 15～20 分钟，至所灸部位皮肤红润为度。每天 1 次，10 次为 1 个疗程。

2. 其他灸法

（1）泥灸

灸材：微波炉，专用薄膜，有补血养肝作用的专用市售蜡泥。

制法：直接购买。

取穴：心俞、肝俞、血海。

方义：同上。

操作：用微波炉将蜡泥加热 3～5 分钟熔化备用。清洁皮肤，用热毛巾将皮肤热敷 3 分钟，待人体感觉蜡泥温度适宜后，将其以穴区为中心向四周摊敷，厚度在 1～2cm，盖上专用薄膜，30～40 分钟后取下蜡泥。前 3 天每天做 1 次，3 天后隔 3 天做 1 次，以后可 1 周或 10 天做 1 次。

（2）火龙灸

灸材：酒精、纱布、湿毛巾、注射器、中药。

制法：取当归 24g、桂枝 12g、生地黄 15g、牛膝 10g、杜仲 12g、赤芍 12g、红花 12g、川草乌 15g、冰片 1g、甘草 9g 浸泡于 1.5kg 高浓度白酒中，浸泡过程中要经常搅动，2 周后取其浸出液备用。

取穴：背部督脉、膀胱经第一侧线上。

方义：督脉总督一身之阳气；膀胱经第一侧线上的背俞穴可补血养肝，如心俞、肝俞可补益心肝，肾俞可培补肾气、强健腰背等。

操作：用毛巾将患者头发全部包好，背部用酒精消毒，把纱布条放入药酒中浸透后取出，逐条循经络走向摆放在患者背部督脉、膀胱经第一侧线上，在纱布条上盖两条湿毛巾。沿纱布条的摆放形状，用注射器在毛巾上洒上酒精，并点燃，等患者感到背部灼热，立刻用备好的湿毛巾按照从头至脚的方向扑灭火焰，热感减退后再倒酒精、点火，反复操作 3～5 次。隔 2 天 1 次，5 次为 1 个疗程。

（3）红外线灸

灸材： 红外线灸疗仪。

制法： 直接购买。

取穴： 心俞、肝俞、血海、三阴交、膈俞。

方义： 同上。

操作： 接通红外线灸疗仪的电源，使辐射器对准穴位。调节辐射器与皮肤的距离，以 30 ～ 60cm 为宜，每次照射 20 ～ 30 分钟，以患者有舒适的温热感、皮肤出现淡红色均匀的斑为宜。每天 1 ～ 2 次，10 次为 1 个疗程，疗程间间隔 3 ～ 5 天。

（4）扶阳罐灸

灸材： 扶阳罐。

制法： 直接购买。

取穴： 心俞、肝俞、血海、三阴交、膈俞。

方义： 同上。

操作： 将扶阳罐预热 5 ～ 8 分钟，依次温灸上述穴位各 5 分钟，每天 1 次，10 次为 1 个疗程。

【调护】

本证多与内伤劳倦、思虑过度有关。患者在治疗的同时，应保持心情舒畅；同时注意饮食清淡，可多吃有补血作用的食品，如乌骨鸡、黑芝麻、猪肝、桂圆等。应注意起居有常，防止过度劳累。

十五、湿热蕴结证

湿热蕴结证是由于感受湿热秽浊之邪，或喜食酒酪，伤及脾胃，脾胃失健，湿热内蕴而形成的证候。在亚健康状态，常表现为口干不欲饮、胸闷腹胀、不思饮食、小便色黄等。本证多发于夏、秋季节雨量较多、湿气较盛之时，喜食肥甘、嗜好烟酒和脾胃虚弱之人较易患此证。

【证候特点】

头身困重，口苦口黏，口干不欲饮，胸闷腹胀，不思饮食，小便色黄而短少，女子带下黄稠，秽浊有味，舌苔黄腻，脉濡数。或见身热不扬，周身皮肤发痒，胃脘痞闷，呕恶，大便溏泻或黏腻不畅。

【证候分析】

湿为阴邪，热为阳邪，两者相互裹结，胶着难解。湿热蕴结中焦，常滞留时间较长而变化较多，这主要与湿气困脾、脾不运化有关。热在湿中，湿热郁蒸，故身热不扬、午后热盛；湿热困阻，气机不畅，升降失常，故胸闷腹胀、胃脘痞闷、呕恶、不思饮食；热邪伤津，湿胜于热，故口渴不欲饮或不渴；湿热阻滞下焦，气机不畅，故小便短少、大便溏泻或黏腻不爽，女子可见带下黏稠、秽浊有味。舌偏红、苔黄腻、脉濡数均为湿热蕴结的表现。

【调理原则】

清利湿热或清热化湿。

【灸疗方法】

1. 艾灸法

（1）艾炷灸

灸材： 艾炷、鲜生姜。

制法： 将艾绒搓成圆锥状，称为艾炷，小炷如麦粒大，可直接放在穴位上燃烧；中炷如半截枣核大；大炷如半截橄榄大，常用于隔物灸。每燃烧1个称为1壮。用鲜生姜制成直径2～3cm、厚0.2～0.3cm的薄片，用针在中间扎一些小孔。

取穴： 曲池、太冲、日月、阳陵泉、阴陵泉。

方义： 曲池可清热利湿；太冲、日月可清利肝胆湿热；阴陵泉、阳陵泉可泻水除湿。

操作： 把扎有小孔的姜片放在穴位上，上面放置中或大艾炷，点燃施灸。如感觉疼痛可将姜片上提，反复进行，每次灸5～7壮，直到局部皮肤潮红为止。每天1次，10次为1个疗程。

（2）艾条灸

灸材： 艾条。

制法： 将艾绒用绵纸卷成圆柱形长条，一般长20cm、直径1.5cm。也可以直接购买。

取穴： 曲池、太冲、日月、阳陵泉、阴陵泉。

方义： 同上。

操作： 将艾条的一端点燃，对准穴位施灸，距皮肤2～3cm处进行熏烤，根据患者的热感情况调整合适的距离，当患者感觉温热舒适时固定不动，每穴灸10～15分钟，以局部皮肤出现潮红为度。术者可将食、中指置于施灸部位两侧，通过术者的手指感受温热程度，以防止烫伤。每天1次，10次为1个疗程。

2. 其他灸法

（1）泥灸

灸材： 微波炉，专用薄膜，有清利湿热作用的专用市售蜡泥。

制法： 直接购买。

取穴： 太冲、日月。

方义： 同上。

操作： 用微波炉将蜡泥加热3～5分钟熔化备用。清洁皮肤，用热毛巾将皮肤热敷3分钟，待人体感觉蜡泥温度适宜后，将其以穴区为中心向四周摊敷，厚度在1～2cm，盖上专用薄膜，30～40分钟后取下蜡泥。前3天每天做1次，3天后隔3天做1次，以后可1周或10天做1次。

（2）灯火灸

灸材： 灯心草、麻油。

制法：灯心草 10 ～ 15cm 长一根，蘸麻油少许，浸 3 ～ 4cm。

取穴：曲池、太冲、日月、阴陵泉。

方义：同上。

操作：选择烧灼穴位，并在皮肤上做标记。用拇、食指捏住蘸麻油的灯心草，点燃浸油端，迅速敏捷地向选定的穴位处烧灼，一触即提起，可听见清脆的爆响声，如无爆响声可重复 1 次。3 ～ 5 天 1 次，5 ～ 7 次为 1 个疗程。

（3）电热灸

灸材：电热灸疗器。

制法：直接购买。

取穴：太冲、日月、阳陵泉、阴陵泉。

方义：同上。

操作：接通电热灸疗器电源，打开调节开关，待电热轮发热，调节温度至患者感觉温热为宜，一般在 40℃ 左右。然后在所选的穴区用电热轮刺激治疗，每穴每次 10 ～ 30 分钟。对不同穴区进行轮流温灼治疗。每天 1 ～ 2 次，7 ～ 10 次为 1 个疗程。

（4）扶阳罐灸

灸材：扶阳罐。

制法：直接购买。

取穴：曲池、太冲、日月、阳陵泉、阴陵泉。

方义：同上。

操作：将扶阳罐预热 5 ～ 8 分钟，依次温灸上述穴位各 2 分钟，每天 1 次，10 次为 1 个疗程。

【调护】

患者在治疗的同时应注意起居有常，注意调畅情志，保持乐观情绪。不要在潮湿的环境中居住。保持饮食有节，多吃清淡、富含营养、容易消化的食物，如山楂、山药、莲子、扁豆等。

第二节 特色脏腑灸

一、疏肝灸

【适应范围】

用于亚健康肝系保健与治疗。

如肝气郁结所致胸胁胀满、乳房胀痛等；肝火上炎所致头晕胀痛、面红目赤、口苦咽干、急躁易怒、胁肋灼痛等；肝血虚所致眩晕耳鸣、面白无华、夜寐多梦、肢体麻木、关节拘急不利、月经量少色淡甚则经闭等；肝阴虚所致头晕耳鸣，两目干涩，胁肋灼痛，手足蠕动，并伴见阴虚内热或阴虚火旺表现（如低热，潮热，五心烦热，颧红，盗汗，咽干口燥）；肝阳上亢所致眩晕耳鸣、头目胀痛、面红目赤、急躁易怒、心悸健忘、失眠多梦等；肝阳化风所致眩晕欲仆、头摇、头痛、项强、肢体震颤、言语謇涩、手足麻木等；寒滞肝脉所致少腹牵引睾丸坠胀冷痛，阴囊收缩引痛，其疼痛性质属"冷痛"（即局部冷感，受寒则甚，得热则缓）；肝胆湿热所致胁肋部胀痛灼热、纳呆腹胀、口苦、阴囊湿疹、瘙痒、睾丸肿胀热痛、带下黄臭等。

【灸疗方法】

1. 艾炷灸

灸材：艾炷、鲜生姜。

制法：将艾绒搓成圆锥状，称为艾炷，小炷如麦粒大，可直接放在穴位上燃烧；中炷如半截枣核大；大炷如半截橄榄大，常用于隔物灸。每燃烧1个称为1壮。用鲜生姜制成直径2～3cm、厚0.2～0.3cm的薄片，用针在中间扎一些小孔。

取穴：太冲、膻中、肝俞、太溪、期门。

方义：太冲、膻中可疏肝理气；肝俞乃肝的背俞穴，具有疏肝利胆、行气止痛、养肝柔肝之效；太溪乃肾经原穴，可激发肾经经气，以达到补肾养肝的目的；期门乃肝经募穴，具有健脾疏肝、理气活血之效。

操作：把扎有小孔的姜片放在穴位上，上面放置中或大艾炷，点燃施灸。如感觉疼痛可将姜片上提，反复进行，每次灸5～7壮，直到局部皮肤潮红为止。

2. 艾条灸

灸材：艾条。

制法：将艾绒用绵纸卷成圆柱形长条，一般长20cm、直径1.5cm。也可以直接购买。

取穴：太冲、膻中、肝俞、太溪、期门。

方义：同上。

操作：点燃艾条，对准穴位施灸，距皮肤2～3cm，以有温热感而无灼痛感为宜，每穴灸10～15分钟，至皮肤出现红晕为度。术者可将食、中指置于施灸部位两侧，通过术者的手指感受温热程度，以防止烫伤。

3. 电热灸

灸材：电热灸疗器。

制法：直接购买。

取穴：肝俞、太冲、膻中。

方义：同上。

操作：接通电热灸疗器电源，打开调节开关，待电热轮发热，调节温度至患者感觉温热为宜，一般在40℃左右。然后在所选的穴区用电热轮刺激治疗，每穴每次10～30分钟。对不同穴区进行轮流温灼治疗。每天1～2次，7～10次为1个疗程。

4. 扶阳罐灸

灸材：扶阳罐。

制法：直接购买。

取穴：肝俞、太冲、膻中。

方义： 同上。

操作： 将扶阳罐预热 5～8 分钟，依次温灸上述穴位各 5 分钟，每天 1 次，10 次为 1 个疗程。

二、养心灸

【适应范围】

用于亚健康心系保健与治疗。

如心气虚所致心悸、气短、面色淡白、自汗、乏力等；心阳虚所致畏寒肢冷、面色滞晦、心胸憋闷或作痛等；心阳暴脱所致突然冷汗淋漓、神志模糊、呼吸微弱、面色苍白、口唇青紫；心血虚所致健忘、失眠、多梦等；心阴虚所致失眠、多梦、消瘦、潮热、五心烦热、盗汗、咽干口燥等；心火亢盛所致失眠、口舌生疮、吐血衄血、肌肤疮疡等；心脉痹阻所致心胸憋闷疼痛、痛引肩背及内侧臂、心悸怔忡等；痰火扰心所致失眠、心烦，重者如狂，或发狂、狂乱骂詈、不避亲疏等。

【灸疗方法】

1. 艾炷灸

灸材： 艾炷、鲜生姜。

制法： 将艾绒搓成圆锥状，称为艾炷，小炷如麦粒大，可直接放在穴位上燃烧；中炷如半截枣核大；大炷如半截橄榄大，常用于隔物灸。每燃烧 1 个称为 1 壮。用鲜生姜制成直径 2～3cm、厚 0.2～0.3cm 的薄片，用针在中间扎一些小孔。

取穴： 心俞、内关、神门、大陵。

方义： 心俞是心之背俞穴，可益心气、宁心神；内关是手厥阴心包经之络穴，有安神定悸之功；神门乃手少阴心经原穴，大陵为手厥阴心包经原穴，均有安神定志之功。

操作： 把扎有小孔的姜片放在穴位上，上面放置中或大艾炷，点燃施灸。如感觉疼痛可将姜片上提，反复进行，每次灸 5～7 壮，直到局部皮肤潮红为止。

2. 艾条灸

灸材： 艾条。

制法： 将艾绒用绵纸卷成圆柱形长条，一般长 20cm、直径 1.5cm。也可以直接购买。

取穴： 心俞、内关、神门、大陵。

方义： 同上。

操作： 点燃艾条，对准穴位施灸，距皮肤 2～3cm，以有温热感而无灼痛感为宜，每穴灸 10～15 分钟，至皮肤出现红晕为度。术者可将食、中指置于施灸部位两侧，通过术者的手指感受温热程度，以防止烫伤。

3. 药物灸

灸材： 党参 30g、黄芪 15g、川芎 15g、当归 15g、远志 10g、生姜适量。

制法： 将党参、黄芪、川芎、当归、远志粉碎研细末，生姜捣烂取汁备用。

取穴：心俞、内关、神门。

方义：同上。

操作：将上述药物细末用姜汁调和成团，每个团如黄豆大小，直接放在医用胶布上，然后贴在穴位上，胶布大小约3cm见方。每次贴6小时，每3天1次。

4. 扶阳罐灸

灸材：扶阳罐。

制法：直接购买。

取穴：心俞、内关。

方义：同上。

操作：将扶阳罐预热5～8分钟，依次温灸上述穴位各5分钟，每天1次，10次为1个疗程。

三、健脾灸

【适应范围】

用于亚健康脾胃系保健与治疗。

如脾气虚所致腹胀纳少、大便溏薄、肢体倦怠、少气懒言等；脾阳虚所致腹痛喜温喜按、四肢欠温、畏寒等；中气下陷所致脘腹垂坠作胀、食后益甚，或肛门坠重，甚则脱肛，或子宫下垂，或便意频数（包括大、小便）等；脾不统血所致便血，或尿血，或肌衄（皮肤出血形成紫斑），或齿衄、鼻衄，或月经过多、崩漏等；寒湿困脾所致脘腹痞闷胀痛、食少便溏、泛恶欲吐、口淡不渴、头身困重、面色萎黄等；湿热蕴脾所致脘腹痞闷、纳呆呕恶、尿黄、面目肌肤发黄等。

【灸疗方法】

1. 艾炷灸

灸材：艾炷、鲜生姜。

制法：将艾绒搓成圆锥状，称为艾炷，小炷如麦粒大，可直接放在穴位上燃烧；中炷如半截枣核大；大炷如半截橄榄大，常用于隔物灸。每燃烧1个称为1壮。用鲜生姜制成直径2～3cm、厚0.2～0.3cm的薄片，用针在中间扎一些小孔。

取穴：中脘、天枢、内关、足三里、三阴交。

方义：中脘乃胃之募穴，具有和胃健脾之功；天枢是大肠之募穴，主疏调肠腑、理气行滞、消食；内关为八脉交会穴，可调理三焦气机、宁神和胃、宽胸理气；足三里是胃之下合穴，可补中益气、升清降浊而调理脾胃功能，为治疗脾胃虚弱病之要穴；三阴交属足太阴脾经穴，为足三阴经之交会，具有健脾和胃、调补肝肾、调理经血的作用。

操作：把扎有小孔的姜片放在穴位上，上面放置中或大艾炷，点燃施灸。如感觉疼痛可将姜片上提，反复进行，每次灸5～7壮，直到局部皮肤潮红为止。

2. 艾条灸

灸材：艾条。

制法：将艾绒用绵纸卷成圆柱形长条，一般长 20cm、直径 1.5cm。也可以直接购买。

取穴：中脘、天枢、内关、足三里、三阴交。

方义：同上。

操作：点燃艾条，对准穴位施灸，距皮肤 2～3cm，以有温热感而无灼痛感为宜，每穴灸 10～15 分钟，至皮肤出现红晕为度。术者可将食、中指置于施灸部位两侧，通过术者的手指感受温热程度，以防止烫伤。

3. 泥灸

灸材：微波炉，专用薄膜，有强身保健作用的专用市售蜡泥。

制法：直接购买。

取穴：中脘、神阙、足三里。

方义：神阙可温肾壮阳、健脾和胃、回阳固脱、延年益寿，余同上。

操作：用微波炉将蜡泥加热 3～5 分钟熔化备用。清洁皮肤，用热毛巾将皮肤热敷 3 分钟，待人体感觉蜡泥温度适宜后，将其以穴区为中心向四周摊敷，厚度在 1～2cm，盖上专用薄膜，30～40 分钟后取下蜡泥。前 3 天每天做 1 次，3 天后隔 3 天做 1 次，以后可 1 周或 10 天做 1 次。

4. 扶阳罐灸

灸材：扶阳罐。

制法：直接购买。

取穴：中脘、天枢、足三里。

方义：同上。

操作：将扶阳罐预热 5～8 分钟，依次温灸上述穴位各 5 分钟，每天 1 次，10 次为 1 个疗程。

四、养肺灸

【适应范围】

用于亚健康肺系保健与治疗。

主要针对疲劳、体虚体弱、哮喘人群。如肺气虚所致咳嗽、气喘声低、乏力、语声低怯、神疲体倦等；肺阴虚所致干咳或少痰、痰黏难咳、低热、五心烦热、午后潮热、盗汗等；风寒束肺所致咳嗽、痰稀色白、微恶寒、发热、鼻塞流清涕、无汗等；寒邪客肺所致咳嗽气喘、痰稀色白、形寒肢冷等；痰湿阻肺所致咳嗽、痰多质黏色白易吐、胸闷、呕恶、纳差、身重肢困、大便稀溏等；风热犯肺所致咳嗽、痰稠色黄、往往兼有发热恶风、鼻塞流黄浊涕、口干咽痛等；热邪壅肺所致咳嗽，痰吐色黄稠，并有高热、烦渴、呼吸气粗等；燥邪犯肺所致咳嗽无痰，或痰少而黏难咳，并兼有发热恶寒，唇、咽、鼻干燥欠润等。

【灸疗方法】

1. 艾炷灸

灸材：艾炷、鲜生姜。

制法：将艾绒搓成圆锥状，称为艾炷，小炷如麦粒大，可直接放在穴位上燃烧；中炷如半截枣核大；大炷如半截橄榄大，常用于隔物灸。每燃烧 1 个称为 1 壮。用鲜生姜制成直径 2 ~ 3cm、厚 0.2 ~ 0.3cm 的薄片，用针在中间扎一些小孔。

取穴：鱼际、列缺、膏肓俞、风门。

方义：鱼际乃肺经荥穴，具有清热润肺、利咽通络之效；列缺可宣肺通络；膏肓俞为足太阳膀胱经之背俞穴，有调整肺气、养阴润肺、补虚益损的功效；风门穴属足太阳膀胱经穴，为足太阳膀胱经与督脉交会穴，是风邪出入之门户，具有宣肺解表、疏散风邪、调整气机的功效。

操作：把扎有小孔的姜片放在穴位上，上面放置中或大艾炷，点燃施灸。如感觉疼痛可将姜片上提，反复进行，每次灸 5 ~ 7 壮，直到局部皮肤潮红为止。

2. 艾条灸

灸材：艾条。

制法：将艾绒用绵纸卷成圆柱形长条，一般长 20cm、直径 1.5cm。也可以直接购买。

取穴：鱼际、列缺、膏肓俞、风门。

方义：同上。

操作：点燃艾条，对准穴位施灸，距皮肤 2 ~ 3cm，以有温热感而无灼痛感为宜，每穴灸 10 ~ 15 分钟，至皮肤出现红晕为度。术者可将食、中指置于施灸部位两侧，通过术者的手指感受温热程度，以防止烫伤。每天 1 次。

3. 药物灸

灸材：白芥子 30g、甘遂 15g、细辛 15g、鲜生姜适量。

制法：将白芥子、甘遂、细辛粉碎研细末，鲜生姜捣烂取汁备用。

取穴：鱼际、列缺、风门。

方义：同上。

操作：将上述药物细末用姜汁调和成团，每个团如黄豆大小，直接放在医用胶布上，然后贴在穴位上，胶布大小约 3cm 见方。每次贴 6 小时，每 3 天 1 次。

4. 扶阳罐灸

灸材：扶阳罐。

制法：直接购买。

取穴：中府、肺俞。

方义：中府为肺经的募穴，肺俞为肺的背俞穴，可对肺起到很好的保健作用。

操作：将扶阳罐预热 5 ~ 8 分钟，依次温灸上述穴位各 5 分钟，每天 1 次，10 次为 1 个疗程。

五、补肾灸

【适应范围】

用于亚健康肾系保健与治疗。

如肾阳虚所致腰膝酸软而痛，畏寒肢冷，头目眩晕，精神萎靡，面色苍白，男子阳痿、滑精、早泄，妇女不孕，夜尿频多，五更泄泻等；肾阴虚所致腰膝酸痛，形体消瘦，潮热盗汗，五心烦热，咽干颧红，眩晕耳鸣，失眠多梦，男子阳强易举、遗精、早泄等；肾精不足所致发脱齿摇、耳鸣耳聋、恍惚健忘、动作迟缓、足痿无力、精神呆钝、小儿发育迟缓、男子精少不育、女子经闭不孕、性机能减退等；肾气不固所致腰膝酸软，面色苍白，精神疲乏，小便频数而清，尿后余沥不尽，遗尿或尿失禁，夜尿频多，男子滑精早泄，女子带下量多清稀、易滑胎等；肾气不固所致咳喘，呼多吸少，气不得续，动则喘息益甚，伴腰膝酸软等。

【灸疗方法】

1. 艾炷灸

灸材：艾炷、鲜生姜。

制法：将艾绒搓成圆锥状，称为艾炷，小炷如麦粒大，可直接放在穴位上燃烧；中炷如半截枣核大；大炷如半截橄榄大，常用于隔物灸。每燃烧1个称为1壮。用鲜生姜制成直径2～3cm、厚0.2～0.3cm的薄片，用针在中间扎一些小孔。

取穴：肾俞、命门、气海、关元。

方义：肾俞、命门具有补肾益精、强健腰背、聪耳明目、壮骨健身、温阳散寒等强壮作用；气海、关元具有温肾固精、益气回阳、培元固本、理气和血、通调冲任及强壮作用。

操作：把扎有小孔的姜片放在穴位上，上面放置中或大艾炷，点燃施灸。如感觉疼痛可将姜片上提，反复进行，每次灸5～7壮，直到局部皮肤潮红为止。每天1次，10次为1个疗程。

2. 艾条灸

灸材：艾条。

制法：将艾绒用绵纸卷成圆柱形长条，一般长20cm、直径1.5cm。也可以直接购买。

取穴：肾俞、命门、气海、关元。

方义：同上。

操作：点燃艾条，对准穴位施灸，距皮肤2～3cm，以有温热感而无灼痛感为宜，每穴灸10～15分钟，至皮肤出现红晕为度。术者可将食、中指置于施灸部位两侧，通过术者的手指感受温热程度，以防止烫伤。

3. 灯火灸

灸材：灯心草、麻油。

制法：灯心草10～15cm长一根，蘸麻油少许，浸3～4cm。

取穴：肾俞、命门、气海。

方义：同上。

操作：选择烧灼穴位，并在皮肤上做标记。用拇、食指捏住蘸麻油的灯心草，点燃浸油端，迅速敏捷地向选定的穴位处烧灼，一触即提起，可听见清脆的爆响声，如无爆响声可重复1次。3～5天1次，5～7次为1个疗程。

4.扶阳罐灸

灸材：扶阳罐。

制法：直接购买。

取穴：肾俞、命门、关元。

方义：同上。

操作：将扶阳罐预热5～8分钟，依次温灸上述穴位各5分钟，每天1次，10次为1个疗程。

第九章 常用保健穴位灸

保健穴位灸可激发人体正气，增强抗病能力，无病时施灸有防病保健的作用。《备急千金要方·灸例第六》记载："凡入吴蜀地游官，体上常须三两处灸之，勿令疮暂瘥，则瘴疠温疟毒瓦斯不能著人也。"《扁鹊心书·须识扶阳》也指出："人于无病时，常灸关元、气海、命门、中脘，虽未得长生，亦可保百余年寿矣。"艾灸一定的穴位以增强人体抗病能力，从而达到强身保健、延年益寿的目的，这种方法我们称之为保健穴位灸。

第一节 神阙灸

一、定位

神阙又名脐中，属任脉，在腹中部，脐中央。

二、作用与应用

具有温补元阳、健运脾胃、复苏固脱之效，多用于保健。《类经图翼》曾记载在此穴行隔盐灸，"若灸至三五百壮，不惟愈疾，亦且延年"。适用于腹痛、久泻、脱肛、痢疾、水肿、虚脱等病症。

三、艾灸法

1. 隔姜灸

灸材：艾炷、鲜生姜。

制法：将艾绒搓成圆锥状，称为艾炷，小炷如麦粒大，可直接放在穴位上燃烧；中炷如半截枣核大；大炷如半截橄榄大，常用于隔物灸。每燃烧1个称为1壮。用鲜生姜制成直径2～3cm、厚0.2～0.3cm的薄片，用针在中间扎一些小孔。

操作：把扎有小孔的姜片放在穴位上，上面放置中或大艾炷，点燃施灸。如感觉疼痛可将姜片上提，反复进行，每次灸5～7壮，直到局部皮肤潮红为止。每天1次，10次为1个疗程。

2. 艾条灸

灸材：艾条。

制法：将艾绒用绵纸卷成圆柱形长条，一般长20cm、直径1.5cm。也可以直接购买。

操作：将艾条的一端点燃，对准穴位施灸，距皮肤2～3cm处进行熏烤，根据患者的热感情况调整合适的距离，当患者感觉温热舒适时固定不动，灸 10～15 分钟，以局部皮肤出现潮红为度。术者可将食、中指置于施灸部位两侧，通过术者的手指感受温热程度，以防止烫伤。每天 1 次，10 次为 1 个疗程。

3. 隔盐灸

灸材：艾炷、食盐。

制法：将艾绒搓成圆锥状，小炷如麦粒大，可直接放在穴位上燃烧；中炷如半截枣核大；大炷如半截橄榄大，常用于隔物灸。

操作：取干净食盐适量，填满脐窝，上置小艾炷或中艾炷施灸。所灸壮数、时间及感觉与神阙隔姜灸相同。两法亦可配合使用，但应谨防烫伤。

四、其他灸法

1. 药物灸

灸材：吴茱萸粉、食醋。

制法：取吴茱萸适量，烘干，研细末，装瓶备用。

操作：每次用 3～5g 吴茱萸粉，以食醋 5～7mL 调成糊状。直接置于穴区，上盖消毒敷料，以医用胶布固定；或加温至 40℃左右，摊于两层方纱布上（约 5mm 厚），将四周折起，敷贴于穴区，以医用胶布固定。12～24 小时后取下。每天或隔天 1 次。7～10 次为 1 个疗程。

2. 电热灸

灸材：电热灸疗器。

制法：直接购买。

操作：接通电热灸疗器电源，打开调节开关，待电热轮发热，调节温度至患者感觉温热为宜，一般在 40℃左右。然后在神阙穴区用电热轮刺激治疗，每次 10～30 分钟。每天 1～2 次，7～10 次为 1 个疗程。

3. 扶阳罐灸

灸材：扶阳罐。

制法：直接购买。

操作：将扶阳罐接通电源，预热 5～8 分钟，灸该穴 10～30 分钟。可以使用多种灸法，如定灸、振灸、颤灸、温揉、温摩、温擦等方式轮换灸疗，每天 1 次，10 次为 1 个疗程。

第二节　足三里灸

一、定位

足三里乃足阳明胃经穴。在小腿前外侧，当犊鼻下 3 寸，距胫骨前缘一横指（中指）处。

二、作用与应用

具有补益脾胃、扶正培元、调和气血、驱邪防病的功效，是古人常用保健灸之要穴。适用于胃痛、呕吐、腹胀、肠鸣、消化不良、下肢痿痹、泄泻、便秘、痢疾、疳积、癫狂、中风、脚气、水肿、下肢不遂、心悸、气短、虚劳羸瘦等病症。《针灸大成》中载有："若要安，三里常不干。"

三、艾灸法

1. 艾炷灸

灸材：艾炷、鲜生姜。

制法：将艾绒搓成圆锥状，称为艾炷，小炷如麦粒大，可直接放在穴位上燃烧；中炷如半截枣核大；大炷如半截橄榄大，常用于隔物灸。每燃烧1个称为1壮。用鲜生姜制成直径2～3cm、厚0.2～0.3cm的薄片，用针在中间扎一些小孔。

操作：把扎有小孔的姜片放在穴位上，上面放置中或大艾炷，点燃施灸。如感觉疼痛可将姜片上提，反复进行，每次灸5～7壮，直到局部皮肤潮红为止。每天1次，10次为1个疗程。

2. 艾条灸

灸材：艾条。

制法：将艾绒用绵纸卷成圆柱形长条，一般长20cm、直径1.5cm。也可以直接购买。

操作：将艾条的一端点燃，对准穴位施灸，距皮肤2～3cm处进行熏烤，根据患者的热感情况调整合适的距离，当患者感觉温热舒适时固定不动，灸10～15分钟，以局部皮肤出现潮红为度。术者可将食、中指置于施灸部位两侧，通过术者的手指感受温热程度，以防止烫伤。每天1次，10次为1个疗程。

四、其他灸法

1. 药物灸

灸材：吴茱萸5份，高良姜、香附、丁香、细辛各2份，烧酒适量。

制法：将以上药物共研成细末，取10g加烧酒炒热，调成稠糊状备用。

操作：将药膏贴于穴位，外加胶布固定。每天1次，5次为1个疗程。

2. 电热灸

灸材：电热灸疗器。

制法：直接购买。

操作：接通电热灸疗器电源，打开调节开关，待电热轮发热，调节温度至患者感觉温热为宜，一般在40℃左右。然后在足三里穴区用电热轮刺激治疗，每次10～30分钟。每天1～2次，7～10次为1个疗程。

3. 扶阳罐灸

灸材：扶阳罐。

制法：直接购买。

操作：将扶阳罐接通电源，预热 5 ～ 8 分钟，灸该穴 10 ～ 30 分钟。可以使用多种灸法，如定灸、温揉、温摩、温擦、点按等方式轮换灸疗，每天 1 次，10 次为 1 个疗程。

第三节　气海灸

一、定位

气海又名丹田、下肓，属任脉，在下腹部，前正中线上，当脐中下 1.5 寸。

二、作用与应用

有培补元气、益肾固精之作用，是保健灸的要穴。《铜人腧穴针灸图经》载："气海者，是男子生气之海也。"又《针灸资生经》也说："气海者，盖人元气所生也。"适用于虚脱、形体羸瘦、脏气衰惫、乏力等气虚病证；水谷不化、绕脐疼痛、腹泻、痢疾、便秘等肠腑病证；小便不利、遗尿、遗精、阳痿、疝气等肾虚病证；月经不调、痛经、闭经、崩漏、带下、阴挺、恶露不净、胞衣不下等妇科病证。

三、艾灸法

1. 隔姜灸

灸材：艾炷、鲜生姜。

制法：将艾绒搓成圆锥状，称为艾炷，小炷如麦粒大，可直接放在穴位上燃烧；中炷如半截枣核大；大炷如半截橄榄大，常用于隔物灸。每燃烧 1 个称为 1 壮。用鲜生姜制成直径 2 ～ 3cm、厚 0.2 ～ 0.3cm 的薄片，用针在中间扎一些小孔。

操作：把扎有小孔的姜片放在穴位上，上面放置中或大艾炷，点燃施灸。如感觉疼痛可将姜片上提，反复进行，每次灸 5 ～ 7 壮，直到局部皮肤潮红为止。每天 1 次，10 次为 1 个疗程。

2. 艾条灸

灸材：艾条。

制法：将艾绒用绵纸卷成圆柱形长条，一般长 20cm、直径 1.5cm。也可以直接购买。

操作：将艾条的一端点燃，对准穴位施灸，距皮肤 2 ～ 3cm 处进行熏烤，根据患者的热感情况调整合适的距离，当患者感觉温热舒适时固定不动，灸 10 ～ 15 分钟，以局部皮肤出现潮红为度。术者可将食、中指置于施灸部位两侧，通过术者的手指感受温热程度，以防止烫伤。每天 1 次，10 次为 1 个疗程。

3. 隔附子饼灸

灸材：艾炷、附子饼。

制法：将艾绒搓成圆锥状，称为艾炷，小炷如麦粒大，可直接放在穴位上燃烧；中炷如半截枣核大；大炷如半截橄榄大，常用于隔物灸。每燃烧 1 个称为 1 壮。用附子制成直径 2～3cm、厚 0.3～0.4cm 的薄片，用针在中间扎一些小孔。

操作：取附子饼，以水浸透后放在气海穴上，于附子饼上置黄豆大或枣核大艾炷施灸，以局部有温热舒适感或潮红为度。每次 3～5 壮，隔日 1 次，每月 10 次。

四、其他灸法

1. 药物灸

灸材：白芥子 30g、甘遂 15g、细辛 15g、生姜适量。

制法：将白芥子、甘遂、细辛粉碎研细末，生姜捣烂取汁备用。

操作：将上述药物细末用姜汁调和成团，每个团如黄豆大小，直接放在医用胶布上，然后贴在穴位上，胶布大小约 3cm 见方。每次贴 6 小时，每 3 天 1 次。一般连续贴 5 次即可收到良好效果。

2. 电热灸

灸材：电热灸疗器。

制法：直接购买。

操作：接通电热灸疗器电源，打开调节开关，待电热轮发热，调节温度至患者感觉温热为宜，一般在 40℃左右。然后在气海穴区用电热轮刺激治疗，每次 10～30 分钟。每天 1～2 次，7～10 次为 1 个疗程。

3. 扶阳罐灸

灸材：扶阳罐。

制法：直接购买。

操作：将扶阳罐接通电源，预热 5～8 分钟，灸该穴 10～30 分钟。可以使用多种灸法，如定灸、振灸、颤灸、温揉、温摩、温擦等方式轮换灸疗，每天 1 次，10 次为 1 个疗程。

第四节　关元灸

一、定位

关元亦称丹田，属任脉穴，在下腹部，前正中线上，当脐中下 3 寸。为足三阴经、任脉之会，小肠之募穴。

二、作用与应用

有温肾固精、补气回阳、通理冲任、理气和血之功效，为老年保健灸的要穴。适用于少腹疼痛、霍乱吐泻、疝气、遗精、阳痿、早泄、尿频、黄白带下、痛经、中风脱证、虚劳冷惫、羸瘦无力、眩晕、尿道炎、盆腔炎、肠炎、肠粘连、神经衰弱、小儿单纯性消化不良等病症。

三、艾灸法

1. 艾炷灸

灸材：艾炷、鲜生姜。

制法：将艾绒搓成圆锥状，称为艾炷，小炷如麦粒大，可直接放在穴位上燃烧；中炷如半截枣核大；大炷如半截橄榄大，常用于隔物灸。每燃烧1个称为1壮。用鲜生姜制成直径2～3cm、厚0.2～0.3cm的薄片，用针在中间扎一些小孔。

操作：把扎有小孔的姜片放在穴位上，上面放置中或大艾炷，点燃施灸。如感觉疼痛可将姜片上提，反复进行，每次灸5～7壮，直到局部皮肤潮红为止。每天1次，10次为1个疗程。

2. 艾条灸

灸材：艾条。

制法：将艾绒用绵纸卷成圆柱形长条，一般长20cm、直径1.5cm。也可以直接购买。

操作：将艾条的一端点燃，对准穴位施灸，距皮肤2～3cm处进行熏烤，根据患者的热感情况调整合适的距离，当患者感觉温热舒适时固定不动，灸10～15分钟，以局部皮肤出现潮红为度。术者可将食、中指置于施灸部位两侧，通过术者的手指感受温热程度，以防止烫伤。每天1次，10次为1个疗程。

四、其他灸法

1. 药物灸

灸材：吴茱萸、大蒜各12g，硫黄6g。

制法：将上药混合捣成膏状备用。

操作：取药膏如蚕豆大，压扁后敷贴在穴位上，以纱布覆盖，胶布固定，一般3～4小时去掉。每天1次，5次为1个疗程。

2. 电热灸

灸材：电热灸疗器。

制法：直接购买。

操作：接通电热灸疗器电源，打开调节开关，待电热轮发热，调节温度至患者感觉温热为宜，一般在40℃左右。然后在关元穴区用电热轮刺激治疗，每次10～30分钟。每天1～2次，7～10次为1个疗程。

3. 扶阳罐灸

灸材：扶阳罐。

制法：直接购买。

操作：将扶阳罐接通电源，预热 5 ～ 8 分钟，灸该穴 10 ～ 30 分钟。可以使用多种灸法，如定灸、振灸、颤灸、温揉、温摩、温擦等方式轮换灸疗，每天 1 次，10 次为 1 个疗程。

第五节　大椎灸

一、定位

大椎又名百劳。属督脉，在后正中线上，第 7 颈椎棘下凹陷中。

二、作用与应用

有解表通阳、疏风散寒、清脑宁神之功效。适用于热病、疟疾、咳嗽、骨蒸潮热、项强、肩背痛、角弓反张、小儿惊风、癫狂痫证、五劳虚损、中暑等病症。

三、艾灸法

1. 艾炷灸

灸材：艾炷、鲜生姜。

制法：将艾绒搓成圆锥状，称为艾炷，小炷如麦粒大，可直接放在穴位上燃烧；中炷如半截枣核大；大炷如半截橄榄大，常用于隔物灸。每燃烧 1 个称为 1 壮。用鲜生姜制成直径 2 ～ 3cm、厚 0.2 ～ 0.3cm 的薄片，用针在中间扎一些小孔。

操作：把扎有小孔的姜片放在穴位上，上面放置中或大艾炷，点燃施灸。如感觉疼痛可将姜片上提，反复进行，每次灸 5 ～ 7 壮，直到局部皮肤潮红为止。每天 1 次，10 次为 1 个疗程。

2. 艾条灸

灸材：艾条。

制法：将艾绒用绵纸卷成圆柱形长条，一般长 20cm、直径 1.5cm。也可以直接购买。

操作：将艾条的一端点燃，对准穴位施灸，距皮肤 2 ～ 3cm 处进行熏烤，根据患者的热感情况调整合适的距离，当患者感觉温热舒适时固定不动，灸 10 ～ 15 分钟，以局部皮肤出现潮红为度。术者可将食、中指置于施灸部位两侧，通过术者的手指感受温热程度，以防止烫伤。每天 1 次，10 次为 1 个疗程。

四、其他灸法

1. 药物灸

灸材：鲜毛茛叶或根适量。

制法：将毛茛叶或根捣烂如泥膏备用。

操作：取毛茛泥膏如黄豆大，敷贴在穴位上，外加纱布覆盖，用胶布固定。6 ～ 8

小时后去掉。隔3～4天贴1次，5次为1个疗程。

2. 电热灸

灸材：电热灸疗器。

制法：直接购买。

操作：接通电热灸疗器电源，打开调节开关，待电热轮发热，调节温度至患者感觉温热为宜，一般在40℃左右。然后在大椎穴区用电热轮刺激治疗，每次10～30分钟。每天1～2次，7～10次为1个疗程。

3. 扶阳罐灸

灸材：扶阳罐。

制法：直接购买。

操作：将扶阳罐接通电源，预热5～8分钟，灸该穴10～30分钟。可以使用多种灸法，如定灸、温揉、温摩、温擦等方式轮换灸疗，每天1次，10次为1个疗程。

第六节　风门灸

一、定位

风门亦称热府，是督脉、足太阳之会穴。位于第2胸椎棘突下旁开1.5寸。

二、作用与应用

主一切风证，有宣肺解表、通络祛风、调理气机的作用，对预防感冒和高血压中风、痈疽等有较好的效果。《类经图翼》曾载："此穴能泻一身热气，常灸之永无痈疽疮疥等患。"

三、艾灸法

1. 艾炷灸

灸材：艾炷、鲜生姜。

制法：将艾绒搓成圆锥状，称为艾炷，小炷如麦粒大，可直接放在穴位上燃烧；中炷如半截枣核大；大炷如半截橄榄大，常用于隔物灸。每燃烧1个称为1壮。用鲜生姜制成直径2～3cm、厚0.2～0.3cm的薄片，用针在中间扎一些小孔。

操作：把扎有小孔的姜片放在穴位上，上面放置中或大艾炷，点燃施灸。如感觉疼痛可将姜片上提，反复进行，每次灸5～7壮，直到局部皮肤潮红为止。每天1次，10次为1个疗程。

2. 艾条灸

灸材：艾条。

制法：将艾绒用绵纸卷成圆柱形长条，一般长20cm、直径1.5cm。也可以直接购买。

操作：将艾条的一端点燃，对准穴位施灸，距皮肤2～3cm处进行熏烤，根据患者的热感情况调整合适的距离，当患者感觉温热舒适时固定不动，灸10～15分钟，以局部皮肤出现潮红为度。术者可将食、中指置于施灸部位两侧，通过术者的手指感受温热程度，以防止烫伤。每天1次，10次为1个疗程。

四、其他灸法

1. 药物灸

灸材：白芥子90g、薄荷30g、鸡蛋2个。

制法：将白芥子、薄荷研成细末，用鸡蛋清调如糊状备用。

操作：摊于三块小胶布中央，分别敷贴在穴位上。待24小时后局部灼热、麻、痛，随之发赤、起小水疱时，去掉药物。每天1次，5次为1个疗程。

2. 电热灸

灸材：电热灸疗器。

制法：直接购买。

操作：接通电热灸疗器电源，打开调节开关，待电热轮发热，调节温度至患者感觉温热为宜，一般在40℃左右。然后在风门穴区用电热轮刺激治疗，每次10～30分钟。每天1～2次，7～10次为1个疗程。

3. 扶阳罐灸

灸材：扶阳罐。

制法：直接购买。

操作：将扶阳罐接通电源，预热5～8分钟，灸该穴10～30分钟。可以使用多种灸法，如定灸、振灸、颤灸、温揉、温摩、温擦、温拍、点按等方式轮换灸疗，每天1次，10次为1个疗程。

第七节　身柱灸

一、定位

身柱穴属督脉，位于第3胸椎棘突下。名为身柱，含有全身支柱之意。

二、作用与应用

有通阳理气、祛风退热、清心志、降逆止嗽之功效。对小儿有强身保健作用，为小儿保健灸要穴。适用于咳嗽、喘息、小儿风痫、项痛等病症。

三、艾灸法

1. 艾炷灸

灸材：艾炷、鲜生姜。

制法：将艾绒搓成圆锥状，称为艾炷，小炷如麦粒大，可直接放在穴位上燃烧；

中炷如半截枣核大；大炷如半截橄榄大，常用于隔物灸。每燃烧 1 个称为 1 壮。用鲜生姜制成直径 2 ～ 3cm、厚 0.2 ～ 0.3cm 的薄片，用针在中间扎一些小孔。

操作：把扎有小孔的姜片放在穴位上，上面放置中或大艾炷，点燃施灸。如感觉疼痛可将姜片上提，反复进行，每次灸 5 ～ 7 壮，直到局部皮肤潮红为止。每天 1 次，10 次为 1 个疗程。

2. 艾条灸

灸材：艾条。

制法：将艾绒用绵纸卷成圆柱形长条，一般长 20cm、直径 1.5cm。也可以直接购买。

操作：将艾条的一端点燃，对准穴位施灸，距皮肤 2 ～ 3cm 处进行熏烤，根据患者的热感情况调整合适的距离，当患者感觉温热舒适时固定不动，灸 10 ～ 15 分钟，以局部皮肤出现潮红为度。术者可将食、中指置于施灸部位两侧，通过术者的手指感受温热程度，以防止烫伤。每天 1 次，10 次为 1 个疗程。

四、其他灸法

1. 药物灸

灸材：白芥子 30g、甘遂 15g、细辛 15g、生姜适量。

制法：将白芥子、甘遂、细辛粉碎研细末，生姜捣烂取汁备用。

操作：将上述药物细末用姜汁调和成团，每个团如黄豆大小，直接放在医用胶布上，然后贴在穴位上，胶布大小约 3cm 见方。每次贴 6 小时，每 3 天 1 次。一般连续贴 5 次即可收到良好效果。

2. 电热灸

灸材：电热灸疗器。

制法：直接购买。

操作：接通电热灸疗器电源，打开调节开关，待电热轮发热，调节温度至患者感觉温热为宜，一般在 40℃左右。然后在身柱穴区用电热轮刺激治疗，每次 10 ～ 30 分钟。每天 1 ～ 2 次，7 ～ 10 次为 1 个疗程。

3. 扶阳罐灸

灸材：扶阳罐。

制法：直接购买。

操作：将扶阳罐接通电源，预热 5 ～ 8 分钟，灸该穴 10 ～ 30 分钟。可以使用多种灸法，如定灸、温揉、温摩、温擦等方式轮换灸疗，每天 1 次，10 次为 1 个疗程。

第八节　膏肓灸

一、定位

膏肓穴属足太阳膀胱经，位于第 4 胸椎棘突下旁开 3 寸。

二、作用与应用

《备急千金要方》曾指出："此灸讫，令人阳气康盛。"《灸问对》也载有民间谚语云："若要安，膏肓三里不要干。"此穴有通宣理肺、益气补虚的作用，为保健灸之要穴。适用于咳嗽、气喘、肺痨、健忘、遗精、完谷不化等病症。

三、艾灸法

1.艾炷灸

灸材：艾炷、鲜生姜。

制法：将艾绒搓成圆锥状，称为艾炷，小炷如麦粒大，可直接放在穴位上燃烧；中炷如半截枣核大；大炷如半截橄榄大，常用于隔物灸。每燃烧1个称为1壮。用鲜生姜制成直径2～3cm、厚0.2～0.3cm的薄片，用针在中间扎一些小孔。

操作：把扎有小孔的姜片放在穴位上，上面放置中或大艾炷，点燃施灸。如感觉疼痛可将姜片上提，反复进行，每次灸5～7壮，直到局部皮肤潮红为止。每天1次，10次为1个疗程。

2.艾条灸

灸材：艾条。

制法：将艾绒用绵纸卷成圆柱形长条，一般长20cm、直径1.5cm。也可以直接购买。

操作：将艾条的一端点燃，对准穴位施灸，距皮肤2～3cm处进行熏烤，根据患者的热感情况调整合适的距离，当患者感觉温热舒适时固定不动，灸10～15分钟，以局部皮肤出现潮红为度。术者可将食、中指置于施灸部位两侧，通过术者的手指感受温热程度，以防止烫伤。每天1次，10次为1个疗程。

四、其他灸法

1.药物灸

灸材：白芥子、茺蔚子、晚蚕砂各30g，大曲酒。

制法：上药共研为细末备用。

操作：取药末20g，加大曲酒少许调和成厚膏，捏成圆形如1元硬币稍厚略大之药饼，敷贴在穴位上，外加纱布覆盖，胶布固定之，再用热水袋置穴上熨30分钟，24小时后揭药。每3天1次，5次为1个疗程。

2.电热灸

灸材：电热灸疗器。

制法：直接购买。

操作：接通电热灸疗器电源，打开调节开关，待电热轮发热，调节温度至患者感觉温热为宜，一般在40℃左右。然后在膏肓穴区用电热轮刺激治疗，每次10～30分钟。每天1～2次，7～10次为1个疗程。

3. 扶阳罐灸

灸材：扶阳罐。

制法：直接购买。

操作：将扶阳罐接通电源，预热 5 ～ 8 分钟，灸该穴 10 ～ 30 分钟。可以使用多种灸法，如定灸、振灸、颤灸、温揉、温摩、温擦、温拍、点按等方式轮换灸疗，每天 1 次，10 次为 1 个疗程。

第九节　涌泉灸

一、定位

涌泉为足少阴肾经穴，在足底部，卷足时足前部凹陷处，约当足底 2、3 趾趾缝纹头端与足跟连线的前 1/3 与后 2/3 交点上。

二、作用与应用

涌泉为足少阴肾经的井穴，有宁神开窍、补肾益精、疏理肝气之作用。常灸之有保健益寿之功，是老年保健灸之要穴。适用于头昏眼花、失眠、头项疼、足心热、中风、下肢瘫痪、目涩咽干等病症。

三、艾灸法

1. 艾炷灸

灸材：艾炷、鲜生姜。

制法：将艾绒搓成圆锥状，称为艾炷，小炷如麦粒大，可直接放在穴位上燃烧；中炷如半截枣核大；大炷如半截橄榄大，常用于隔物灸。每燃烧 1 个称为 1 壮。用鲜生姜制成直径 2 ～ 3cm、厚 0.2 ～ 0.3cm 的薄片，用针在中间扎一些小孔。

操作：把扎有小孔的姜片放在穴位上，上面放置中或大艾炷，点燃施灸。如感觉疼痛可将姜片上提，反复进行，每次灸 5 ～ 7 壮，直到局部皮肤潮红为止。每天 1 次，10 次为 1 个疗程。

2. 艾条灸

灸材：艾条。

制法：将艾绒用绵纸卷成圆柱形长条，一般长 20cm、直径 1.5cm。也可以直接购买。

操作：将艾条的一端点燃，对准穴位施灸，距皮肤 2 ～ 3cm 处进行熏烤，根据患者的热感情况调整合适的距离，当患者感觉温热舒适时固定不动，灸 10 ～ 15 分钟，以局部皮肤出现潮红为度。术者可将食、中指置于施灸部位两侧，通过术者的手指感受温热程度，以防止烫伤。每天 1 次，10 次为 1 个疗程。

四、其他灸法

1. 药物灸

灸材：吴茱萸粉、食醋。

制法：取吴茱萸适量，烘干，研细末，装瓶备用。

操作：每次用 3 ～ 5g 吴茱萸粉，以食醋 5 ～ 7mL 调成糊状。直接置于穴区，上盖消毒敷料，以医用胶布固定；或加温至 40℃左右，摊于两层方纱布上（约 5mm 厚），将四周折起，敷贴于穴区，以医用胶布固定。12 ～ 24 小时后取下。每天或隔天 1 次。7 ～ 10 次为 1 个疗程。

2. 电热灸

灸材：电热灸疗器。

制法：直接购买。

操作：接通电热灸疗器电源，打开调节开关，待电热轮发热，调节温度至患者感觉温热为宜，一般在 40℃左右。然后在涌泉穴区用电热轮刺激治疗，每次 10 ～ 30 分钟。每天 1 ～ 2 次，7 ～ 10 次为 1 个疗程。

3. 扶阳罐灸

灸材：扶阳罐。

制法：直接购买。

操作：将扶阳罐接通电源，预热 5 ～ 8 分钟，灸该穴 10 ～ 30 分钟。可以使用多种灸法，如定灸、温揉、温摩、温擦、点按等方式轮换灸疗，每天 1 次，10 次为 1 个疗程。

第十节　百会灸

一、定位

百会穴居巅顶之上，在人体至高正中之处。位于头顶正中线与两耳尖连线的交点处，当前发际上 5 寸，后发际上 7 寸。

二、作用与应用

因其为督脉、足太阳膀胱经、足少阳胆经、手少阳三焦经和足厥阴肝经的会穴，故《针灸甲乙经》称其为"三阳五会"；由于其百脉聚会，《针灸大成》称其"犹次之极星居北"。具有醒脑开窍、醒神益智、通络止痛、平肝息风的功效。目前百会穴临床常应用于治疗昏迷、中风、癫狂、痫证、失眠、健忘、眩晕、子宫脱垂、脱肛等病症。

三、艾灸法

1. 艾炷灸

灸材：艾炷、鲜生姜。

制法：将艾绒搓成圆锥状，称为艾炷，小炷如麦粒大，可直接放在穴位上燃烧；中炷如半截枣核大；大炷如半截橄榄大，常用于隔物灸。每燃烧1个称为1壮。用鲜生姜制成直径 2～3cm、厚 0.2～0.3cm 的薄片，用针在中间扎一些小孔。

操作：把扎有小孔的姜片放在穴位上，上面放置中或大艾炷，点燃施灸。如感觉疼痛可将姜片上提，反复进行，每次灸 5～7 壮，直到局部皮肤潮红为止。每天1次，10次为1个疗程。

2. 艾条灸

灸材：艾条。

制法：将艾绒用绵纸卷成圆柱形长条，一般长 20cm、直径 1.5cm。也可以直接购买。

操作：将艾条的一端点燃，对准穴位施灸，距皮肤 2～3cm 处进行熏烤，根据患者的热感情况调整合适的距离，当患者感觉温热舒适时固定不动，灸 10～15 分钟，以局部皮肤出现潮红为度。术者可将食、中指置于施灸部位两侧，通过术者的手指感受温热程度，以防止烫伤。每天1次，10次为1个疗程。

四、其他灸法

1. 电热灸

灸材：电热灸疗器。

制法：直接购买。

操作：接通电热灸疗器电源，打开调节开关，待电热轮发热，调节温度至患者感觉温热为宜，一般在 40℃左右。然后在百会穴区用电热轮刺激治疗，每次 10～30 分钟。每天 1～2 次，7～10 次为1个疗程。

2. 扶阳罐灸

灸材：扶阳罐。

制法：直接购买。

操作：将扶阳罐接通电源，预热 5～8 分钟，灸该穴 10～30 分钟。可以使用多种灸法，如定灸、温揉、温摩、温擦等方式轮换灸疗，每天1次，10次为1个疗程。

第十一节　三阴交灸

一、定位

三阴交乃足三阴经（脾经、肾经、肝经）的交会穴，在小腿内侧，当足内踝尖上3

寸，胫骨内侧缘后方。

二、作用与应用

对肝、脾、肾的疾病有防治作用，具有健脾和胃化湿、疏肝益肾、调经血的功能，对失眠、神经衰弱、心悸、冠心病、高血压及脾胃虚弱、肠鸣腹泻、消化不良等都有防治作用。

三、艾灸法

1. 艾炷灸

灸材：艾炷、鲜生姜。

制法：将艾绒搓成圆锥状，称为艾炷，小炷如麦粒大，可直接放在穴位上燃烧；中炷如半截枣核大；大炷如半截橄榄大，常用于隔物灸。每燃烧1个称为1壮。用鲜生姜制成直径2～3cm、厚0.2～0.3cm的薄片，用针在中间扎一些小孔。

操作：把扎有小孔的姜片放在穴位上，上面放置中或大艾炷，点燃施灸。如感觉疼痛可将姜片上提，反复进行，每次灸5～7壮，直到局部皮肤潮红为止。每天1次，10次为1个疗程。

2. 艾条灸

灸材：艾条。

制法：将艾绒用绵纸卷成圆柱形长条，一般长20cm、直径1.5cm。也可以直接购买。

操作：将艾条的一端点燃，对准穴位施灸，距皮肤2～3cm处进行熏烤，根据患者的热感情况调整合适的距离，当患者感觉温热舒适时固定不动，灸10～15分钟，以局部皮肤出现潮红为度。术者可将食、中指置于施灸部位两侧，通过术者的手指感受温热程度，以防止烫伤。每天1次，10次为1个疗程。

四、其他灸法

1. 药物灸

灸材：吴茱萸粉、食醋。

制法：取吴茱萸适量，烘干，研细末，装瓶备用。

操作：每次用3～5g吴茱萸粉，以食醋5～7mL调成糊状。直接置于穴区，上盖消毒敷料，以医用胶布固定；或加温至40℃左右，摊于两层方纱布上（约5mm厚），将四周折起，敷贴于穴区，以医用胶布固定。12～24小时后取下。每天或隔天1次。7～10次为1个疗程。

2. 电热灸

灸材：电热灸疗器。

制法：直接购买。

操作：接通电热灸疗器电源，打开调节开关，待电热轮发热，调节温度至患者感觉温热为宜，一般在 40℃左右。然后在三阴交穴区用电热轮刺激治疗，每次 10 ～ 30 分钟。每天 1 ～ 2 次，7 ～ 10 次为 1 个疗程。

3. 扶阳罐灸

灸材： 扶阳罐。

制法： 直接购买。

操作： 将扶阳罐接通电源，预热 5 ～ 8 分钟，灸该穴 10 ～ 30 分钟。可以使用多种灸法，如定灸、振灸、颤灸、温揉、温摩、温擦、温拍、点按等方式轮换灸疗，每天 1 次，10 次为 1 个疗程。

第十二节　风池灸

一、定位

风池属足少阳胆经，在项部，当枕骨之下，与风府相平，胸锁乳突肌与斜方肌上端之间的凹陷处。

二、作用与应用

"头为高鼎之处，唯风可到"，本穴项侧凹陷如"池"，为风邪易侵之处，能调和内外风证，为治风要穴；是手足少阳、阳维之会穴，阳维主一身之表，为治疗头、脑、眼、耳、鼻等器官疾病及解表发汗之要穴。

三、艾灸法

1. 艾炷灸

灸材： 艾炷、鲜生姜。

制法： 将艾绒搓成圆锥状，称为艾炷，小炷如麦粒大，可直接放在穴位上燃烧；中炷如半截枣核大；大炷如半截橄榄大，常用于隔物灸。每燃烧 1 个称为 1 壮。用鲜生姜制成直径 2 ～ 3cm、厚 0.2 ～ 0.3cm 的薄片，用针在中间扎一些小孔。

操作： 把扎有小孔的姜片放在穴位上，上面放置中或大艾炷，点燃施灸。如感觉疼痛可将姜片上提，反复进行，每次灸 5 ～ 7 壮，直到局部皮肤潮红为止。每天 1 次，10 次为 1 个疗程。

2. 艾条灸

灸材： 艾条。

制法： 将艾绒用绵纸卷成圆柱形长条，一般长 20cm、直径 1.5cm。也可以直接购买。

操作： 将艾条的一端点燃，对准穴位施灸，距皮肤 2 ～ 3cm 处进行熏烤，根据患者的热感情况调整合适的距离，当患者感觉温热舒适时固定不动，灸 10 ～ 15 分钟，以局部皮肤出现潮红为度。术者可将食、中指置于施灸部位两侧，通过术者的手指感受温热程度，以防止烫伤。每天 1 次，10 次为 1 个疗程。

四、其他灸法

1. 药物灸

灸材：大蒜、生姜、薄荷各等份，细辛少许。

制法：诸药共捣为厚膏状备用。

操作：取药膏如蚕豆大，敷贴于穴位上，以纱布覆盖，胶布固定。约 30 分钟，局部有烧灼感，发赤，随之微汗出，可除去。每天 1 次，5 次为 1 个疗程。

2. 电热灸

灸材：电热灸疗器。

制法：直接购买。

操作：接通电热灸疗器电源，打开调节开关，待电热轮发热，调节温度至患者感觉温热为宜，一般在 40℃左右。然后在风池穴区用电热轮刺激治疗，每次 10～30 分钟。每天 1～2 次，7～10 次为 1 个疗程。

3. 扶阳罐灸

灸材：扶阳罐。

制法：直接购买。

操作：将扶阳罐接通电源，预热 5～8 分钟，灸该穴 10～30 分钟。可以使用多种灸法，如定灸、颤灸、温揉、温摩、温擦、点按等方式轮换灸疗，每天 1 次，10 次为 1 个疗程。

第十三节　阳陵泉灸

一、定位

在小腿外侧，当腓骨头前下方凹陷处。

二、作用与应用

阳陵泉为足少阳胆经之合穴，亦属五输穴之一，合治内腑；又为八会穴之一，筋会于阳陵，为下肢主要穴位。有清肝利胆、驱除湿邪、强壮筋骨、健胃制酸之功能。对肝胆系统疾患，如急慢性肝炎、胆囊炎、胆结石、胆道蛔虫症、黄疸有治疗作用；对胃酸过多，此穴有良效；亦对膝关节炎、坐骨神经痛或麻痹、下肢痉挛及麻木不仁有良好效果。

三、艾灸法

1. 艾炷灸

灸材：艾炷、鲜生姜。

制法：将艾绒搓成圆锥状，称为艾炷，小炷如麦粒大，可直接放在穴位上燃烧；中炷如半截枣核大；大炷如半截橄榄大，常用于隔物灸。每燃烧 1 个称为 1 壮。用鲜生姜制成直径 2 ～ 3cm、厚 0.2 ～ 0.3cm 的薄片，用针在中间扎一些小孔。

操作：把扎有小孔的姜片放在穴位上，上面放置中或大艾炷，点燃施灸。如感觉疼痛可将姜片上提，反复进行，每次灸 5 ～ 7 壮，直到局部皮肤潮红为止。每天 1 次，10 次为 1 个疗程。

2. 艾条灸

灸材：艾条。

制法：将艾绒用绵纸卷成圆柱形长条，一般长 20cm、直径 1.5cm。也可以直接购买。

操作：将艾条的一端点燃，对准穴位施灸，距皮肤 2 ～ 3cm 处进行熏烤，根据患者的热感情况调整合适的距离，当患者感觉温热舒适时固定不动，灸 10 ～ 15 分钟，以局部皮肤出现潮红为度。术者可将食、中指置于施灸部位两侧，通过术者的手指感受温热程度，以防止烫伤。每天 1 次，10 次为 1 个疗程。

四、其他灸法

1. 药物灸

灸材：川芎 30g、柴胡 15g、细辛 15g、生姜适量。

制法：将川芎、柴胡、细辛粉碎研细末，生姜捣烂取汁备用。

操作：将上述药物细末用姜汁调和成团，每个团如黄豆大小，直接放在医用胶布上，然后贴在穴位上，胶布大小约 3cm 见方。每次贴 6 小时，每 3 天 1 次。一般连续贴 5 次即可收到良好效果。

2. 电热灸

灸材：电热灸疗器。

制法：直接购买。

操作：接通电热灸疗器电源，打开调节开关，待电热轮发热，调节温度至患者感觉温热为宜，一般在 40℃左右。然后在阳陵泉穴区用电热轮刺激治疗，每次 10 ～ 30 分钟。每天 1 ～ 2 次，7 ～ 10 次为 1 个疗程。

3. 扶阳罐灸

灸材：扶阳罐。

制法：直接购买。

操作：将扶阳罐接通电源，预热 5 ～ 8 分钟，灸该穴 10 ～ 30 分钟。可以使用多种灸法，如定灸、颤灸、温揉、温摩、温擦、温拍、点按等方式轮换灸疗，每天 1 次，10 次为 1 个疗程。

参考文献

［1］何清湖．亚健康临床指南［M］．北京：中国中医药出版社，2009.

［2］孙涛．亚健康学基础［M］．北京：中国中医药出版社，2009.

［3］张仁，刘坚．中国民间奇特灸法［M］．上海：上海科学技术出版社，2004.

［4］吴焕淦．中国灸法学［M］．上海：上海科学技术出版社，2006.

［5］邓良月．国际针灸学教程［M］．北京：华夏出版社，2004.

［6］李红珠．灸疗治百病［M］．北京：科学技术文献出版社，2007.

［7］石学敏．针灸学［M］．北京：中国中医药出版社，2002.

［8］孙国杰．针灸学［M］．上海：上海科学技术出版社，1997.

［9］梁繁荣．针灸学［M］．上海：上海科学技术出版社，2007.

［10］石学敏．针灸治疗学［M］．北京：人民卫生出版社，2011.

［11］贺普仁．灸具灸法［M］．北京：科学技术文献出版社，2004.

［12］申钦荣．灸疗法［M］．北京：中国中医药出版社，2002.

［13］安在峰．常见病艾灸疗法［M］．北京：人民体育出版社，2000.

［14］周幸来，白婧，周举，等．实用灸疗手册［M］．北京：人民军医出版社，2010.

［15］闵晓俊，厉晶萍．灸疗法百病妙治［M］．北京：人民军医出版社，2002.

［16］唐云峰．艾灸法"治未病"干预亚健康初探［J］．湖南中医杂志，2011，1（27）：125-126.

［17］唐晖．艾灸疗法的临床研究及发展趋势［J］．长春中医药大学学报，2011，2（27）：235-236.

［18］周恩华，吴焕淦，谭琳鋈，等．艾灸疗法的思考及运用［J］．中华中医药学刊，2008，26（8）：1695-1696.

［19］许焕芳，赵百孝．艾灸疗法作用机理浅述［J］．上海针灸杂志，2012，1（31）：6-9.

［20］于天源．亚健康经络调理［M］．北京：中国中医药出版社，2011.